脉诊入门基础

（赠光盘）

周幸来　主编

辽宁科学技术出版社

·沈 阳·

图书在版编目（CIP）数据

脉诊入门基础 / 周幸来主编 .—沈阳: 辽宁科学技术出版社，2016.7（2019.8 重印）
ISBN 978-7-5381-9716-7

Ⅰ. ①脉…　　Ⅱ. ①周…　　Ⅲ. ①脉诊—基本知识　　Ⅳ. ①R241.2

中国版本图书馆 CIP 数据核字（2016）第 037315 号

出版发行：辽宁科学技术出版社
　　　　　（地址：沈阳市和平区十一纬路 25 号　邮编：110003）
印　刷　者：辽宁新华印务有限公司
经　销　者：各地新华书店
幅面尺寸：170mm×240mm
印　　张：14.25
字　　数：200 千字
出版时间：2016 年 7 月第 1 版
印刷时间：2019 年 8 月第 7 次印刷
责任编辑：寿亚荷
封面设计：翰鼎文化 / 达达
版式设计：袁　舒
责任校对：栗　勇

书　　号：ISBN 978-7-5381-9716-7
定　　价：50.00 元

联系电话：024-23284370
邮购电话：024-23284502
E-mail:syh324115@126.com

编委会

主　编　周幸来

副主编　周　举　周　绩

编著者　周幸来　周　举　周　绩　姜衰芳　周幸图
　　　　　周幸强　周幸冬　周幸秋　周幸娜　姜娟萍
　　　　　邹珍美　王新建　姜水芳　王　超　祝瑞芝
　　　　　周成友　陈馨宝　汪衍光　陈建民　徐雄辉
　　　　　周林娟　张太平　周闽娟　陈润成　汪澜琪
　　　　　郑德巨　陈新华　周仁忠　周仁杰　王赤成
　　　　　刘立克　刘美思

前　言

脉诊，又称"切脉"，为切诊中之一种，是最具有中医特色之诊法。三指诊脉几乎已成为老少皆知、家喻户晓的中医学标志。它与望诊、问诊、闻诊合称为"四诊"，共同构成一套非常完整的中医诊断过程。

脉诊，虽居于"四诊之末"，但却是验证望、问、闻诊所取得的临床各项资料，进行综合分析，从而得出完整、准确诊断的重要依据。一位中医师，如若不能精通脉理和病理脉象的演变规律，就不能熟练地运用中医辨证技巧，及时准确地测知疾病的演变过程。成书于2000多年前的中医经典名著《黄帝内经》就明确指出："微妙在脉，不可不察。"充分肯定了脉诊这一独特的诊断手段在中医学中的作用和地位。

由于脉诊在中医诊断学中独特的作用和地位的缘故，历代医家皆对脉诊十分重视，究其古今中医脉学书籍浩如烟海，汗牛充栋，言脉论脉者更不胜枚举。但有些文字艰涩难懂，有些理论高深莫测，其精华论述更难阅其详，往往使初学者不知所云，无所适从。有感于此，为了继承弘扬中医学丰富遗产，让广大基层中医工作者以及中医爱好者能够较快地、熟练掌握脉诊知识及技巧，我们本着"穷经笃理，撮其精要，脉证互参，遣药必效"的原则，利用业余时间编撰了《脉诊入门基础》一书。该书深入浅出，循序渐进，易学易懂，易记易用，并力求做到内容丰富、重点突出、文字通俗，图文并茂，希望本书能够成为基层医生、青年医生、中西医结合工作者及众多自学者、中医爱好者的一本有实用价值的参考书。

由于我们水平所限，谬误、不妥之处在所难免，敬请前辈及广大同道提出批评，再版时予以修正，我等将不胜感激。

浙江省江山市幸来特色医学研究所所长、理事长　周幸来

于凤林杏春书斋

目 录

下篇　辨脉诊病

上篇

脉诊
基础知识

第一章 脉、脉象与脉诊

第一节 脉的概念

一、脉

在我国古代，凡贯通之物、连络成为一体而有条理者，均称之为脉。如山脉、水脉、地脉、经脉、血脉等。

这其中，血脉和经脉是必须弄清楚的两个不同概念。

血脉是人体血液运行的管道。

经脉是古代医家用"经"和"络"对全身血脉进行概括与分类的一种概念。

从古代文献的记载来看，经脉的含义有两种：一是专指"经"。古代医家创建经络学说以来，由于习惯的原因，常将"经"称为经脉，并将"络"称为络脉。比如"十二经"称为十二经脉，"十二经"的分支称为络脉。但是，"经络"与"血脉"是绝对不能相混淆在一起的。其区别是：血脉是人体血液运行的管道，是人体内客观存在的组织结构。"经"和"络"并不是人体生成的东西，而是古代医家创建的系统工具。

古代医家创建的经络学说，在中医学的各个领域有着不同的作用。它既可对脏腑组织器官进行概括与分类，也可对全身的血脉进行概括与分类，还可对病证以及腧穴与药物进行概括与分类，并可借以阐释人体的生理功能与病理变化。

无论在中医学的哪个领域，经络都有理论工具的性质。因此，古代文献有时将"经"称为经脉，但其实际意义是"经"而不是血脉。有时将归属于各经的血脉称为"经脉"，但实际意义是"血脉"而不是"经"。这是必须辨别清楚的，否则的话，是很容易混淆不清的。

历史表明，古代医家对全身血脉进行概括–分类的方法，是用"经"和"络"对全身进行概括与分类的，这其中，"大而在里"的血脉称为"经脉"，最为浅表的毛细血管称为孙脉或毛脉。

二、脉象

脉象是手指感觉脉搏动的形象，或称为脉动应指的形象。一般包括脉位的深浅，脉体的大小，脉的张力、频率、节律、幅度、流利程度、气势以及有力无力等方面的变化。脉象的辨识主要依靠手指的感觉，因此，学习诊脉要多练指感。通过反复操练，细心体察，就可以对脉搏的部位、至数、力量和形态等方面，形成一个较为完整的指感。同时，亦必须加强理性的认识，只有从理论上掌握各种脉象的要素，再结合切脉的经验，才能较为清楚地识别各种不同的脉象。

三、脉诊

诊脉又称切脉，是医生用手指切按患者的桡动脉，根据脉动应指的形象，以了解病情、辨别病证的一种诊察方法。

传统脉诊是依靠医者手指的灵敏触觉加以体验识别的。因此，学习脉诊既要熟悉脉学的基本知识，又要掌握切脉的基本技能，反复训练，仔细体会，才能逐步识别各种脉象，并有效地运用于临床。

诊脉，由开始的全面检查（包括经脉、络脉、经水、经筋、皮部等），而不是单纯的诊脉动，最主要的是包括色诊或与色诊有一定的交叉，逐步形成独立的诊脉动；由用各种方法诊脉动，如用十二经诊法、三部九候诊法、尺寸诊法等逐渐形成独诊寸口法，直至完成了独诊寸口法，脉诊才形成一个专门的学科。

对此可以这样认为，经脉检查是脉诊的起源，多种诊脉方法所具的丰富多彩的内容是脉诊的形成过程，独取寸口则是脉诊在这一历史历程的完成阶段，至此脉的含义亦自血脉、经脉转化为指脉的跳动罢了。但是，一定要认识到，尽管如此它也只是通过经脉、血脉等，以直接或间接了解全身变化的一种诊察方法。

第二节　脉象的形成

一、形成脉象的主要脏器

心脏和脉是形成脉象的主要脏器。心脏搏动是生命活动的重要标记，也是形成脉象的动力。脉象的至数与心脏搏动的频率、节律相应，并受到气血运行的影响。心血和心阴是心脏生理活动的物质基础，心气和心阳被视作心脏的功能状态。心阳概括了心搏加强，心率加速，气血运行加快，精神情志兴奋等功能状态；心阴概括了心搏减弱，心率减慢和精神情志宁静、抑制等功能状态。当心气旺盛，血液充盈，心阴心阳调和时，心脏搏动的节奏和谐而有力，脉象和缓而从容，均匀而有力。相反，可出现脉象的过大或过小，过强或过弱，过速或过迟或节律失常等变化。同时心神不宁、情绪激动亦可引起脉象动数无序等变化。

脉为血之府，是气血运行的通道，心与脉在组织结构上相互衔接，形成了人体的血液循环系统，在功能上亦相互依存和协调，故称为心之合。

《灵枢·决气》篇言脉的生理功能是"壅遏营气，令无所避"，说明了脉不仅是运行气血的必要通道，尚有约束和推进血流顺从脉道运行的作用，是气血周流不休，保持正常循行的重要条件。因此，脉的功能状态能直接影响脉象。

二、形成脉象的物质基础

气、血是构成人体组织和维持生命活动的基本物质，也是形成脉象的物质基础。其对脉象的影响以气的作用最为重要，这是因为气属阳主动，血液的运行全赖于气的推动，脉的"壅遏营气"则有赖于气的固摄作用，心搏的强弱和节律亦有赖于气的调节。

具体来说，是宗气的"贯心脉而行血气"的作用。

宗气聚于胸中，虚里（左乳下心尖部）搏动状况，可作为观察和判断宗气盛衰的一个重要标记。脉象与虚里搏动的变化往往是一致的，所以宗气的盛衰亦可在脉象上反映出来，若气血不足，则脉象细弱或虚豁无力；气滞或血瘀，可出现脉象细涩不利；气盛血流薄疾，则脉多洪大滑数；阳气升腾则脉浮而大；气虚下陷则脉沉而细等。

三、其他脏器与脉象形成的关系

脉象的形成不仅与心、脉、气、血有关，同时与整体脏腑功能活动的关系亦非常密切。

1. 肺主气，司呼吸 肺对脉的影响，首先体现在肺与心，以及气与血的功能联系上。由于气对血有运行、统藏、调摄等作用，所以，肺的呼吸运行是主宰脉动的重要因素。在一般情况下，呼吸平缓则脉象徐和，呼吸加快则脉率亦随之急促起来；呼吸不已则脉动不止，呼吸停息则脉搏亦难以维持，因而前人亦将脉搏称为脉息。另一方面，"肺朝百脉"的功能将肺气与血脉紧密联系在一起。当呼吸均匀与深长时，脉象一般呈流利而盈实；呼吸急迫浅促，或肺气壅滞呼吸困难时，脉象多呈细涩状态。总之，肺气对脉率、脉形都有很大的影响。

2. 脾胃 脾胃的功能是运化水谷精微物质，为气血生化之源，"后天之本"。气血的盛衰和水谷精微的多寡，表现为脉之"胃气"的多少。脉象中的

"胃气"，在切脉时可以感知，主要在切脉的指下具有从容徐和与软滑的感觉。脉中的胃气虽可看作脾胃运化功能的反映，但实际上则更直接地反映了全身营养状况的优劣和能量的储备状况。所以，脉有胃气为平脉（健康人的脉象），胃气少为病脉，无胃气为死脉。临床上根据胃气的盛衰，可判断疾病预后的善恶情况，故又有"脉以胃气为本"之说。

3. 肝　肝藏血，即指肝有贮藏血液、调节血量的作用。肝主疏泄，使气血调畅，经脉通利，脏腑功能正常。肝的生理功能失调，可影响气血的正常运行，从而引起脉象的各种变化。如肝失条达，脉道拘束，故切脉指感如按琴弦；肝阳上亢，血随气逆、脉象则弦大有力。

4. 肾　肾藏精，为元气之根，是脏腑功能的动力源泉，亦是全身阴阳的根本。肾气充盛则脉搏重按不绝，尺脉有力，是谓"有根"。若精血衰竭，虚阳浮越，则脉象变浮，重按不予应指，此属虚大中空的无根脉，提示阴阳离散、病情危笃。

总之，脉象是在全身各脏腑相互协调的作用下，血液在脉内循行过程中所表现出来的综合性反应。无论人体内脏中哪一个器官出现障碍，都会直接或间接地影响到血液的运行，血行的失常会敏感地反映到脉象的变化上来。因而通过诊脉，可从脉象的细微变化察知相关脏腑所患的病证。所以常说脉象是全身功能活动状态的综合性反应。此外，聚集于胸中的宗气能助心行血，能鼓舞心脏的搏动，推动血液在脉内运行，也是脉象形成不可缺少的重要因素。

第三节　脉诊的基本原理与临床意义

一、脉诊的基本原理

历代医家在长期临床实践中，很早就发现了"心主血脉"这一医学道理。认为血靠心气的推动沿脉道循环周身，内至脏腑经络，外达四肢百骸；脏腑之气也通过血液而输布全身。因此，脉象能反映机体阴阳、气血、经络的生理、病理变化情况。

临床上为什么"寸口脉"的变化能够诊断五脏六腑乃至全身的疾病？为什么脉诊对临床各科的"辨证施治"都有非常重要的意义？

这是因为，中医对疾病的诊断与治疗是一个独特的诊疗体系，古代医家所创建的经络学说，为中医的诊疗体系提供了世界观与方法论。

经络学说认为，"寸口脉"是"脉之大会"，是"五脏六腑之所终始"，隶属于手太阴肺经。手太阴肺经朝百脉，十二经乃至全身的气血皆流注于手太阴肺经而变见于"寸口"。况且，人体是一个统一的整体，任何疾病都可导致五脏六腑乃至全身阴阳、气血的变化。

因此，"寸口"脉的变化可诊断五脏六腑乃至全身的疾病，这是脉诊最基本的原理。

中医学的"辨证施治"，是在经络学说指导下开创的诊疗体系。独取寸口的诊脉方法，是"辨证施治"诊疗体系的组成部分，也是在经络学说指导下所开创的。

因此，中医学的"辨证施治"和独取寸口的诊脉方法，其理论依据是如出一辙的。

中医学"辨证施治"的诊疗体系形成之后，取寸口脉法逐渐取代了其他脉法，成为独占医坛的诊脉方法。所以，2 000多年以来，取寸口脉法成为"辨证施治"诊疗体系的重要组成部分。"辨证施治"的诊疗体系选择了独取寸口的诊脉方法，这是无可争辩的史实。辨证施治诊疗体系为取寸口脉法开辟了非常广阔的适用范围，这也是无可争辩的史实。

二、诊脉辨病的临床意义

脉诊是中医诊断学的重要组成部分。中医诊断学以望、闻、问、切为主要诊法，简称"四诊"。脉诊包括在"切诊"的范畴，属"四诊"之一。它虽居"四诊"之末位，但其诊断作用与意义却非常重要。

脉象的形成，既然和脏腑气血关系较为密切，那么，任何致病因素导致机体阴阳、脏腑、气血、经络发生病理性变化，血脉运行受到影响，则脉象就必然发生相应的变化，故通过诊察脉象，根据脉的部位、数律、形势等变化可判断疾病的病位和推断疾病的预后。正如《素问·脉要精微论》所说："代则气衰（代脉为元气衰弱），细则气少（细脉为正气衰少），涩则心痛（涩脉为气滞血虚，主心痛之症）。"

（一）判断疾病的病位、性质和邪正盛衰

疾病的临床表现尽管十分复杂，但从病位的深浅来说，不在表即在里，而脉象的沉浮，常足以反映病位的深浅，沉浮示表里，脉浮，病位多在表；脉沉，病位多在里。例如，咳嗽而脉浮，提示表邪夹内饮，以脉浮提示病邪在表；咳而脉沉，提示病邪在中在里。可见，病证虽相同，但脉有浮沉，提示病位不同，而治疗方法悬殊甚大。疾病的性质可分寒证与热证，脉象的迟数，可反映疾病的性质，如迟脉多主寒证，《金匮要略·中风历节病脉证并治》说："寸口脉迟而缓，

迟则为寒，缓则为虚……"数脉多主热证，身有热则气血运行加速，脉跳加快，即古人所说："数则为热"。《素问·平人气象论》说："人一呼脉三动，一吸脉三动而躁，尺热曰病温。"这就说明数脉多见于温热病，在病变过程中，邪正斗争的消长，产生虚实的脉理变化，而脉象的有力无力，能反映疾病的虚实证候。徐灵胎说："虚实之要，莫逃于脉。"脉虚无力，为正气不足的虚证；脉实有力，为邪气亢盛的实证。脉的强弱还可辨明疾病的新久，新病正气未损，阳气有余，气血未伤，脉多强盛，且多为浮滑数脉；久病正气衰，脉多弱，且多为沉细弱脉。正如《素问·平人气象论》所说："脉小弱以涩，谓之久病；脉浮滑而疾者，谓之新病。"

（二）推断疾病的进退预后

脉诊对于推断疾病的进退预后，有一定的临床价值。如新病脉实，久病脉虚，属脉症相应，为顺，预后一般良好；新病见阴脉，久病见阳脉，属脉症不符，为逆证，预后多不良。久泻脉见缓和，提示胃气见复，病退见愈之兆；久病气虚、虚劳，或失血、久泻而见洪脉，则多属邪盛正衰之危候。外感热病，热势渐退，脉象出现缓和，乃将愈之兆；若脉急数，人见烦躁，则属病进。又如战汗，汗出脉静，热退身凉，提示病退向愈；若脉急疾，人见烦躁者，则属病进之危候。正如《景岳全书·脉神章》所说："欲察病之进退吉凶者，但当以胃气为主。察之之法，如今日尚和缓，明日更弦急，知邪气之愈进，邪愈进，则病愈甚矣。今日之弦急，明日稍和缓，知胃气之渐至，胃气至，则病渐轻矣。即如顷刻之间，初急后缓者，胃气之来也，初缓后急者，胃气之去也。此察邪进退之法也。"

必须指出，脉与病的关系非常复杂，在一般情况下，脉症是相应的，正如周学海所说："有是病即有是脉"。但也有脉症不相应的特殊情况，故有"舍脉从症"或"舍症从脉"的说法，临床具体应用时，应做到"四诊合参"，这样才能得出准确的诊断结果来。

（三）指导辨证用药

脉证合参明辨病机，对确定治则、辨证选方用药有着举足轻重的作用。《金匮要略·疮痈浸淫病脉证并治第十八》说："肠痈者，少腹肿痞，按之痛如淋，小便自调，时时发热，自汗出，复恶寒，其脉迟紧者，脓未成，可下之当有血，脉浮数者脓已成不可下也，大黄牡丹汤主之。"以迟紧、浮数两种脉象的对比，推测肠痈成脓与否，确定治疗方法，在当今阑尾炎的非手术疗法治疗观察中，仍有参考意义。如《温病条辨·上焦》篇第二十九条曰："手太阴暑温，或已经发汗，或未发汗，而汗不止，烦渴而喘。脉洪大有力者，白虎汤主之；脉洪大芤者，白虎加人参汤主之；……汗多脉散大，喘咳欲脱者，生脉散主之。"指出芤脉以至散脉是由温热迫津外泄，气随津脱，气阴耗竭的重笃征象，必须投以大剂量益气生津药物，才能固脱为安。《温病条辨·下焦》篇第十五条曰："下后数日，热不退，或退不尽，口燥咽干，舌苔干黑，或金黄色，脉沉而有力者，调胃承气汤微和之；脉沉而细者，增液汤主之。"这里提示脉沉有力属里热实证，宜通腑才能泄热；脉沉细无力才为阴液已伤，虽有里热燥屎内积，"亦不宜强攻取快，宜施增水行舟之计"，方可取扶正祛邪之功。

必须指出，脉与病的关系是十分复杂的，"有是病即有是脉"（《读医随笔》），脉象虽能作为临床疾病诊断的依据之一，但不能单凭脉象就做出诊断，必须全面检查，诸诊合参，才能对疾病做出切合实际的判断。

第二章　诊脉方法与技术要点

第一节　诊脉方法

一、准确确定脉诊的部位

关于脉诊的部位，古代文献记载有遍诊法、三部诊法和寸口诊法3种。

现代医家多采用"寸口诊法"，诊脉的部位就是切按两手腕后桡动脉搏动处，因该处去鱼际仅有一寸，故名寸口。寸口分寸、关、尺三部。腕后高骨（桡骨茎突）处为关部，关前为寸部，关后为尺部（图2-1）。两手各有寸、关、尺三部，共称六脉。寸、关、尺分候不同的脏腑；左寸候心、小肠，左关候肝、胆，左尺候肾、膀胱；右寸候肺、大肠，右关候脾、胃，右尺候肾、命门。然而历代医家对寸、关、尺三部长度的见解莫衷一是。正如唐代杨玄操在《难经》注中所说："寸关尺之位，诸家所撰，多不能同，故备而论之，以显其正。"皇甫士安脉诀曰："以掌后三指为三部，一指之下为六分。三部凡一寸八分。"华佗脉诀则曰："寸尺位各八分，关位三分，合一寸九分。"王叔和脉诀又曰："三部之位，辄相距一寸，合为三寸。"唐代孙思邈认为："凡人修短不同，其形各异，有尺寸分三关之法，从肘腕中横纹至掌鱼际后纹，却而十分之而入取九分，是为尺。从鱼际后纹却还度十分之一，则是寸。寸十分之而入取九分之中，则寸口也，此处其骨自高。故云阴得尺内一寸，阳得寸内九分。从寸口入却行六分为关分，从关分又入行六分为尺分。"

图2-1　寸、关、尺部示意图

二、诊脉方法与步骤

诊脉除调神用指外,还有一些重要的条件与原则,必须给予足够的重视,且要切实遵守执行。因为这些都是前人经验的结晶,是正确进行诊脉的必要保证。察脉的方法和注意事项,主要是指察脉的时间、体位、指法等几个方面。

(一)诊脉时间

诊脉时间,以清晨(古人称平旦)为佳,因为脉的搏动与气血的动静有着密切的关系,且随饮食、运动、情感的变化而发生改变。清晨患者体内环境较为安定,气血平和,其脉象最为标准,且容易反映脏腑、气血的病脉。平旦诊脉,对于一般患者难以做到,特别是门诊、急诊的患者,要及时诊疗,就不能拘泥于平旦,正如汪机所说:"若遇有病,则随时皆可以诊,不必以平旦为拘也。"但必须要让患者经比较安静的环境里休息片刻,以减少各种因素的干扰。饮食之后谷气充盈,气血流畅,脉多滑利;饮食不节,则脉忽迟忽数而不定,一般在食毕后1小时之后再行切脉才能诊察到真实的脉象。

每次诊脉的时间,至少应该在1分钟以上,3分钟为宜。古人认为,气血一昼夜可运行50周,故诊脉时至少应候50动。50动无不应,说明五脏功能健全,精气充足。若50动内有不应者,是五脏功能失于常态的表现。若40动中有1次歇止,表明一个内脏功能不正常。故《灵枢·根结》篇说:"五十动不一代者,五脏皆受气,四十动一代者,一脏无气。"张仲景曾批评当时的医生按脉时草率行事,他说:"协数发息,不满五十,短期未知决诊,九候曾无仿佛……夫欲视死别生,实为难矣。"其实五十动尚不足以候五脏之气,只是要求诊脉要有耐心,要有充分时间。一则有利于仔细辨别脉象的节律变化,观察结代脉(不同类型的心律不齐)的出现频率,推测内脏病变的状况。再则切脉时间长短,脉象指感可能有所不同,如初按软弱,久按反硬为邪实;初速且缓为气治,初缓后速为郁火,这种动态比较的观察方法,多在耐心中感知。

(二)诊脉体位

诊脉体位是指诊脉时患者的体位和姿势。正确的体位可减少干扰因素和操作时的误差。

1. 坐位时的姿势 一般患者采用坐位。如患者坐在医生对面,为正坐位;坐在医生旁边为侧坐位。诊脉时患者自然伸展前臂,与心脏保持在同一水

图2-2 正坐位诊脉示意图

平（图2-2）。将手表、手镯等饰物摘去，将过紧的袖口打开，手腕下垫一脉枕，使腕部充分显露且固定不动，手掌向上，手指微微弯屈，使肢体完全放松。如正坐位时，患者可同时伸出两手臂，医生用右手切患者左寸口脉，同时比较左右两手的脉象情况；取侧坐位时，医生用接近患者一侧的手指切脉，但患者要注意调整体位，使手臂保持前平举，使气血畅通，防止因肢体扭曲而影响脉气。

2. 卧位时的姿势　当患者卧床休息或病情较重、体质虚弱时，医生可在床边切脉，患者应取平卧位，手臂自然伸展，离体约30°，仰掌或立掌均可（图2-3）。医生亦可用挽指法切脉。如为侧卧位，下面的手臂受压，或上臂扭曲，或上臂过高、过低等，与心脏不在同一个水平面时，都可影响气血的运行，使脉象失真。

图2-3　正卧位诊脉示意图

（三）诊脉指法

诊脉指法是指医生手指在诊脉时所采取的必要的操作方法。正确运用指法可获取较为丰富的脉象信息。诊脉指法包括下指、排指、调指、用指、运指等一系列的操作方法。

1. 下指　又称布指。诊脉时，先让患者取正坐位或仰卧位，平臂仰掌后，医生用左手诊患者的右手，以右手诊患者的左手，或者医生不换手，单用左手或右手（图2-4）。诊患者两手之脉，医生下指时，先以中指探得高骨（桡骨茎突），其内侧即为关脉，按定后，再用

图2-4　脉诊中指定位示意图

示（食）指按于关部前以取寸部，然后用环（无名）指按于关部后察尺部。正如《活人书》所说："凡初下指，先以中指端按得关位，掌后高骨为关，乃齐下前后两指，为三部脉。前指，寸部也，后指，尺部也。"

2. 排指　由于患者上臂长短不同，故寸口三部亦有长短之分，这就要求医生下指后，根据患者上臂的长短情况，来进行排指，以分候寸、关、尺三部。凡患者上臂较长，则三部亦阔，医生的三指亦应随之而略疏；凡患者上臂较短，则三部亦密，医生所布的三指亦应随之而略密；患者身材中等，则排指应不疏不密，适乎其中即可。

3. 调指　在寻得寸口，定好三部后，就要进行调指。这是因为人的示

（食）指、中指、环（无名）指是参差不齐的，其中中指较长，示（食）指和环（无名）指稍短。诊脉时，必须将中指略为屈弯，使三指平齐，节节相对。正如卢子由在《学古诊则》中所说的那样："人之三指，参差不齐，必使指头齐平，节节相对，方可按脉。"以此保证三指的运动协调灵活，力度均匀。

4. 用指 由于示（食）、中、环（无名）三指的皮肉厚薄不匀，致使感觉的灵敏度各不相同，感觉最为灵敏的部位，在指端皮肉凸起最高处，古人将此称为"指目"。用以比喻其能像眼睛一样，敏锐地感知脉象任何细微的变化。

5. 运指 所谓的运指，就是指医生布指后，必须运用三指的灵活活动和指腹的感觉进行举、按、寻、推、竟等来探测脉位。脉形的变化，以了解脏腑的病变、气血的虚实，运指的具体指法将在下面作较详细的介绍。现值得指出的是：医生应经常注意修剪指甲，使其长短适中，光滑圆润。指甲过长，一则影响指端的运用，正如卢子由批评的："每见惜指甲之修长，用指厚肉分，或指节之下，以凭诊视者，真不谛，目生颈腋脾胁间矣。"二则，用力诊脉时，指甲有可能切入患者的尺肤中，有伤风雅大度。故李延罡说："爪甲不可养长，长则指头不能取齐，难于诊脉，且沉取之时，爪长则按处必有深痕，在于闺阁尤为不便。"

举：用轻指力按在皮肤上

图2-5 运指举法示意图

按：用重指力按在筋骨上

图2-6 运指按法示意图

（1）常用运指手法

①举法：医生的手指运用较轻的力，按在寸口部脉搏搏动的部位（按至皮下），经体察脉象情况，称为举法。用举法取脉，亦称浮取或轻取（图2-5）。

②按法：医生手指用力轻重，甚至按至筋骨以体察脉象情况。用按的指法取脉，称为沉取或重取（图2-6）。

③中取法：中取的指法居于举与按两种指法之间，即医生手指用力适中（按至肌肉）以体察脉象情况。

④寻法：寻为寻找的意思，医生用手指从轻至重，从重到轻，左右推寻，或在寸、关、尺三部和鸡啄式换指（指指交替，节奏轻快），仔细寻找脉搏最明显的部位，或调节最适当的指力。《脉诀刊误》则以用力轻重、简而约之为三部，其曰："轻手取之曰举，重手取之曰

按，不轻不重，委曲求之曰寻。初持脉轻手候之，脉见皮肤间者，阳也，脏也，亦心肺之应也，所谓浮按消息是也。重手取之，脉附于肉下者，阴也，藏也，亦肝肾之应也，所谓沉按消息是也。不轻不重，中而取之，脉应于血肉之间者，阴阳相适，中和之应，脾胃之候也，所谓中按消息是也。"这种方法，为后世医家所通用，成为今日诊脉的基本指法（图2-7）。

寻：指力不轻不重仔细求

图2-7　运指寻法示意图

⑤推法：推为推动、推移的意思。指目对准脉脊后，顺应脉搏的动势，左右、内外微微推动，进一步体会脉体大小、动静，以了解脉力变化和趋势。正如《素问·脉要精微论》所说："推而外之，内而不外，有心腹积也；推而内之，外而不内，身有热也；推而上之，上而不下，腰足清也；推而下之，下面不上，头颈痛也。按之至骨，脉气少者，腰脊痛而身有痹也。"提示通过推寻法可体会脉象的动态特征，更加了解脏腑、气血的状况。

⑥循法：即用指目沿脉道的轴向上下，指指相移，体会脉动应指范围的长短、脉搏来势的虚实情况。

⑦总按法：是指三指同时用力诊脉的方法。从总体上辨别寸、关、尺三部和左右两手的脉象，并可比较两手在浮取、中取和沉取时的脉象形态。总按时一般三指用力均匀，但亦有三部用力不一致的方法。

⑧俯法：三指由寸至尺渐举（指力减轻），由尺至寸渐按（指力加重），称为俯法。

⑨仰法：三指由寸至尺渐按，由尺至寸渐举，称为仰法。俯、仰这两种指法可使医生用不同的指力，即在不同的脉位，取得三部最佳脉象，比较三部脉象的大小、强弱、虚实，以获得更多的脉象信息。

⑩单按法：用一个指头诊察一部脉象的方法，称为单按法。主要是在总按法的基础上，进一步分别了解寸、关、尺各部脉象的形态特征情况。

⑪操法：操，是把持的意思。切脉时，手指在某一脉位停留维持瞬息，静心体会脉象的情况，称为操法。

⑫纵法：按到脉后，举指放逸的动作，称为纵法。举而复按，按而复举，抑扬反复，交替印证脉象的情况，称为操纵。操纵指法的运用，可较为全面地了解脉气的虚与实，有根抑或无根。

（2）辅助运指手法：在某些特殊情况下，以上常用的运指手法尚不能适应诊脉，因此，在临床上又将运用侧、挽、辗转等辅助运指手法。

①侧指法：用于寸口部有外伤、血管畸形或骨肉不平时，亦即将手指偏于某一侧，称为侧指法。

②挽指法：当患者不能平臂，而侧置前臂时，医生可托手挽指进行切脉，称为挽指法。

③辗转法：用一指左右倾斜以体会指下及其左右的脉形，延长指间范围。如对幼儿切脉时，一指定三关，即用拇指切脉，并左右辗转，以体会寸关的脉动情况。

6. 平气息 所谓平者，调匀之谓。一呼一吸之谓息。察脉时，医生先要调匀呼吸，使呼吸自然、均匀，用一呼一吸作为计算患者脉率至数的时间单位。此所谓"常以不病调病人，医不病，故为病人平息以调之为法"（《素问·平人气象论》）。此外，平息的意义还在于医生在调匀呼吸时，有助于思想集中。可见，平息的意义，一是以息计数；二是使医生心绪宁静，全神贯注。

三、诊脉要领

（一）从脉象的胃、神、根辨别脉的"常"与"变"

图2-8 脉的胃、神、根示意图

诊脉时，诊者首先要熟知正常脉象，才能进一步辨别异常脉象，并在诊视疾病时，不仅要辨明病因、病位、病机，且还必须了解患者正气的盛衰进退情况，以判断疾病的预后。健康、正常人的脉象，以及患者脉中正气的反映，归根结底就是胃气、神气、根气（图2-8）。这种切脉首先要审察正气的方法，为历代医家所推崇，将其列为诊脉要领之首。正如程钟龄所说："脉有要诀，胃神根三字而已。"

1. 从脉象的"胃"辨别脉的"常"与"变" 中医学认为：胃为后天之本，生化之源。胃气旺盛，则脉道充盈，人体亦充满生机。《黄帝内经》说："有胃则生，无胃则死。"可见胃气对人体生命活动的正常存在，有着决定性的作用。综合历代的有关论述，脉有胃气必须具备以下几个特点：

（1）脉来从容和缓：许多医家根据《黄帝内经》的"谷气来，徐而和"而认为，脉来和缓就是有胃气。另外，缓不仅是胃气的象征，而且也是辨别其他脉象的标准。如《三指禅》曰:"将缓字口诵之,心维之,手摩之,反复详玩,久久缓归指上,以此权度诸脉,了如指掌。"

(2)脉应四时而动:人与天地相应,胃气亦随天地之间阴阳之气的变化而变化。一般春季微弦,夏季微洪,秋季微浮,冬季微沉。脉的这种对自然的适应能力,就是有胃气的表现。凡是这一变化的太过或不及,皆为疾病以及胃气衰弱的表现。脉应四时而变的现象,一方面说明了胃气的充沛;同时,由于脉弦洪浮沉,为五脏之气应时而旺的表现。因而,另一方面又说明,胃气是五脏之气的综合性表现(图2-9)。

有胃:从容和缓的脉象

图2-9 脉有胃气示意图

正如张景岳所说:"胃气即人之阳气,阳气衰则胃气弱,阳气败则胃气败,此即死生之大本也。所谓凡阳有五者,即五脏之阳也,五脏之气必互相灌濡,故五脏之中必各兼五气,所谓二十五阳也。是可见无往而非阳气,亦无往而非胃气。无胃气,即真脏独见,故曰死。"

2. 从脉象的"神"辨别脉的"常"与"变" 神从广义而论,是人体生命活动的一种表现,所谓:"得神者昌,失神者亡。"具体到诊脉,则脉中亦贵有神。正如张景岳所说:"善为脉者,贵在察神,不在察形。察形者,形千形万不得其要,察神者,惟一惟精,独见其真也。"可见诊脉时,于脉中求神,亦是不可忽视的要领之一。历来对脉中之神的认识,有如下几种:

(1)胃气即神,有胃气就是脉中有神。

(2)脉有力为神:不少医家皆以有力为有神,但也有一些医家持有异议。对此,李东垣说:"脉之不病,其神不言当自有也。"只是这段话为一些医家所忽略。若在病脉之中,以有力为有神,也有一定的参考价值。

(3)至数匀齐有神:陈士铎曾将神分为三等。其中至数匀齐是首要的标志。脉若见结促代止,叁伍不调,甚至见十怪脉都属于无神。

总之,脉有神就是有胃气。在疾病状态下,还可从有力无力,至数匀齐与否中辨神之衰旺。近人时逸人曾将脉有神概括为:形体柔和,来去从容,来去如一,应指有力四端。并说:"四项同时见之,方得谓之有神。"实谓要言不烦(图2-10)。

3. 从脉象的"根"辨别脉的"常"与"变" 脉贯有根这一思想,在《难经》时期就已经明确提出来了。《难经》说:"上部无脉,下部有脉。虽困无能为

有神：柔和有力的脉象

图2-10 脉有神气示意图

有根：尺部沉取有力的脉象

图2-11 脉有根气示意图

害，夫脉之有根，尤树之有根，枝叶虽枯槁，根本将自生。"

脉之有根与否，是肾中元气盛衰的重要标志。

后世医家认为：脉根有二：一为尺部，二为沉候。正如《医宗必读》所说："两尺为肾部，沉候之六脉皆肾也。然两尺之无根与沉取之无根。总之，肾水绝也。"另外，也有部分医家认为：男女之根脉应有所区别，如《医学入门》所说："男子以右尺为根，女子以左尺为根。"然而不论怎样区别，仍然是以尺脉为根的（图2-11）。

需要指出的是，临床经常可见尺脉欲绝之患者，并非根本之败，而仅仅是肾气衰弱，或邪气阻遏等证。

近人张琪明确指出："如下焦邪实壅阻之症，多尺脉不见，不能骤然认为无根，迨邪气去则脉自出。在妇科中，亦有寒气内结胞宫，而尺部无脉者，寒湿得湿化则脉自出。"因此，脉根与胃气相比，远不如胃气更为重要。《医学准绳六要》歌曰："尺中弱甚似无根，脾胃与今脉尚存，大脏色黄犹进食，斯人终不赴幽冥。"当然，若脉沉候全无，举之浮存，在久病重病之人，绝非吉兆，多是正气衰竭的表现。可见脉根之有无，在脉诊之中仍有重要的意义。

脉贵有胃、有神、有根，三者是密不可分的，且以胃气为统帅，胃气存则神与根自然存在，无论脉象怎样变化，只要见到从容和缓，匀齐有力，就是有胃、有神、有根的了。

（二）诊脉"六字诀"

《诊家枢要》提出："察脉须识上下来去至止六字。上者为阳，来者为阳，至者为阳；下者为阴，去者为阴，止者为阴。上者自尺部上于寸口，阳生于阴也；下者自寸口下于尺部，阴生于阳也。来者自骨肉之分，出于皮肤之际，气之升也；去者自皮肤之际，还于骨肉之分，气之降也。应曰至，去曰止。"这里的上下来去至止六字，将脉象的千变万化概括无遗，成为诊脉时简易而颇切实用的方法。所以，后世医家称之为"六字诀"。

上指寸，下指尺。在一般情况下，虽然男子尺脉较沉，女子尺脉较盛，然而阴阳经根，尺寸协调，其大小强弱维持在一个适当的水平面上。一旦寸或尺某一部，出现偏盛或偏衰有失调情况，则说明阴阳平衡被打乱。例如：尺弱寸强，则会出现阳浮阴弱或上盛下衰的病证，而寸弱尺强，则说明邪入下焦，或相火亢盛。

来、去与至、止都是针对脉搏跳动提出来的，脉搏的由内向外跳起为来，由外返内落下去为去，其来去应该从容，力量应该均匀。来而有力，去而无力则为阳盛，来而无力、去而艰涩则为阳衰。脉来为至，脉去为止，至与止应交替而有节奏地出现，也就是至数匀齐，这样则阴阳协调。相反，节奏的任何失常都标志着阴阳的失调。

另外，张景岳将"至止"二字理解为医者当知疾病之终始，而举止有方，则是从《黄帝内经》中思入，可谓触类旁通，胜人一筹，亦值得我们参考。

（三）诊脉时要"察独"

诊脉时要善于抓住独变的脉象这一方法，首见于《素问·三部九候论》，其曰："察九候，独小者病，独大者病，独疾者病，独热者病，独寒者病，独陷下者病。"这虽然是在论述遍身诊法的法则，然而却早已渗透到独取寸口的诊法之中了。张仲景对此则推崇备至，他认为："此独字。即医中精一之义，诊家纲领莫切于此。"

在正常情况下，两手六部脉的至数与力度处于相互平衡与协调状态。如果某一部脉出现了异常的变化，则标志着该部所主的脏腑经脉发生了病变，注意体察这种异常变化，也是诊脉时切实可行的方法。

"独"有两层意思：其一，一部之脉异于其余各部；其二，脉体独变。正常时，六脉从容和缓而胃气充沛，若见弦、数、涩、滑等脉时，则为独见之病脉。

另外，独有真假之辨。所以，察独之时，首先应排除体质因素的干扰，诸如男女有别、老少不同等皆属于正常差异，不可作独处藏邪论。

善于察独者，必须具有真知灼见，察独虽为至简，但欲得真见亦绝非易事，诊者当仔细揣摩、认真体会，才有成果。

（四）人迎气口诊法

人迎气口诊法与《黄帝内经》中的喉手相应诊法不同，它源于《脉经·脉法赞》所说的："关前一分，人命之主，左曰人迎，右曰气口。"

该法是以寸口脉的关前一分之处分别称为人迎与气口。并仿《黄帝内经》"寸口主中，人迎主外"之意，以左之人迎诊外感之脉变，以右之气口诊内伤之脉变。该法自李东垣倡用之后大行于世，对脉诊产生了很大的影响，也随之带来了许多的争议。

该法之要点，可认为是左右对比法，以其左主诊候外感，其右主诊候内伤。正如李东垣所说："外感风寒皆有余之证，是从前客邪来也，其病必见于左手，左手主表，……内伤饮食及劳逸不节，皆不足之病也，必见于右手，右手主里。"

从实用意义方面来看，虽不可绝对地以左右手区别外感与内伤，但临诊时，则常可见及，左右两脉出现大小强弱不等的情况，这无疑是传达了身体内部病变的信息，对此认真进行体察与分析，这对于疾病的诊断是会有相当帮助的。如《王氏医存》中就有关于"左右强弱主病"的论述，并指出："凡左脉弱，右脉强，主汗多，遗精，肝郁等证；右脉弱，左脉强，主易怒，腹痛及误服补火丸散，必生肝热、滑精诸证。右脉盛，左手无脉，主痰结，气虚。左脉盛，右手无脉，主食滞，肝郁。"此乃临诊心得之总结，千万不可忽视。而在清人医案中，这种左右对比诊法的运用，更比比皆是，其心得体会充溢于字里行间。

（五）位数形势

"位数形势"是清代周学海提出来的一种脉诊方法，他认为脉象所有变化都在这四者当中，故他曰："脉有四种，位数形势而已。"并对其作了具体的阐释："位者，浮沉尺寸也；数者，迟数结促也；形者，长短广狭厚薄粗细刚柔，犹算学家之有线而体也；势者，敛舒伸宿进退起伏之有盛衰也。势因形显，敛舒成形于广狭，伸缩成形于长短，进退成形于前后，起伏成形于高下，而盛衰则贯穿于诸势之中，以为纲领者也。此所谓脉之四种也。"他还说："曰举按，以诊高深也；曰上下，以诊短长也……"

该脉诊方法，不仅可执简驭繁地归类脉象的各种变化，而且还可说明指法的具体运用。用举按以诊浮沉之位。用上下以诊寸尺之位，用推寻可察脉形，可察脉数，而脉势之审察贯穿于诸法之中。

近些年来，有一些学者在四字的基础上，又增一"律"字，以提示诊脉时要注意脉动匀齐与否。其实，此举无甚必要，因为数字之中已包含有此意矣。

临床上将位数形势看作四个相互衔接的脉诊步骤，则确有其实用价值。亦即诊脉时，先定位，以分寸关尺，浮中沉；然后数息，以定迟数结代；接着辨形，以定大小弦滑等；最后审势，以区别虚实盛衰，阴阳进退，此可作为临诊时之参考。

（六）阴阳顺逆

《黄帝内经》指出："善诊者，察色按脉，先别阴阳。"由此可见把握好阴阳进退顺逆，早已成为诊脉的重要法则。所谓"先别阴阳"，其中既包含着正气盛衰之势的变化，又包含着具体的病变情况。而这两方面的情况，都可用前述诸法进行诊察。例如胃神根、六字诀、位数形势等，无一不是以辨别阴阳顺逆为宗旨的。

另外，《伤寒论·辨脉法》所提出的："凡在浮数而动滑，此名阳也；脉沉涩弱弦微，此名阴也。"是开了"阴阳顺逆法"具体应用之先河。清代柯琴对此有详细的论述与分析，并在此基础上提出了"脉有对看法，有正看法，有反看法，有平看法，有侧看法，有彻底看法"六种诊法。这对于审察脉中阴阳顺逆的变化，可谓是详尽而周余，曲尽仲景之精义。

总之，阴阳顺逆为诊法之大纲，其余各种诊法，则是此大纲各具特色的具体应用。

（七）知常达变

脉象尽管千变万化，但仍有规律可循，如前述诸法就是诊脉的规律，可称之为"常"，诸法的具体变通应用称之为"变"，将"常"与"变"有机地结合起来，才能使心手之用相应。因为，无"常"则无法可依，无"变"则难以通巧。

"知常达变"具体表现在以下几个方面：

1. **脉象有常变**　近代学者滑伯仁说："须要先识时脉，胃脉与脏腑平脉，然后及于病脉。"是以时脉胃脉平脉为"常"，病脉为"变"。而《石室秘录》在八脉之上又加大小二脉，合称为"十法"，并说："知十法之常，即知六法之变，又何难知人之疾病哉!"与前相比较，是于"变"中亦分"常"变。

2. **体质有常变**　王昌龄认为，诊脉要分清平素脉象与今已变之脉象，平昔无病之本脉即为体质脉。由于有男女老幼之别，形体有丰腴赢瘦之异，致使阴阳气血偏驳不一，脉亦随之而变。不仅脉有先天之变异，且亦随人的体质变异而变异。其他如小儿脉多数，老人脉宜缓弱，青年或老年偶可见呼吸不整脉，即呼气时较慢、吸气时较快时可见乍数乍疏之象。又如惯用于左手者，左脉略大，惯用于右手者，右脉亦盛等。这些脉象，决不可一律视为病脉，都属于体质因素所致的"常"中有"变"、"变"中有"常"。

3. **用指有常变**　这里是说医者用三指按脉，虽然是为了诊察疾病之变化，但常常也会对脉搏之跳动产生影响。这种诊察对被诊察的干扰，前人早已注意到了。应知初按久按会对脉搏有不同的影响，当注意用指不可过久。另外，《诊宗三昧》亦说："脉有下指浮大，按久索然者，有下指濡软，按久搏指者，有下指微弦，按久微涩不能应指，或渐觉弦硬者，必难取效。"这则是患者本身雅正相搏致使脉搏出现初按久按之不同变化，多为正衰或邪盛。

至于医者三指感觉不一，三指齐按与一指单按，对同样的脉象会产生不同的感觉，故诊脉时，又当知道有单按、总按之变通。

（八）各科有常变

虽然脉诊有通则，然而是以内科诊法为常，至于儿科、外科等科，则又有适应各科特点的变化，此等常变亦是不可不知的。

1. **妇科** 历代医家几乎皆认为，男女体质不同，因而脉象亦有差异。一般来说，妇女脉搏较弱于男人，其两尺之脉又较男人微盛。妇女有月经脉、妊娠脉等特定脉法（详见后述），诊法的常中之变，诊妇女时尤应加以注意。

2. **儿科** 3岁以下之小儿，常以望指纹为主要诊法，至6岁时可诊寸口脉。由于小儿寸口短小，故常以一指诊三部。亦即《医学准绳六要》所说的那样："乃以一指按其寸关尺。"这是指法之变（后有详述）。

3. **外科** 多以望诊为主，以辨疮疡、痈疽善恶，疥疾之名类。但仍宜借脉诊以察正气之变化与脓之成与不成。若审正气之盛衰，则常以脉之阴阳与有力、无力为要法。若见阳脉，或脉动有力者，为邪盛或正气尚充之故；若见阴脉，或脉动无力者，为正衰或余邪未尽之故。若审脓之成与未成，则辨脉之数与迟。数则脓已成，迟则脓未成。至于辨痈疽之善恶顺逆情况，虽以望诊为主，然而脉诊亦不可不参。

4. **伤科** 大多以脉象之洪大与沉细，来辨别外伤症之顺恶。如瘀血内停，则洪大为顺，沉细为恶；失血则以沉细为顺，洪大为恶。损伤之后，脉有神及胃气，则预后良好；六脉模糊不清，其证虽为轻缓，则预后必恶。

5. **喉科、眼科** 亦是以望诊为主，其切脉与内科大致相同，但切忌仅凭诊脉而擅自下药。

第二节 脉诊技术要点

我国古代医家筛选、制定的常用28种脉象，是一个严谨、科学的组合，每一种脉象都有一定的针对性，其诊断作用是不能相互替代的。因此，28种脉象中的任何一种都不能偏废，必须熟练掌握。

在临床诊疗实践中，一般是以28种脉象及其相兼脉概括临床错综复杂的脉象变化。因此，必须弄清每一种脉是诊察寸口脉哪一方面的变化的，否则，对脉象的诊察就缺乏正确的依据。比如：滑、涩脉都是诊察脉的流利程度的，若不明确这一点，对滑、涩脉的诊察就缺乏针对性。又如动脉，其实际意义是诊察非窦性心律的脉形（正常人的心律应表现为窦性心律），应用时，若不明确这一点，对动脉所主病证的分析就很容易与其实际意义相违背。特别是代脉与革脉，由于近代脉书误解了这两种脉象的实际意义，对其所主病证的分析已经离题太远。由此说明，必须弄清每一种脉是诊察寸口脉哪一方面的变化，才能充分体现脉诊的诊断作用。

其实，脉的变化是包括很多方面的，比如脉体的大小、脉的长短、频率、脉位、节律、气势、张力、幅度、流利程度、和缓程度等。错综复杂的脉象，主要在这些方面发生变化。我国古代医家筛选、制订的常用28种脉象，就是针对这些方面的变化的。其中，由一种条件构成的脉象，针对一个方面的变化。由两种或两种以上条件构成的脉象，针对两个或两个以上方面的变化。常用28种脉象再加相兼脉，基本上概括了对脉象进行诊察的主要方面。

因此，对于错综复杂的脉象进行诊察，必须掌握常用28种脉象的诊察方法，这是诊脉的入门技术。

最为简便的方法是：根据每一种脉象的构成条件和脉形规范，熟识常用28种脉象分别涉及寸口脉哪些方面的变化。然后，按脉象的构成条件对寸口脉相关方面的变化逐一进行诊察。对于初学者来说，这是简便易学的诊脉方法。

一、诊察至数和脉位

1. 诊察至数　在诊察至数过程中，主要是辨别迟脉与数脉。一般用"呼吸定息"的方法。一呼一吸为一息。一息脉动四五至之间属正常。一息三至或三至以下者，属迟脉。一息六至或六至以上者，属数脉。

2. 诊察脉位　在诊察脉位过程中，主要是辨别浮脉、沉脉和伏脉的情况。具体方法是先将寸口部位"按之至骨"，并将所用指力看成"总指力"，然后再用相应指力诊察脉位。

○凡所用指力小于总指力的2/5便触及寸口脉的，皆属浮脉。

○凡所用指力大于总指力的3/5才触及寸口脉的，皆属沉脉。

○其所用指力相当于总指力的2/5与3/5之间的，则属不浮不沉之脉。

○若用总指力不能触及脉体，需大于总指力才能触及的，便属伏脉。

二、诊察脉体大小、长短、张力或弹性

1. 诊察脉体大小　在诊察脉体大小过程中，主要是辨别洪脉与细脉。其具体方法是按寸口脉划分"五部"的理论，寸口脉以充盈本部属正常。在这种理论指导下，认为：

○凡比正常脉体"大"者，均属洪脉。

○凡比正常脉体"小"者，均属细脉。

这是独取寸口脉法的特殊规定，虽不必拘泥于此，但有一定的临床指导意

义，可予灵活掌握使用。

2. 诊察脉体长短　在诊察脉体长短的过程中，主要是辨别长脉与短脉。其具体方法是：按划分"三关"的理论，寸口脉的长短以"一寸九分"属正常，在这种理论指导下：

○若寸口脉超过"一寸九分"，寸、尺两端过于本位的，则属长脉。

○若寸口脉达不到"一寸九分"，寸、尺两端不及本位的，则属短脉。

这也是独取寸口脉法的特殊规定，虽然有一定的临床指导意义，但亦可灵活掌握使用。

3. 诊察脉体张力或弹性　在诊察脉体张力或弹性的过程中，主要是辨别弦脉、紧脉与缓脉。其具体方法是：

○若只是脉体张力增强，按之如弓弦状者，属弦脉。

○若其脉体"紧张"或"拘急"，按之"左右弹人手"或如"切绳状"的，属紧脉。

○若其脉体"舒缓"或"缓纵"，按之有脉体"张力"或"弹性"低下的指感特征的，属缓脉。

三、诊察脉律与脉的流利程度

1. 诊察脉律　在诊察脉律的过程中，主要是辨别结、动、促这三种脉象。

○对于结脉的辨别较为简单，凡脉有间歇的，即属结脉。

○若数脉而有间歇的，则属促脉。

○动脉是一种非窦性心律的脉形，在实际表现时较为复杂，可根据正常窦性心律脉形的基本特点来进行辨别。

2. 诊察脉的流利程度　在诊察脉的流利程度过程中，主要是辨别滑脉与涩脉。其具体方法是：当触及脉体时，先将指目按在脉的脊部，细心体察脉管内血液运行的流利程度。

○若脉管内的血液运行滑利，较正常流利程度更为流利的，则属滑脉。

○若运行艰涩，流利程度不及正常的，则属涩脉。

脉的流利程度没有具体的指标可言，可结合脉的形体变化综合体会。因此，必须加强基本功的练习，大多根据正常脉象体察正常脉的流利程度，然后可掌握滑、涩脉的脉形特点与指感特征。

四、诊察散脉及脉的力度

1. 散脉　有生理性散脉和病理性散脉之分。

○生理性散脉是脉体"大"而表现出的"散漫"之象，但脉体圆敛，无其他不适感。

○病理性散脉的脉形是：脉体不圆敛、过度散漫或形体过度宽泛，甚至脉管与周围组织的界限模糊不清晰。

2. 诊察脉的力度　在诊察脉的力度过程中，主要是辨别脉的有力与无力。一般来说，这是对主要脉象进行详细诊察的一种附加条件。因此，对于每一种脉象的诊察，都需要进一步诊察脉的有力与无力。比如，数脉有力、数脉无力；沉脉有力、沉脉无力等。

五、诊察特殊脉形

在诊察特殊脉形过程中，主要是辨别较为特殊的脉形或常用28种脉象所不能概括的脉形。我国古代医家制定的常用28种脉象中，芤脉即是一种较为特殊的脉形。其脉形特点是"中间空，两头实"。除芤脉外，古代文献还记载了很多特殊的脉形，比如：解索脉、釜沸脉、虾游脉、鱼翔脉、雀啄脉、麻促脉、弹石脉、屋漏脉、偃刀脉、转豆脉等。这些脉形虽较少见，但可预示异乎寻常的病变，对提供特殊诊断依据，及时判测病情都有一定的价值。所以不能弃之不用。

六、诊察复合脉或相兼脉

复合脉是指两种或两种以上构成条件复合而成的脉象，因有固定的专用名称，所以称为"复合脉"。相兼脉是指两种或两种以上脉象相兼，但没有固定的专用名称，所以称为"相兼脉"。比如：浮脉与数脉相兼，就称为脉浮数；沉脉与弦脉相兼，就称为脉沉弦，这些都是相兼脉。

需要在诊察复合脉或相兼脉的过程中辨别的常用脉象主要有微脉、濡脉、弱脉、虚脉、实脉、促脉等，除此以外，若两种或两种以上脉象相兼，就都是相兼脉。比如，脉浮数、脉沉数、脉弦滑、脉迟缓等。对这类脉象的诊察，可根据每一种脉象的构成条件，按相关方面的变化逐一进行辨别。凡复杂的脉象，都要在这一过程中详作诊察。

七、诊察脉的更代

诊察脉象的更代情况，主要包括两个方面：其一是诊察脉象变化是否符合季节脉或体质脉的变化规律；其二是诊察由一种脉象更代为另一种脉象是否符合正常的规律。因此，我们必须掌握正常脉象的变化规律，才能诊察脉象的更代情况。

古代医家诊脉，诊察脉象的更代情况是一个非常重要的方面。但是，近代脉学著作因误解了代脉的实际意义，故误将代脉认为是"脉来一止，止有定数，良久复来"的脉象。因此，察脉的更代被忽视了。现已证实：代脉的实际意义并不是"脉来一止"，更不是"止有定数"或"良久复来"，而是专指脉的更代情况，这是对脉象变化进行诊察和分析的一个重要方面。

诊察脉的更代情况，首先要掌握季节脉与体质脉的变化规律，若脉的更代不符合季节脉或体质脉的变化规律，表明脉的更代不正常，这对于辨别脉象是否主病及其疾病的发展转归具有重要的意义。比如，按季节脉的变化规律，春季之脉应显弦象，秋季之脉应显浮象。若春季其脉不弦，秋季其脉不浮，就说明了脉的更代不正常，这对于分析脉象的变化是否主病具有重要的意义。再如，妇人妊娠3个月，其脉应显滑象。若妊娠3个月其脉不滑而涩，就说明脉的更代不正常，胎元失养。

八、诊察革脉

诊察革脉主要是诊察在疾病过程中脉象的变化和转变，这是古代医家对脉象进行诊察和分析的一个重要方面。但是，后人误解了革脉的实际意义，使其诊断作用未能充分体现出来。据考证，古代医家诊脉，既诊察脉的更代，又诊察脉象在疾病过程中的变化和转变。这两个方面的诊察，既可诊断脉象变化是否主病，又可诊断脉象变化与病证本身的内在联系，还可诊断疾病的发展变化及其转归情况。后世脉学著作误解了革脉的实际意义，是脉诊中的重大损失。我们应该提倡按其病变规律诊察和分析脉象的变化与转变。这是充分发挥脉诊诊断作用的一个重要方面，绝对不可忽视这一点。

九、诊察独

在诊察独的过程中，主要是诊察脉象在某一"部"或其一"关"出现的异常变化，这是诊察病脉的具体方法之一。《素问·三部九候论》说："察九候，独小者病，独大者病，独疾者病，独迟者病，独热者病，独寒者病，独陷下者病。"这是根据发生"独变"的脉象辨别病脉。后世医家继承和发扬了这种辨别病脉的方法，将"独察"作为发现病脉或辨别病脉的主要手段。这是一种实用性较强的方法，深受后世医家的推崇。

古代医家们积累了很多"察独"的具体方法，主要有两类：其一是从脉的形象变化入手，以一部之脉的形象异于其余各部为独。某一部脉的形象变化异于其余各部，故为"独变"，"独"则为病脉。其二是从脉在各部的显现入手，以脉体独显于某部为"独"。根据脉体的显现部位和脉体的形象变化"察独"，有一定的诊断意义。

察独是对脉象进行诊察的一个重要方面。但是，首先要掌握正常脉象的普遍规律和不同体质的脉象特点，在同中求异，在常中求变。这种方法，若能运用自如，则不失为诊察病脉的捷径之一。

十、诊察胃、根、神

古代医家认为，胃、根、神是脉的三要素，是正常脉象必须具备的三个方面。因此，察脉的胃、根、神，具有非常重要的意义（详见后述）。

以上是对脉象进行诊察的主要方面，从诊察这些方面的变化入手，首先要掌握28种脉象的诊察方法，然后再循序渐进，触类旁通，抓关键，识要领，逐渐积累诊察复杂脉象的经验，再图精益求精。

十一、持脉轻重法

通过对脉诊经典文献的深入研究我们可发现，将"持脉轻重法"与现在的诊脉技术相互结合起来，才更具优越性，操作起来才更简便，更有利于临床运用。其操作的全过程，可分以下几个步骤进行。

（一）总按

总按是操作的第一步骤。在这一步骤里，要完成定位、布指、测至数。关键是确定诊脉的指力，为下一步骤做好准备工作。

1. 定位　即确定寸口脉的施诊长度和"寸关尺"的分布情况。根据脉诊的基本原理，寸口脉的施诊长度是"一寸九分"。其实际长度，一般是按"骨度分寸法"折合的。在实际操作时，则根据患者的体质状况，按"骨度分寸法"，可折合出"一寸九分"代表的实际长度。对于不同患者来说，"一寸九分"的实际长度虽不相同，但都可看成是"一寸九分"，这是独取寸口脉法的规定。根据所确定的实际长度，再按一定的比例划分"寸关尺"的分布。

"寸关尺"的定位方法是：医者以中指端按在患者掌后高骨（桡骨茎突）内侧，为"关"部；再将示（食）指置于高骨之前，为"寸"部；最后将环（无名）指放在高骨之后，为"尺"部。

"寸关尺"所占的比例是：关部占6分，寸部占6分，尺部占7分，合为"一寸九分"。从理论上来说，"寸关尺"的分布按这种比例定位。但实际操作时，能够体现尺部比寸、关部稍长即可。

最为简易的方法是：以患者中指节上下两横纹之间为1寸，然后确定"一寸九分"的实际长度，再按以上比例排列"寸关尺"的分布。待其经验丰富时，凭其经验也可落实"寸关尺"的定位。

2. 布指 是医者将示（食）指、中指、环（无名）指按一定的顺序和产距分别排放在寸、关、尺三部。布指的过程是与定位过程同时进行的，完成定位即可完成布指。

最为容易掌握的方法是：先将示（食）指按在掌后高骨内侧并触及寸口脉脊部，再排放三指的疏密，其臂长者布指可稍疏，其臂短者，可稍密。但应注意的是，三指之间不是均匀排放，中指与环（无名）指的间距可稍大些。这是为了落实尺部多占1分，以有利于体现"寸关尺"的阴阳属性。

3. 测至数 测定脉的至数，这是临诊所必须进行的步骤。诊脉时，一般是先测至数，然后再察其他方面的变化。

脉诊的常用脉名共28种。这其中，一部分脉名只反映脉的"至数"，还有一部分脉名虽不以脉的"至数"为构成条件，但实际表现时往往受到"至数"的影响。若"至数"变化达到某种程度，有些脉名的脉形变化不可能再表现出来。因此，在测定至数的过程中，即可辨别与"至数"相关的脉象。

一般是用"呼吸定息"的方法来测定脉的至数。其具体方法是：医者根据自己本人匀静正常的呼吸频率，以"一呼一吸"为一息，按"息"来测定脉的至数。一息脉动4~5息之间为正常，超过"五至"为数脉，"三至"或"三至"以下都是迟脉。但小儿脉的至数变化较大。年龄愈小，脉搏就愈快。可用计时法测定小儿脉的至数（详见后述）。

4. 确定诊脉指力 患者的体质条件不同，诊脉时所需的指力必然不同。根据不同患者的体质条件，再确定相应的诊脉指力，然后，分"五部"与"三关"对寸口脉进行诊察，这是脉诊最关键的技术。

根据脉诊的基本原理，诊脉指力不是随意可确定的。必须根据患者的体质条件，并按"五部"理论才能确定。古代医家所采用的"持脉轻重法"，就是确定诊脉指力的操作技术。所以可以说，"持脉轻重法"最能体现脉诊的基本原理。

按照"五部"的理论确定诊脉指力，不仅可落实"因人而异"的基本原则，而且可准确辨别脉位变化，对分析脉象及其主病的性质非常有利。"五部"与五脏之脉相对应，寸口脉在"五部"的变化具有不同的生理、病理意义。因此，必须根据患者的体质条件，按"五部"确定诊脉指力。

用通俗的语言来阐释"五部"，是将寸口部位的最浅表与"按之至骨"的总深度分为"五部"，依次为肺部、心部、脾部、肝部、肾部。每部可再分3个层次，合为15个层次。

"持脉轻重法"的关键技术：就是首先确定"按之至骨"所用的指力，然后，再用相应的指力对"五部"分别进行诊察。这种诊脉方法非常精确。比如，若用"一至七菽之重"的指力诊得其脉，说明寸口脉在"七菽"以上，属"浮脉"。若用"十至十五菽之重"的指力诊得其脉，说明寸口脉在"九菽"以下，属沉脉。若用"七至九菽之重"的指力诊得其脉，说明脉位居中，属不浮不沉之脉。若"按之著骨"始见其脉，说明脉在"十五菽"以下，属伏脉。显然，这种方法辨别脉位非常精确，其关键是掌握确定指力的基本方法。

确定诊脉指力，需要练习哪两方面的基本功呢？其一，是练习"按之至骨"的感知，并结合"按之至骨，举指来疾"的指感特征，掌握好"按之至骨"所用的指力，这是确定诊察每一部脉所用指力的重要依据。其二，是练习用相应的指力分别对每一部进行诊察。所谓的"举指来疾"，其意思就是说，若将寸口脉按压到"至骨"的程度，则脉气流通阻于指下，但稍举指则脉气速来，并不是说脉的至数加快。

最为简单的练习方法是：先练习将寸口部位分5次按压即达到"按之至骨"的程度。熟练之后，再练习分15次按压。脉诊的常用脉象共28种，除"伏脉"之外，对任何脉象的辨别，都不可能超过"按之至骨"的指力。为便于区别，古代医家将"伏脉"的实际深度称之为"按之著骨"，并将"按之著骨"所用的指力称之为"极重指按之"。所谓的"极重指按之"，亦即是超过了"按之至骨"所用的指力。这就说明，古代医家对诊脉指力有严格的规范，而不是随意确定的。

（二）单按

用示（食）指、中指、环（无名）指分别在"五部"与"三关"进行详细诊察，称之为"单按"。单按是操作的主要过程。寸口脉在"五部"与"三关"的复杂变化，都可在单按过程中详细诊察。

古代医家诊脉，不仅重视"总按"，而且更重视"单按"。并且，既诊察"五部"，也诊察"三关"。

《难经》曰："脉有三部，部有四经。手有太阴阳明，足有太阳少阴，为上下部。何谓也？然，手太阴阳明金也，足少阴太阳水也，金生水，水流下行而不能上，故在下部也。足厥阴少阳木也，生手太阳少阴火也，火炎上行而不能下，故为上部。手心主少阳火，生足太阴阳明土，土主中宫，故在中部也。此皆五行子母更相生养者也。"所谓的"脉有三部"其实是指寸、关、尺"三关"，古时也称"三部"。所谓的"部有四经"，其意思就是说，两侧寸部、两侧关部和两侧尺部都对应着四经。比如，左寸部对应着手少阴心经和手太阳小肠经，右寸部对应着手太阴肺经和手阳明大肠经，合起来则为四经。再如，左关部对应着足厥阴经和足少阳经，右关部对应着足太阴经和足阳明经，合起来也是四经。同样道理，尺部对应着四经。显然，"部有四经"的说法，是将"五部"和"三关"结合在一起。这就说明，诊脉并不单纯是诊察"三关"，而是"五部"与"三关"都要诊察的。因此，在单按过程中，"五部"与"三关"都要进行诊察，并且两者必须结合起来共同进行。

单按的目的是为了辨别寸口脉在某一"部"或某一"关"的具体变化。由此获取的脉诊资料则更为翔实，可进一步分析五脏、六腑、气、血、阴、阳各方面的生理、病理变化及其相互之间的生、克、制、化等关系，为辨证论治提供更为可靠的依据。比如，通过单按诊取的脉象，可进一步分析是否主病、病在脏、何脏、何经、属何性质等。必须辨明这些问题，才能为辨证论治提供可靠的依据。

在单按过程中，可采取多种手法对脉象的变化进行详细的诊察，如浮取、中取、沉取、举、按、寻、推以及侧指法、俯仰指法等。一般认为，用力较轻属浮取，用力较重属沉取，用力适中属中取。其实，这种解释还过于笼统，不能充分体现这3种手法的实际作用。

（三）复按

诊脉以"气血未乱"为重要条件，要求尽量排除外界因素干扰。在进行了总按与单按后，寸口部位的脉络经过把持按压，其气血必然受指力阻遏而失其常性。由此而产生的影响虽微乎其微，但也不能忽视这一点。单按过程完成后，持脉者应将三指收回，保持在尚未施加指力的状态下，稍缓数息，待脉络气血恢复如初后，再进行一次重复诊察，这一过程我们称为复按。

复按过程，可对总按或单按的诊察结果进行验证，如有持疑之处，可作重点诊察，以求准确无误。确保诊察结果无误后，一般还要求"持满五十动"（前面已有介绍），这乃是从古代延续下来诊脉的注意事项。

古代医家特别强调持脉必满五十动，这是为了体现"昼夜脉行五十度，而复会于太阴"的传统理论。《灵枢·根结》篇曰："持其脉口，数其至也，五十动而不一代者，五脏皆受气。"诊脉持满"五十动"，才能全面反映五脏六腑的"受气"情况。这是古代医家对气血运行的一种认识。就其现实意义上来说，这是强调诊脉不通草率行事，应反复诊察并进行核实。所以，如果"持满五十动"仍不能确保诊察结果准确无误，还可延长时间，不必拘泥于"五十动"。必须确认诊察结果准确无误，复按过程方可结束。

上述3个过程，是一个连续过程，虽然叙述烦琐，但实际操作则不复杂。总按、单按、复按的全过程，3～5分钟即可完成。另外，在实际操作过程中，还有一项技术要求，即掌握好三指的弯曲，以"指目"平齐为要。有些脉学著作要求"三指"节节相对，其实，不如排齐"指目"更显得重要。

所谓的"指目"，实乃指端按起如线、感觉最为灵敏的部位。临诊时，不论是疏布指还是密布指，皆要求指目排齐，成一直线状。这对于掌握指力规范非常有利。当触及脉体后，要将"指目"按在脉的脊部，便于用相应的指力进行浮取、中取和沉取，也便于运用举、按、推、寻等其他手法进行详细诊察。

有些脉象，用"指目"反而不便，则需"指目"与"指腹"结合并用。比如，在实际表现时程度较重的"散"脉，其实质是"脉体散漫不收，脉肉界限模糊不清"，对这一类脉象进行辨别，用"指目"与"指腹"相结合的方法比单用"指目"更为方便。

临诊时，为便于体察脉象的变化，还要掌握适当角度，三指平按与垂直下按，适用于"总按"过程。在单按过程，除平按或垂直下按的方法外，还应结合35°角的斜按，这种角度有利于发挥"指目"的感知效果，以便于与"指腹"并用进行按、压、寻等操作。并且，这种角度不易受指端动脉搏动的干扰而发生错觉。必须掌握这些基本的技术要求，才能在操作过程中得心应手，并避免盲目操作而影响诊脉效果。

最后需要说明的是，从《脉经》以后，由于"持脉轻重法"的应用很少，所以，深刻认识这种操作方法的优越性和实用性，可参照《难经》《伤寒杂病论》《脉经》《千金方》《四海同春》等专著。这些专著的记载表明，"持脉轻重法"是脉诊非常重要的实用技术，具有很大的优越性和实用性，是十分值得推广普及的一种精湛技术。若将"持脉轻重法"的精湛技术再充实到现在的诊脉方法中去，则脉诊更为完善、更为合理、更为科学、更为实用，这对于临床辨证论治是具有非常重要意义的事情。

第三章　脉象的辨别方法

第一节　构成脉象的要素

脉象变化是一个携带着大量有关机体生理功能信息的多要素综合反应。其客观特征及其影响因素是几个方面同时起作用的，尤其是临床上所诊得的脉象绝大多数是相兼之脉，因此，要熟练地掌握脉诊方法，就必须明白脉象中各个要素在脉象形成中的作用。构成脉象特征的主要因素，可归纳为深浅、强弱、粗细、长短、速率、节律、紧张度和流利度8个方面，这也是诊脉时应当细心体察的要点。

一、脉位的深浅

不同性质的病证，其脉象显现的部位就有深浅的不同。比如"浮脉推从肉上行，如循榆荚似毛轻"或"浮在皮毛，如水漂木"，就是对脉位显现部位肤浅之浮脉的形象描述。而"水行润下脉来沉，筋骨之间软滑匀"，或"沉行筋骨，如水投石"，就是对脉位显现部位深在之沉脉的描述。就疾病部位而言，"浮脉为阳表病居"，主外感初期之表证；"沉脉为阴，其病在里"，主里证，可见影响脉位的深浅受病变部位的影响。患者的胖瘦情况和气候的变化，也可影响脉位的深浅。

寸、关、尺之部位深浅也有区别，两手关脉较寸、尺为浅，尺脉较寸、关部位为深。这里所说的脉位深浅，并无严格的精确界限，只是相对而言，临床诊脉时要运用不同的指力体察深浅部位不同的脉象，每一种脉象的深浅部位是以最能反映该脉象全貌时的部位为准。

任何一种单脉或兼脉，都有其相应的脉位浅深，诊脉时要运用不同的指力细心评判。

二、脉势的强弱

是指脉象搏动时应指力量的大小，也称脉势。

影响脉势的因素常有4种：①体质：一般而言，平素重视锻炼，体质健壮之人，脉势就强，应指有力；平素体质较差者，脉势就弱，应指少力。②工作性质：体力劳动者，脉势强而有力；脑力劳动而有缺乏锻炼者，脉势弱而少力。③性别：男性较女性的脉势强，应指有力。④年龄：青壮年较老年、幼小之人的脉势有力。在病理情况下，实证患者的脉势有力而强，虚证患者的脉势多弱而无力，如"举之迟大按之松，脉状无涯类谷空"，"及手寻按，几不可见"等皆是对脉势之弱的描述。而强势之脉是"实脉有力，长大而坚；应指幅幅，三候皆然"，"浮沉皆得大而长，应指无虚幅幅强"。无论是单脉还是相兼脉，都有脉势的强弱之别，这是构成不同脉象特征的重要因素之一，尤其在辨别病证虚实时尤当如此。

三、脉形的粗细

脉形的粗细是指脉体的宽窄，血管的粗细，气血对血管的充盈状况，这些都是影响脉象粗细的主要因素。

粗者，脉体宽大，生理状态时主要见于体质强壮、常见于体力劳动和锻炼有素之人。有病时，脉体宽大而粗者，是邪气盛实，正气不衰之实证脉象。

细者，脉体窄细，应指"状如丝线，较显于微"，是久病虚损、气血双亏之脉象特征。但在秋冬之际，气候寒冷，气机内敛，血脉收缩，故也可见有较细之脉，若无其他病候者，也是常脉，故曰细脉见于"秋冬老弱却相宜"。

四、脉形的长短

脉形长短是指脉位的长短。影响脉位长短的因素有：①生理因素，如身形的高大与矮小，成年人与婴幼儿等。②在病理情况下，脉象长度"过于本位"，就是所谓的长脉。而"短脉涩小，首尾俱俯，中间突起，不能满部"者，即是短脉。

衡量脉位的长度标志，是诊脉时三指分布的疏密程度。身材高大者，脉位长，布指宜疏；身材矮小者，脉位短，布指宜密。小儿则"一指诊脉定三关"，其脉位更短。

五、脉搏的速率

脉搏的速率是指单位时间内脉象搏动的次数。这是构成脉象特征的重要因素之一。脉搏的速率是心脏在心气的鼓动下不停地、有节律地将气血排入经脉，从而产生脉的速率，因而气血的运行和心脏的搏动直接影响脉的速率。

在生理状态下，成人的脉率则相对恒定，一息四至。但是，常中有变，如体力活动后，情绪激动之时，进食和饮酒等都会改变脉率而使其加速。在男女性别之间，女性较男性脉率为快。长幼之间，小儿较成人脉率为快。孕妇的脉率亦相对增快。另外，炎夏季节较寒冬季节的脉率为快。

在病理状况下，无论是实热还是虚热，均可使气血运行加速，因而脉率增快，即数脉。故在临证时，脉的速率增快亦提示体内有热。

除上述性别、体质、年龄、长幼、气候寒热等可改变脉的速率外，部分体质强壮之人，其脉的速率可少于常人，一息仅三至而非病态。但在病理状况下，若脉率不足一息四至（1分钟不足60次）者，可见于寒证患者。

六、脉搏的节律

正常的脉象是均匀的，从容有节律的。脉象搏动的节律均匀，是来自心脏均匀有节律地跳动和脉内气血均匀有节律地运行。因此，脏气衰微，气血亏损，以致气血运行不畅；或痰食瘀血，疮疡肿痛，寒痰凝滞等，致使气血运行不畅，不能接续，皆可出现脉律失常不均匀的脉象特征，如促、结、代脉即是。青、少年偶见节律不齐而无其他症状时，则不属病态表现。另外，吸烟过多、饮酒过量等也可出现节律不齐。

七、脉管的紧张度

脉管的紧张度是针对血管壁的弹性而言，脉象特征常受血管紧张度的影响。如弦脉、紧脉、革脉等，都是血管的紧张度较大的缘故，劲急不柔和。又如虚脉、细脉、濡脉、微脉、弱脉等，都是血管壁的紧张度变小，失去其应有弹性的缘故。

在某些状态下，也可使其紧张度发生某些变化，如情绪愉快、心情舒畅时，其血管紧张度可稍有降低，而当恼怒时，其血管紧张度可加强；老年人较青壮年人的血管紧张度为大；寒冬季节较春夏季节的血管紧张度为大等。

八、脉搏的流利度

脉搏的流利度是指脉象应指时往来的滑利程度。脉象往来的流利程度，主要取决于气血运行的状况。一般身体健康，气机调畅，阴阳气血充足，血管健全，脉内的气血运行就和利畅通，脉象应指时就往来流利。

在生理状态下，体质强壮、气血充足者与体质较弱、气血不足者的流利度不同。孕妇要妊养胎儿，故与一般妇女的脉象流利度不同。春夏季节阳气充盛，气候温热，气血运行流畅；而秋冬季节则气候寒凉，邪气盛实，气实血涌，可见有

"往来流利，如盘走珠"之滑脉，其流利度就大。

在病理状态下，气滞、血瘀、精伤血少的患者，血流艰涩不畅，其流利度就小。

脉象是全身功能状态的综合性反应，它携带着多种功能活动信息情况，任何一种脉象特征都是脉位（深浅）、速率（快慢）、脉势（强弱）、脉形（粗细、长短）、节律以及脉搏的紧张度和脉搏的流利度等多种因素的综合体现。所以，无论是单脉或是复合脉，都应从以上几个方面来进行细心体察，分析产生相应脉象特征的主要因素，从而推究病机，做出符合客观实际的诊断来。

第二节　正常脉象与病脉

正常脉象又称"平脉"或"常脉"。学习和运用脉诊方法，必须先掌握正常脉象的形态特点、生理性变异等，然后才能知常达变，以常衡变，进一步辨别病脉。

正常脉象的形态是三部有脉，一息四到五至，不浮不沉，不大不小，不急不徐，从容和缓，柔和有力，节律整齐，尺脉虽沉但重按有力，并随其生理活动和气候环境的不同而有相应的正常变化。这正如《素问·平人气象论》在谈及正常脉象的至数时所说："人一呼脉再动，一吸脉亦再动，呼吸定息，脉五动，闰以太息，命曰平人，平人者不病也。"这里的太，亦即大也。太息，即长大呼吸。闰，即增加的意思。闰以太息，是指在长大呼吸时，脉搏跳动增加一次而为一息五至，仍属生理现象。

一、正常脉象特点

正常脉象应具备3个主要特点，即有胃、有神、有根。

1. **胃**　胃为水谷之海，后天之本，是营卫气血化生之源。人体卫气营血、脏腑经络等一切生机的进行决定于胃气的有无。有胃气的脉象，历来说法很多，但总以脉象不沉不浮，不快不慢，从容和缓，节律一致，是为有胃气之脉，其中柔和有力为主要标志。即或是病脉，不论沉浮迟数，但有柔和有力之象，便是有胃气。张介宾说："欲察病之进退吉凶者，当以胃气为主。"说明察胃气在诊脉中的重要意义。

2. **神**　脉贵有神，心主血而藏神，脉为血之府，血气充足，心神健旺，脉象自然有神，脉神的形态特征是节律整齐，从容和缓，但节律是判断脉神的主要依据。即使是微弱的脉，在微弱之中不至于节律紊乱者是为有神；弦实之脉，在弦实之中仍有节律者均为有神。

3. **根** 肾为先天之本，是人体脏腑组织功能活动的原动力，人身经脉气血的运行，全靠肾间动气以为生发。肾气充足，生机就旺盛，气血经脉就流畅无阻，脉象就必然有根。有根之脉的特征有两种说法：其一谓尺脉候肾，无论何种病脉，唯尺脉沉取，应指有力，就是有根的脉象。其二认为，无论寸、关、尺三部，只要沉取应指有力者，都是有根的脉象，因为沉取就是候肾之元气。两种说法虽有一定的差别，但都基于肾主藏精，为人身元气之根，是生气之源，生命之根的缘故。

脉之有胃、有神、有根的特点，实乃精、气、神在脉象中的综合反应，辨识其常变，是颇有实际意义的。

二、影响正常脉象的因素

脉象是人体全身功能状态的综合反应。因此，脉象和人体内外环境的关系是十分密切的，正常脉象会随着人体内外因素的影响而有相应的生理性变异。

1. **四季气候** 由于受气候的影响，正常脉象有春三月，六部脉微弦；夏三月，六部脉微洪（钩）；秋三月，六部脉微浮（毛）；冬三月，六部脉微沉（石）的变化。因为春季虽然阳气已升，但阳气尚未充盛，阴寒未尽除，气机有约束之象，故脉象稍带弦；夏季阳气已盛，脉气来势盛而去势衰，故脉象稍带洪，如钩之状；秋季气候转凉，阳气欲敛，脉象原先的洪势已减，应指轻而如毛，故稍带浮的状态；冬季气候寒冷，阳气潜藏，脉势沉而搏指有力，如石之下沉状。

2. **地理环境** 地理环境也能影响脉象。南方地势低下，气温偏高，空气湿润，人体肌肤疏松，故脉多细而略数；北方地势较高，气温偏寒，空气干燥，人体肌肤紧缩，故脉多沉实。所以，张石顽说："江南人元气薄，所以脉多不实。西北人习惯风寒，内外坚固，所以脉多沉实。滇粤人表里疏豁，所以脉多微数，按之少实。"

3. **年龄** 年龄越小，脉搏越快，婴儿每分钟脉搏120～140次；5～6岁的幼儿，每分钟脉搏90～110次；年龄渐长则脉象渐趋和缓起来，其速率逐渐减慢。青壮年气血强盛，身强体壮，脉搏有力；老年人气血虚弱，精力渐衰，脉搏较弱。

4. **性别** 妇女的脉象较男人的脉象濡弱而略快，妊娠后常见滑数而冲和的脉象。

5. **体质** 身躯高大者，其脉位较长；身材矮小者，其脉位较短。体瘦之人肌肉较薄。脉象常浮；肥胖之人，皮下脂肪较厚，脉象常沉。凡常见六部脉俱沉细而无病象者，称为六阴脉；六部俱见洪大而无病象者，称为六阳脉。

6. **情志**　情绪波动也会使脉象发生相应的变化，这种一过性的脉象变化也属生理性变异而非病脉表现。如喜乐之时，其脉较缓；恼怒之时，其脉弦急；惊恐之下，气机暂时逆乱而见动脉等。这些变异之脉象，随其情绪的平静恢复之后也就趋于正常状态。

7. **劳逸**　不同的活动状态时，其脉象会出现变异，当剧烈活动或强体力劳动之后，脉多急疾而速；安卧或入睡之后，脉多迟缓。由于脑力劳动者和体力劳动者平素活动状态有别，故前者之脉弱于后者。

8. **饮食**　当进食之后，脉多数而有力；饥饿之时，脉稍缓而无力。

另外，某些人因为血脉循行走向的变异，其脉不见于寸口部位，而从尺部斜向手背处，称为"斜飞脉"；若完全显现于寸口的背侧，称为"反关脉"；还有出现于腕部其他位置的。这些都属于生理性的特异脉位，即桡动脉解剖位置的变异，不属病脉。

在学习病理脉象的内容之前，必须对什么是正常脉象，正常脉象应当具备的特征是什么，怎样排除影响对正常脉象判断的干扰因素等有所了解，才能更好地理解并运用病理脉象的相关知识。

三、病脉的辨别

1. **根据脉的胃、神、根进行辨别**　若脉中胃气少，其脉发生异常变化，即为病脉。脉来有力或无力的程度，都可作为辨别病脉的依据。脉的至数也能反映脉的"神气"。若脉的至数不匀齐，或脉见结、代、动、促、参伍不调等，则为"失神"或神气不足，故可作为辨别病脉的依据。《医宗必读》是根据两侧尺部和六部脉沉取诊察脉"根"，并认为脉"根"是肾水盛衰的重要标志，故可作为辨别病脉的依据。

2. **用察独的方法来进行辨别病脉**　察独是发现病脉或辨别病脉的一种简便的方法（详见前述）。

3. **用化解的方法来进行辨别病脉**　是将脉诊的常用28种脉象进行化解，弄清楚每一种常用脉象是针对寸口脉哪方面的变化。这样一来，就便于根据寸口脉正常的脉形来规范辨别病脉。比如，迟、数两脉是针对脉的至数的，若一息三至或三至以下，或一息六至或六至以上，都可作为辨别病脉的依据。

《诊家枢要》中所提出的实际就是一种简单的化解方法（详见前述）。这是运用上、下、来、去、至、止6个方面的变化来概括脉象，并将错综复杂的脉象化解为上、下、来、去、至、止6个方面来进行辨别与分析。《景岳全书》则称之为"诊家之纲领"。近代的脉学著作则称为"六字诀"。

清代周学海提出了更为简单的一种化解法，是从位数形势4个方面来分析的变化。这种方法可执简驭繁地归类各种脉象的变化，在辨别与分析脉象变化时较为方便些。对这种方法的具体操作，周学海也作了具体说明，他用"举按"以诊浮沉之位，用"上下"以诊寸尺之位，用推寻的手法以审察脉形，用初持、久按、单按、总按和手法以审察脉势和至数方面的复杂变化（详见前述）。

上述方法中略有不同，但总的来说，都是从脉象的基本构成条件入手，这是很值得提倡的一种方法。用这种方法来辨别病脉，具有针对性强，准确性高，比按综合脉形"对号入座"很难辨别，但从非窦性心律脉形的基本条件入手则很易掌握是其特点。

4. 根据脉象的变化程度来进行辨别病脉　脉诊的常用28种脉象，皆不是固定不变的脉形，都有可容许的变化范围。在实际表现时，可有程度上的不同。因此，脉象的变化程度可作为辨别病脉的重要依据。如弦脉，其主平、主病、主死，取决于其"弦"的程度上，所以脉象的变化程度是辨别病脉的依据。又如迟脉，若一息三至，则未必都是病脉，若一息二至或二至以下，虽仍属迟脉，但肯定是病脉。任何脉象在实际表现的程度，都是辨别病脉的重要依据。

在此需要说明的是，根据脉象的变化程度来进行辨别病脉，还有另一个方面的意义，即根据脉象的变化程度，可分清相兼脉的主、次。这对临床辨证非常重要。主脉反映疾病的主要方面，是辨证论治的主要依据。兼脉对主脉有补充作用。脉象的变化程度是辨明主脉与兼脉的重要依据。比如脉浮数，若"浮脉"为主脉，常见于表热证。若"数脉"达到一息八九至的程度，则应以"数脉"为主脉，这是"阳热已极"或"元神散脱"的表现，绝不再是表热证的性质了。

脉象的变化程度，既可作为辨别病脉的重要依据，也可作为分辨主脉-兼脉的重要依据。

5. 区别阴阳顺逆是辨别病脉的根本法则　《黄帝内经》曰："善诊者，察色按脉，先别阴阳。"这乃辨别病脉的根本法则。所谓的"先别阴阳"，既包含着正气盛衰的变化，又包含着具体的病变情况，而这两个方面的情况，都可通过上述各种方法进行诊察的。比如，脉的胃根神、察独、位数形势等，对这些方面的辨别与分析，都须以辨别阴阳顺逆为基本法则。又如，首先将脉象分为阴脉、阳脉，再辨阴证、阳证。阴与阳，既是辨脉总纲，又是辨证总纲，故可根据脉象的阴阳属性辨别病证阴阳属性。临床中千变万化的脉象，都可用阴阳来概括；错综复杂的病证，也可用阴阳来概括。所以，辨脉和辨证都需要辨别阴阳顺逆。

第三节　常用28种脉象

一、主病与特征

常用脉象有28种，学习脉诊，可先将28种脉象分为浮、沉、迟、数、虚、实6类，然后再细分28种脉象，这样就较为容易记忆了。

（一）浮类脉（图3-1）

1. 浮脉

（1）主病：主表证（是指邪气侵袭人体的肌表后，出现恶寒、发热、四肢酸痛、舌苔薄白、脉浮而有力等），亦主虚证（是指由于人体气血不足，脏腑功能衰退所引起的症候，脉浮而无力），亦可见于风水、皮水（为脾肾阳虚所引起的水湿不化、泛溢于皮肤肌表的病证。发病较为缓慢，全身皮肤冰冷、水肿，肢体疼痛或沉重）。

（2）特征：轻取即得，重按稍减而不空。

图3-1　浮类脉示意图

2. 洪脉

（1）主病：主热证（是指由于外邪侵袭人体，入里而化热，引起如发热、面红、口渴、烦躁、便秘、舌苔厚黄等症状）。

（2）特征：脉极大，来盛去衰。

3. 濡脉

（1）主病：主阴阳气血诸虚。

（2）特征：浮而细软。

4. 散脉

（1）主病：主元气离散（当人体于重病或大失血等生命垂危时，由于阴阳离绝，元气将无所依附而离散）。

（2）特征：浮大而无根，至数不齐。

5. 芤脉

（1）主病：主失血（由于外伤或内因等因素，导致人体内的血液流失时，称为失血）或阴伤（由于体内的高热不退或是因过服温燥的药物，都会耗损阴液而导致阴液损伤）。

（2）特征：浮大而中空，如按葱管。

6. 革脉

（1）主病：主亡血、失精。

（2）特征：弦急而中空，如按鼓皮。

（二）沉类脉（图3-2）

1. 沉脉

（1）主病：主里证（是指邪气侵袭人体的肌表后，邪气内传入里所出现的各

沉脉轻取不应，重按使得

伏脉贴着筋骨，重按才得

牢脉沉按实大弦长

弱脉沉而细软

图3-2 沉类脉示意图

种症状），沉而有力为里实（是指由于外邪侵袭人体，入里而化热，或是由于气滞血瘀、痰饮、食积等壅滞于肠胃，临床表现为壮热、烦渴、便秘等症状）；沉而无力为里虚（是指由于人体的气血不足，脏腑功能衰退所引起的症候）。

（2）特征：轻取不应，重按始得。

2. 伏脉

（1）主病：主邪闭（是指疾病发展过程中，由于人体正气不足，致使邪气更为深入而难出，由于邪气阻遏阴阳气血的输布，因而出现脏腑功能闭塞不通的病证），厥证（为平素因元气虚弱，或是因肝阳偏旺，或是因精神遭受过度刺激等因素，致使气机逆乱，所引起蒙闭心神的症状。主要表现为突然昏倒，不省人事，四肢厥冷等症状），痛证（由于体内气滞血瘀，或是痰饮、食积等因素，阻遏气血的运行，气血不通则疼痛内生）。

（2）特征：贴着筋骨重按才得。

3. 牢脉

（1）主病：主阴寒内盛。

（2）特征：沉按实大弦长。

4. 弱脉

（1）主病：主气血亏虚。

（2）特征：沉而柔细。

（三）迟类脉（图3-3）

1. 迟脉

（1）主病：主寒证，迟而有力为寒实证（或为实热证，是指人体的正气并不虚衰，但体内有寒邪停滞的病证。表现为食欲缺乏，畏寒肢冷，小便清长，腹痛，便秘，舌苔白，脉沉弦等症状）；迟而无力为虚寒证（是指人体正气虚衰，且其体内有寒象的病证。表现为食欲缺乏，畏寒肢冷，面色苍白，大便稀薄，舌淡白，脉微细等症状）。

（2）特征：迟脉来去迟慢，一息三至。

2. 缓脉

（1）主病：主湿，或主脾虚。

（2）特征：比迟脉稍快，一息四至，脉来怠缓。

3. 涩脉

（1）主病：主精伤（由于先天禀赋不足，或因久病伤及肾阴肾阳，或因房劳过度，致使肾精的生成受阻），血少，气滞（是指人体内的气机运行不畅，所引起的胀满或疼痛等症状），血瘀。

迟脉来去迟慢，一息三至

缓脉比迟脉稍快，一息四至，脉来急缓

涩脉迟细而短，往来艰涩

结脉迟缓而时止，止无定数

图3-3　迟类脉示意图

（2）特征：迟细而短，往来艰涩。

4. 结脉

（1）主病：主阴盛气结，亦主气血虚衰。

（2）特征：迟缓而时止，止无定数。

（四）数类脉（图3-4）

1. 数脉

（1）主病：主热，亦主虚证。

（2）特征：一息五至以上。

2. 疾脉

（1）主病：主阳极阴竭（人体内的实热特别炽盛，以至于阴液严重亏损不足），元气将脱。

（2）特征：一息七八至，脉来急疾。

3. 促脉

（1）主病：主阳盛实热，血瘀痰饮（痰饮泛指体内的水液由于运化不利，停积于脏腑经络或四肢等处的病证。其主要病因多与脾、肺、肾三脏的功能失调有关），宿食（主要病因为脾胃运化失常，食物消化不良而停积于胃肠的病证。主要症状为胸脘满闷，食欲缺乏，口苦口臭，舌苔厚腻等症状）停滞；亦主元气虚衰。

（2）特征：数而时止，止无定数。

4. 动脉

（1）主病：主痛，亦主惊。

（2）特征：滑数而有力，脉形如豆，撅撅动摇。

数脉一息五至以上

疾脉一息七八至，脉来急疾

促脉数而时止，止无定数

动脉滑数有力，脉形如豆，撅撅动摇

图3-4　数类脉示意图

（五）虚类脉（图3-5）

1. 虚脉

（1）主病：主虚证。

（2）特征：举之无力，按之空虚。

2. 微脉

（1）主病：主气血诸虚。

（2）特征：极细极软，似有似无，至数不明。

3. 细脉

（1）主病：主气血两虚，亦主诸虚劳损。

（2）特征：脉细如线，但应指明显。

4. 代脉

（1）主病：主脏气衰微。

（2）特征：脉来动而一止，止有定数，良久方来。

5. 短脉

（1）主病：主气病，短而无力主气虚证（是指人体由于先天禀赋不足，或是重病久病损耗元气，所出现身疲乏力、少气懒言，动则汗出、心悸等症状）；短而有力主气实证（即实证，是指由于外邪侵袭人体，入里而化热，或是由于气滞血瘀、痰饮、食积等壅滞于胃肠，临床表现为壮热、烦渴、便秘等症状）。

（2）特征：首尾俱短，不及本位。

虚脉举之无力，按之空虚　　　　　　　微濡脉极细极软，似有似无，至数不明

细脉脉细如线，但应指明显　　代脉脉来动而一止，止有定数，良久方来　　短脉首尾俱短，不及本位

图3-5　虚类脉示意图

（六）实类脉（图3-6）

1. 实脉

（1）主病：主实证，亦主阴寒厥冷证。

（2）特征：浮中沉三部举按皆有力。

2. 长脉

（1）主病：主阳证，如肝阳（肝阳与肝阴皆为肝的重要部分，肝阳在某种意义上来说，几乎涵盖了肝气的成分，具有温煦气血，温通经脉的作用）有余，或阳盛内热证。

（2）特征：首尾端直，超过本位。

实脉浮中沉三部举按均有力

长脉首尾端直，超过本位

滑脉往来流利，应指圆滑

弦脉端直以长，如按琴弦

紧脉脉来绷紧，状如牵绳转索

图3-6　实类脉示意图

3. 滑脉

（1）主病：主痰饮，宿食，实热，蓄血（其主要病因为邪热入里，与血相搏，瘀血与邪热阻滞于少腹，上扰于心神所致。临床表现为身热、烦躁不安。发狂、少腹疼痛胀满，脉沉结等症候）。

（2）特征：脉往来流利，应指圆滑，如盘走珠。

4. 弦脉

（1）主病：主肝胆病，主痰饮，主诸痛，主疟疾，亦主虚证。

（2）特征：端直以长，如按琴弦。

5. 紧脉

（1）主病：主寒，主痛，亦主宿食。

（2）特征：脉来绷急，状如牵绳转索。

二、常用脉象的脉理、鉴别与兼脉主病

1. 浮脉　切脉时，用指轻按在肌表上就可以感到搏动；当用力重按时，反而感到指下的搏动减弱，但脉体并没有空虚的感觉。

（1）脉理：

①当外部有致病因素侵袭肌表时，人体卫气与外邪互相斗争，因此脉气搏动有力，脉位浮而明显。

②当人体因久病而虚衰时，由于体内的气血亏虚，阳气不能附于阴液而浮越于外，此时的脉象就显得浮大而无力。

（2）鉴别：浮脉与芤、濡、虚、散4种脉象相类似。这些脉象的特点是脉位都位于肌表浅处，因此很容易与浮脉相混淆。其鉴别点是：

①浮脉的脉形不大不小，轻取明显，重按稍减，脉体没有空虚感。

②芤脉的脉位轻浮，脉体形大却有空虚感，如同按在葱管上一样。

③濡脉的脉位浮，脉形细小而柔软。

④虚脉的脉象软弱而无力，脉形细小并有空虚感。

⑤散脉的脉位浮，好像没有根基的浮萍样散乱，脉形细小且至数不齐（图3-7）。

浮脉示意图

芤脉示意图

濡脉示意图

虚脉示意图

散脉示意图

图3-7　浮脉与相类似脉鉴别示意图

（3）兼脉主病：

①兼脉浮紧主伤寒证。

②兼脉浮缓主中风证。

③兼脉浮数主风热证。

④兼脉浮虚主伤暑证。

⑤兼脉浮洪主热盛证。

⑥兼脉浮弦主头痛证。

⑦兼脉浮滑主风痰证。

2. 洪脉

（1）脉理：当人体内的邪热炽盛时，由于邪热会灼伤阴液，以致阳气独盛而冲击血脉，此时因脉管中的血液远远不及阳气的强盛，因此导致脉管扩张，出现脉来洪大，脉去稍减的洪脉。

（2）鉴别：洪脉与实脉相类似，脉象都是强盛有力。

①洪脉轻取时如波涛汹涌，来盛去衰，沉取时反而略为衰弱。

②实脉虽然不如洪脉狂急，但在浮取或沉取时，都极为有力，不论来去都十分强盛（图3-8）。

图3-8 洪脉与相类似脉鉴别示意图

（3）兼脉主病：

①兼脉浮洪主表热证。

②兼脉沉洪主里热证。

③兼脉沉滑主痰热证。

④兼脉洪数主热盛证。

⑤兼脉洪大而长主暑温兼湿证。

3. 濡脉

（1）脉理：

①濡脉主气血诸虚，当体内的气血亏损时，由于阳气衰弱而无力运行血液，以致血液冲击脉管的力道不足时，会出现浮软而无力的脉象。

②当湿邪壅阻于内时，由于气血的输布受到阻遏，此时也会出现濡脉。

（2）鉴别：濡脉与微脉、弱脉相类似，都属于细软无力的脉象。

①濡脉的脉位浮，轻取就能感觉得到。

②弱脉的脉位沉，必须重按才能得到。

③微脉的脉位可在浮位或沉位，虽然细而柔软，却模糊不清，好像若有若无，欲绝非绝的形态表现（图3-9）。

濡脉脉位浮，脉形细小而柔软

皮下 ——————————————— 浮

———————————————

——————————————— 中

骨 ——————————————— 沉

濡脉示意图

微脉极细极软，似有似无，至数不明

皮下 ——————————— 浮

———————————

——————————— 中

骨 ——————————— 沉

微脉示意图

弱脉沉而柔细

皮下 ——————————— 浮

———————————

——————————— 中

骨 ——————————— 沉

弱脉示意图

图3-9　濡脉与相类似脉鉴别示意图

（3）兼脉主病：

①兼脉濡迟主虚冷证。

②兼脉濡数主阴精亏耗证或湿热证。

③兼脉濡涩主亡血证。

④兼脉濡缓主寒湿证。

4. 散脉

（1）脉理：当脏腑元气即将绝竭时，由于心力衰竭，阳气离散，以致血液难以正常运行，因此会出现脉象浮散而无根，时快时慢，没有规律的散脉。

（2）鉴别：散脉与濡、虚、芤脉相类似，都属于脉位浮的脉象。

①散脉浮散而无根，没有规律可言。

②濡脉的脉位浮，细小而柔软，且有脉律。

③虚脉的脉位浮大，浮中沉三候都软弱无力，却仍有根。

④芤脉的脉位浮大，浮取时脉管中空，大而柔软（图3-10）。

5. 芤脉

（1）脉理：当人体因失血过多或是因体液大伤时，由于体内的血量突然减少，使得阴血不足以充润脉管，因而导致脉管空虚，此时阳气没有阴液可依附而浮越在外，于是形成脉管浮大中空的芤脉。

（2）鉴别：芤脉与革、虚两脉相类似，三者都具有脉管中空的脉象。

①芤脉浮大中空，如同按在葱管上，周围的脉管较为柔软。

图3-10　散脉与相类似脉鉴别示意图

②革脉也是浮大中空，却搏指有力，如同按在鼓皮上，周围的脉管较为刚硬。

③虚脉的脉位浮大，浮中沉三候皆软弱无力，却仍有根（图3-11）。

（3）兼脉主病：

①兼脉浮芤主气阴两伤证。

②兼脉芤数主阴虚证。

③兼脉芤虚主亡血失精证。

④兼脉芤迟主失血正虚证。

6. 革脉

（1）脉理：当体内的精血严重亏损时，由于阴血不足以充润脉管，因而造成脉管空虚，此时阳气没有阴液可以依附而浮越在外，于是形成脉管浮大中空之革脉。

一般来说，革脉的脉象比芤脉更强而有力，显示革脉的阳气比芤脉更为强盛。

芤脉浮大中空，如按葱管

芤脉示意图

图3-11 芤脉与相类似脉鉴别示意图

（2）鉴别：革脉与芤、虚脉两脉相类似。三者都具有脉管中空的脉象。

①革脉浮大中空，却搏指有力，如同按在鼓皮上，周围的脉管较为刚硬。

②芤脉的脉象浮大中空，如同按在葱管上，周围的脉管较为柔软。

③虚脉的脉位浮大，浮中沉三候皆软弱无力，却仍有根（图3-12）。

图3-12 革脉与相类似脉鉴别示意图

7. 沉脉

（1）脉理：

①里实证：当病邪入里时，如患者的气血充盛，能与病邪相对抗，正气与邪气相互争斗，以致出现沉而有力的脉象，称为里实证。

②里虚证：如患者的气血亏虚，无力输布气血，以致出现沉而无力的脉象，称为里虚证。

（2）鉴别：

①沉脉位于筋骨处，重按才可获取。

②伏脉比沉脉的脉位更深，位于筋骨间，即使重按也不可得，必须贴着筋骨才能诊及脉象。

③牢脉与沉脉很相类似，但脉形较为弦长，像是附着在筋骨上，似乎紧牢而不移。

④弱脉也位于沉位，脉象柔软而无力（图3-13）。

图3-13 沉脉与相类似脉鉴别示意图

（3）兼脉主病：

①兼脉沉迟主里寒证。

②兼脉沉数主里热证。

③兼脉沉缓主水湿证。

④兼脉沉涩主气郁证。

⑤兼脉沉滑主痰食证或湿热证。

⑥兼脉沉弦主内痛证。

⑦兼脉沉紧主冷痛证。

8. 伏脉

（1）脉理：

①当体内的邪气炽盛时，容易阻遏气血的运行，以致脉气无法正常运行，因此会出现脉象深伏的伏脉。

②如因久病不愈而正气衰微时，阳气不足以鼓动血脉，也会出现伏脉。

（2）鉴别：伏脉与沉脉相类似。

①伏脉比沉脉的脉位更深沉，几乎是贴着筋骨的。

②沉脉在浮位和中位都不明显，只有重按到筋骨时，才能感觉到搏动（图3-14）。

图3-14　伏脉与相类似脉鉴别示意图

9. 牢脉

（1）脉理：当体内的阴寒亢盛时，由于寒邪的特性为收引凝滞，以致阳气潜藏而难以升张，因此会出现沉而弦长，紧牢不移的牢脉。

（2）鉴别：牢脉与沉脉、伏脉相类似。但牢脉比沉脉深沉，几乎是贴着筋骨固定不移的搏动。但相对来说，牢脉还比不上伏脉来得深沉（图3-15）。

10. 弱脉

（1）脉理：当体内的气血不足时，由于血液不能充盈脉道，阳气无力推动血液的运行，因此会出现沉而细软的弱脉。

（2）鉴别：弱脉与濡脉、微脉相类似，都是细软而无力的。

①弱脉在沉位。

②濡脉在浮位。

③微脉可出现在浮位或沉位，脉象却模糊不清，若有若无，欲绝非绝。

④细脉的脉形细小，却应指明显，不似微脉的体象模糊不清（图3-16）。

牢脉示意图

图3-15 牢脉与相类似脉鉴别示意图

弱脉示意图

图3-16 弱脉与相类似脉鉴别示意图

（3）兼脉主病：

①兼脉涩弱主血虚证、血瘀证。

②兼脉弱微主气衰证。

③兼脉弱数主阴虚证、血虚证。

11. 迟脉

（1）脉理：迟脉不仅主寒证，亦主热证。这是因为当体内的寒邪或热邪炽盛时，由于气血的运行受到阻滞，此时，如出现迟而无力的脉象，则提示为虚寒证；如出现迟而有力的脉象，则提示为寒实证或实热证。因此，对于迟脉的鉴别，应当谨慎鉴别。

（2）鉴别：迟脉与缓脉、涩脉相类似。三者的脉象都比正常脉稍慢。

①迟脉一息只有三至。

②缓脉比迟脉略快，一息四至。

③涩脉的脉形偏细且短促，往来艰涩，因此脉率比正常脉稍慢（图3–17）。

（3）兼脉主病：

①兼脉浮迟主表寒证。

②兼脉沉迟主里寒证。

③兼脉迟滑主痰饮证。

④兼脉迟涩主血瘀证或血虚证。

⑤兼脉迟细主气虚证。

图3–17　迟脉与相类似脉鉴别示意图

12. 缓脉

（1）脉理：当体内的脾气虚弱或是湿邪内困时，由于气血的运行不畅，气血不足以充盈脉管，此时就会出现脉来怠慢的缓脉。

（2）鉴别：缓脉与迟脉、涩脉相类似。

①缓脉比迟脉略快，一息四至。

②迟脉一息只有三至。

③涩脉的脉形偏细且短促，往来艰涩，因此脉率比正常脉稍慢（图3–18）。

（3）兼脉主病：

①兼脉浮缓主伤风或风湿证。

②兼脉沉缓主寒湿证或湿痹证。

③兼脉缓而滑主脾热证。

④兼脉缓弱主气虚证。

缓脉示意图

沉脉示意图　　　　　　　　　　　伏脉示意图

图3-18　缓脉与相类似脉鉴别示意图

13. 涩脉

（1）脉理：当体内由于精伤、血少、气滞、血瘀等因素阻遏气血运行，导致脉气往来艰涩时，就会出现往来艰涩的涩脉。

（2）鉴别：涩脉与结脉相类似，两者的脉象都较为迟缓。

①涩脉是因为脉象不流利，往来艰涩，感觉较为迟缓。

②结脉的脉象迟缓，虽然没有往来艰涩感，但会突然欲止，并且每次歇止的间隔也没有一定的规律性（图3-19）。

14. 结脉

（1）脉理：如果因体内有瘀血、痰饮、宿食或气滞等因素阻遏了气机的运行，以致阴液独盛而阳气潜藏不和，此时就会出现脉来迟缓，时而一止的结脉。

（2）鉴别：结脉与促脉、代脉相类似，三者都有突然歇止的脉象出现。

①结脉的脉象迟缓，每次歇止的间隔没有一定的规律性，歇止的时间较为短暂。

②促脉的脉象急而数，每次歇止的间隔也没有一定的规律性，歇止的时间较为短暂。

③代脉比促脉迟缓，每到一定的规律就会突然歇止，每次星星点点的时间较长（图3-20）。

涩脉示意图

结脉示意图

图3-19 涩脉与相类似脉鉴别示意图

结脉示意图

促脉示意图　　　　　　　　　　代脉示意图

图3-20 结脉与相类似脉鉴别示意图

15. 数脉

（1）脉理：

①当体内的邪热炽盛时，由于热邪灼伤阴液，以致阳气亢奋，气血急速地运行，因此会出现数脉。

②如是阴虚严重的患者，由于阴液亏虚，以致虚热内生，此时也会出现虚而

无力的数脉。

（2）鉴别：数脉与疾脉、滑脉、动脉相类似，四者的脉率都较快。

①数脉在一息之间，脉来超过5次以上。

②疾脉的脉率比数脉更快，一息七八至以上，相当于每分钟140次以上。

③滑脉往来非常流畅，脉形圆滑而流利，如圆珠般反复旋转。

④动脉如豆般圆滑，脉象滑数而有力，但却摇摆不定（图3-21）。

图3-21　数脉与相类似脉鉴别示意图

（3）兼脉主病：

①兼脉浮数主表热证。

②兼脉沉数主里热证。

③兼脉数洪主热盛证。

④兼脉数弦数滑主肝火痰热证。

16. 疾脉

（1）脉理：

①当体内的实热炽盛时，由于热邪灼伤阴液，使得阳气亢奋，因此会出现脉象急疾的疾脉。

②如罹患阴液枯竭之虚证，由于阳气没有阴液可依附而浮越于外，此时也会出现脉象疾而无力的疾脉。

（2）鉴别：疾脉与数脉、滑脉、动脉相类似，四者的脉率都较快。

①疾脉的脉率比数脉更快，一息七八至以上，相当于每分钟140次以上。

②数脉在一息之间，脉来超过5次以上。

③滑脉往来非常流畅，圆滑流利，如圆珠般反复旋转。

④动脉如豆般圆滑，脉象滑数而有力，但却摇摆不定（图3-22）。

图3-22　疾脉与相类似脉鉴别示意图

17. 促脉

（1）脉理：当体内由于瘀血、痰饮和宿食等因素阻遏气机的运行，或是热邪炽盛，阳气亢奋时，以致体内的阴阳失调，此时便会出现脉象急促，突然歇止的促脉。

（2）鉴别：促脉与结脉、代脉相类似，三者都具有突然歇止的脉象。

①促脉的脉象急数，每次歇止的间隔没有一定的规律，歇止的时间较为短暂。

②结脉的脉象迟缓，每次歇止的间隔没有一定的规律，歇止的时间较为短暂。

③代脉比促脉迟缓，每到一定的规律就会突然歇止，每次歇止的时间较长（图3-23）。

（3）兼脉主病：

①兼脉浮而促主阳明温病。

②兼脉促而有力主实邪郁滞证。

③兼脉促而无力主真元虚衰证。

促脉示意图

图3-23 促脉与相类似脉鉴别示意图

18. 动脉

（1）脉理：

①当体内有瘀血、气滞等痛证时，容易导致阴阳失调；或当惊恐慌张时，则易导致气血紊乱，这些因素会使得体内气血的运行升降失常，此时就会出现撅撅动摇，滑数有力的动脉。

②如人体的气血失去制约而窜动，以致阴阳气血在脉管中相互搏击，就会出现脉管随着气血窜动而摇摆不定的动脉。

（2）鉴别：动脉与数脉、疾脉、滑脉相类似，四者的脉率都较快。

①动脉如豆般圆滑，脉象滑数而有力，但却摇摆不定。

②数脉在一息之间，脉来超过5次以上。

③疾脉比数脉更快，一息七八至以上，相当于每分钟140次以上。

④滑脉往来非常流畅，圆滑流利，如圆珠般反复旋转（图3-24）。

（3）兼脉主病：

①兼脉动弱主惊悸证。

②兼脉动数主热证。

③兼脉动实主痛证。

④兼脉动滑主痰湿证。

19. 虚脉

（1）脉理：

动脉跳突如豆，滑数有力，见于关上

皮下 ———— 浮 中 沉 骨 ————

结脉示意图

数脉一息脉来五至以上

皮下 ———— 浮 中 沉 骨 ————

数脉示意图

疾脉脉来急疾，一息七八至以上

皮下 ———— 浮 中 沉 骨 ————

疾脉示意图

滑脉往来流利，如盘走珠

皮下 ———— 浮 中 沉 骨 ————

滑脉示意图

图3-24　动脉与相类似脉鉴别示意图

①当体内阳气亏虚时，由于推动血液运行的力量薄弱，因此出现软弱无力的虚脉。

②当血液不足时，由于阳气没有阴液可依附而浮越于外，此时也会出现脉管形体虚大而软的虚脉。

（2）鉴别：虚脉与浮脉、芤脉、濡脉和散脉相类似。这些脉象的主要特点都是位于肌表浅处。

①虚脉无论是浮中沉取时，脉象都是软弱无力的，脉形细小，且有空虚感。

②浮脉的脉形不大不小，轻取明显，重按稍减，脉体没有空虚感。

③芤脉的脉位浮，脉象的外形很大，里头却空空如也，如同按在葱管上，有空虚感。

④濡脉的脉位浮，脉形细小而柔软。

⑤散脉的脉位浮，好像没有根一样散乱，脉形细小，且至数不齐（图3-25）。

（3）兼脉主病：

①兼脉浮虚主气虚证。

②兼脉表虚主自汗症。

③兼脉沉虚主里虚证。

④兼脉虚涩主血虚证。

⑤兼脉虚数主阴虚证。

⑥兼脉虚迟主虚寒证。

图3-25　虚脉与相类似脉鉴别示意图

20. 微脉

（1）脉理：当体内阳气或阴液亏虚严重时，由于阳气不足以推动血液的运行，以致血液不能充润脉管，因此出现模糊不清，若有若无，欲绝非绝的微脉。

（2）鉴别：微脉与弱脉、濡脉和细脉相类似，都是细软而无力的。

①微脉出现在浮位或沉位，脉象模糊不清，若有若无，欲绝非绝。

②弱脉位于沉位。

③濡脉位于浮位。

④细脉的脉形细小，却应指明显，不似微脉的脉象模糊不清（图3-26）。

（3）兼脉主病：

①兼脉浮微主气衰证。

②兼脉沉微主阴虚证。

③兼脉微涩主亡血证。

图3-26 微脉与相类似脉鉴别示意图

21. 细脉

（1）脉理：

①当人体气血亏虚时，由于血液不能充润脉管，阳气也不足以鼓动血液，因此就会出现脉体缩小而无力的细脉。

②当湿邪壅阻于内，或邪热深入营血时，也见出现细脉。

（2）鉴别：

①细脉的脉形细小，却跳动明显，不似微脉的脉象模糊不清。

②弱脉位于沉位。

③濡脉位于浮位。

④微脉出现在浮位或沉位，脉象模糊不清，若有若无，欲绝非绝（图3-27）。

（3）兼脉主病：

①兼脉细弦主肝肾阴虚证。

②兼脉数数主阴虚证或血虚有热证。

细脉脉细如线，应指明显

皮下　　　　　　　　　　　　　　　　浮
　　　　　　　　　　　　　　　　　　中
骨　　　　　　　　　　　　　　　　　　沉

细脉示意图

弱脉极软而沉细

皮下　　　　　　　　　　　　浮
　　　　　　　　　　　　　　中
骨　　　　　　　　　　　　　沉

弱脉示意图

濡脉极软而沉细

皮下　　　　　　　　　　　　浮
　　　　　　　　　　　　　　中
骨　　　　　　　　　　　　　沉

濡脉示意图

微脉极细极软，按之欲绝，至数不明

皮下　　　　　　　　　　　　　　　　浮
　　　　　　　　　　　　　　　　　　中
骨　　　　　　　　　　　　　　　　　　沉

微脉示意图

图2-27　细脉与相类似脉鉴别示意图

③兼脉细涩主血虚证或血瘀证。

④兼脉细微主阳虚阴盛证。

⑤兼脉沉细主里虚证或湿痹证。

22. 代脉

（1）脉理：

①当人体气血亏虚，脏气衰微，或因伤风、痛极、惊恐、跌打损伤等因素，以致脉气无法连续搏动，此时就会出现代脉。

②如妇女妊娠时出现代脉，这是因为体内的气血用于养胎的缘故。

（2）鉴别：代脉和结脉、促脉相类似，三者都有突然歇止的脉象出现。

①代脉比促脉迟缓，每到一定时间就会突然歇止，每次歇止的时间较长。

②结脉的脉象迟缓，每次歇止的间隔没有一定的规律，歇止的时间较为短暂。

③促脉的脉象急数，每次歇止的间隔也没有一定的规律，歇止的时间较为短暂（图3-28）。

（3）兼脉主病：

①兼脉代而缓弱主脏气衰微证。

②兼脉代而兼数主伤风、痛极或惊恐。

图 3-28　代脉与相类似脉鉴别示意图

23. 短脉

（1）脉理：

①短而无力：当阳气亏虚，推动血液运行的力量薄弱时，就会出现脉短而无力的短脉。

②短而有力：如因气滞、血瘀、痰饮、食积等因素，导致脉气受阻而难以升张，此时就会出现短而有力的短脉。

（2）鉴别：短脉与动脉相类似，两者都具有短小的脉形。

①短脉形体短小，不能满部。

②动脉如豆般圆滑，脉象滑数而有力，却摇摆不定（图 3-29）。

图 3-29　短脉与相类似脉鉴别示意图

（3）兼脉主病：

①兼脉短而浮主肺气虚证或血涩证。

②兼脉短而涩主心气虚证或血涩证。

③兼脉短而沉主痞证或心脉瘀阻证。

④兼脉短而迟主虚寒证。

24. 实脉

（1）脉理：当体内邪气亢盛而正气不虚时，邪气与正气相互搏击，使得脉管内的气血壅阻而亢盛，脉管坚硬而饱满，因此脉来时跳动坚实而有力。

（2）鉴别：实脉与紧脉、牢脉和洪脉相类似，同样为脉势较强的脉象。

①实脉虽然不如洪脉狂急，但不论浮取或沉取时，都极为有力，来去非常强盛。

②紧脉绷急有力，如转绳索样。

③洪脉轻取就能感受到如波涛般汹涌，来盛去衰的脉势，沉取时反而略为衰弱（图3-30）。

图3-30　实脉与相类似脉鉴别示意图

（3）兼脉主病：

①兼脉浮实主表邪实证。

②兼脉沉实主里邪实证、胀满证、闭结证、积滞证。

③兼脉洪实主实热证。

④兼脉滑实主痰凝证。

25. 长脉

（1）脉理：

①正常人的长脉表现为脉气畅通，脉象长而柔缓，此时称为平脉（正常脉）。

②如体内的肝阳亢盛有余，或阳盛而内热时，邪气与正气会相互搏击，此时就会出现脉象长直而强硬的长脉。

（2）鉴别：长脉与弦脉相类似，两者的脉象都显得直直长长。

①长脉超过本位，远远超过寸关尺三部的每一部。

②弦脉的脉管如同绷紧的琴弦，虽然缺少圆滑的流畅感，却不超过本位（图3-31）。

图3-31　长脉与相类似脉鉴别示意图

（3）兼脉主病：

①兼脉长弦主肝病。

②兼脉长洪有力主阳明热盛证。

③兼脉长实主邪气内结证。

④兼脉长滑主痰热壅盛证。

⑤兼脉长而沉细主积聚证。

26. 滑脉

（1）脉理：

①当体内邪气壅盛时，如人体的正气并不因此而衰减，邪气与正气相互搏击，以致气机实盛而血脉奔涌，因此脉象表现多为往来极为流利，指下圆滑而流畅无阻。

②当正常人出现滑脉时，脉象必定表现为滑而和缓，这是由于气血充盛，血脉流畅的缘故，因此脉来滑而和缓。

③如妇女于妊娠时出现滑脉，则是体内气血充盛，且调和的表现。

（2）鉴别：滑脉与数脉相类似，两者的脉率都较快。

①滑脉往来非常流畅，脉形圆滑而流利，圆珠般反复旋转。

②数脉在一息之间，脉来超过5次以上（图3-32）。

图3-32 滑脉与相类似脉鉴别示意图

（3）兼脉主病：

①兼脉浮滑主风痰证。

②兼脉沉滑主痰食证。

③兼脉滑数主痰火证，或湿热证，或热盛证。

④兼脉滑弦主痰聚证。

27．弦脉

（1）脉理：弦脉是脉气紧张的表现。

①肝的功能主要为疏泄与调畅气机，本应以柔和为贵，如因为邪气壅滞于体内，以致肝的疏泄功能失常，气机壅塞不畅时，就会出现弦脉。

②如因里有瘀血痛证，或痰饮壅结，导致气机阻滞，阴阳不和时，脉气因而紧张不畅，此时也会出现弦脉。

（2）鉴别：弦脉与紧脉相类似，两者脉气皆紧张。

①弦脉端直而长，如按在琴弦之上，无绷急之势。

②紧脉如按在拉紧的绳索上，脉绷急而有力（图3-33）。

图3-33 弦脉与相类似脉鉴别示意图

（3）兼脉主病：

①兼脉弦数主肝胆实火证。

②兼脉弦迟主虚寒证。

③兼脉弦紧主诸痛证或疝气。

④兼脉弦细主拘急证。

⑤兼脉浮弦主支饮证、风邪头痛证。

⑥兼脉弦滑主痰饮证。

⑦兼脉弦大无力主虚证。

28. 紧脉

（1）脉理：当寒邪侵袭人体后，由于寒邪的特性为收引凝滞，以致脉管紧缩而拘急，因此出现脉来绷急的紧脉。

（2）鉴别：紧脉与弦脉相类似，两者的脉象都很紧张。

①紧脉的脉形紧张而有力，如同拉紧的绳索般弹指而绞转不定。

②弦脉如同绷紧的琴弦，虽然缺少圆滑的流畅感，却不像紧脉弹指而绞转不定（图3-34）。

图3-34　紧脉与相类似脉鉴别示意图

（3）兼脉主病：

①兼脉浮紧主表寒实证。

②兼脉沉紧主里寒证或痰饮宿食证。

③兼脉紧弦主痛证或痉病。

下篇

辨脉诊病

第四章　辨脉诊治五脏病

第一节　肺系病证

一、咳嗽

咳嗽是由六淫外邪侵袭肺系，或脏腑功能失调，内伤及肺，肺气不清，失于宣肃而成。临床以咳嗽、咳痰为主要表现的肺系疾病。可分为暴咳和久咳两种。

该病证相当于西医学的急性、慢性气管炎或支气管炎，上呼吸道感染，肺炎等以咳嗽为主症者。本病发病无年龄、季节限制，但以气候突变时多见，病情一般不超过1个月。外感咳嗽，起病急，可伴有寒热等表证；内伤咳嗽，每因外感而反复发作，病程较长，咳且伴喘息。其脉象可表现为浮或浮紧、浮数或浮滑、小数、濡滑、滑数、弦滑、细数等。

【脉象辨析】

○**脉浮或浮紧**　多为风寒袭肺所致。症见咽痒，咳嗽声重、气急、咳痰稀薄色白，常伴见鼻塞、流清涕、头痛、肢体酸楚、恶寒发热、无汗等表证，舌苔薄白。

○**脉浮数或浮滑**　多为风热犯肺所致。症见咳嗽频剧、气粗、喉燥咽痛、咳痰不爽、痰黏稠或稠黄、咳时汗出，常伴鼻流黄涕、口渴、头痛、肢楚、恶风、身热等表证，舌苔薄黄。

○**脉浮数或小数**　多为风燥伤肺所致。症见喉痒干咳、连声作呛、咽喉干痛、唇鼻干燥、无痰或痰少而粘连成丝、不易咳出，或痰中带有血丝、口干、初起时或伴鼻塞、头痛、微寒、身热等表证，舌质红干而少津、苔薄白或薄黄。

○**脉濡数**　多为痰湿蕴肺所致。症见咳嗽反复发作、咳声重浊、闷气憋，尤以晨起咳甚，痰多，痰黏腻或稠厚成块，色白或带灰白色，痰出则憋减咳缓。

○**脉滑数**　多为痰热郁肺所致。症见咳嗽气息粗促，或喉中有痰声、痰多质黏厚或稠黄、咳吐不爽，或有热腥味，或吐血痰、胸胁胀满、咳时引痛、面赤，或有身热、口干而黏、意欲饮水，舌质红、苔薄黄腻。

○**脉弦数**　多为肝火犯肺所致。症见上气咳逆阵作、咳时面赤、咽干口苦、常感痰滞咽喉而咳之难出、量少质黏，或如絮条状、胸胁胀痛、咳时引痛。症状可随情绪波动而增减。舌质红或舌边红、苔薄黄而少津。

○**脉细数**　多为肺阴亏耗所致。症见干咳、咳声短促，或痰中带有血丝、低热不退、午后颧红、盗汗、口干、舌质红、少苔。

【中医简易治疗】

○**单方验方**　①紫河车1具，研成粉末，每次取服3克，每日2次，长期服用。适用于肺脾两虚形咳嗽。②虎耳草15克，苏子、莱菔子各6克。上药水煎，分2次服，每日1剂。适用于痰湿阻肺咳嗽。③虎杖15克，枇杷叶10克，桔梗6克，芦根15～30克。上药水煎，分2次服，每日1剂。适用于燥邪犯肺咳嗽。④紫苏叶、枇杷叶各10克，矮地茶15克。上药水煎，分2次服，每日1剂。适用于风热咳嗽。

【自疗要点】

（1）急性支气管炎

○在此病急性期治疗以疏散外邪、宣通肺气为主，不宜过早使用苦寒收涩镇咳药，以免闭门留邪。临床多以止咳散加减治疗，能收到满意疗效。其药物组成：桔梗、白前、紫菀、炙百部各9克，荆芥、陈皮各6克，甘草3克。证属风寒袭肺者，加防风、苏叶各9克，生姜3克；证属风热犯肺者，加桑叶、菊花、牛蒡子各9克，薄荷6克（后下），芦根15克；热甚者，加黄芩9克，天花粉、芦根各15克，栀子9克；证属风燥伤肺者，加瓜蒌皮12克，贝母6克，天花粉、沙参各15克等。

○感冒是引起急性支气管炎发生、复发和加重的重要因素，应极力避免。体虚易感冒者，可服用玉屏风散之类方药益气固表。吸烟对呼吸道是一种刺激，应当戒除。此外，还应大力改善环境卫生，积极消除烟尘和有毒废气的危害，加强劳动保护。

○本病预后良好，大多可在较短时间内治愈。

（2）慢性支气管炎

○此病具有反复发作的特点，临床以虚证或虚中夹实者居多，治疗多以调理脏腑为主，采用健脾、清肝、养肺、补肾等法。健脾可选用党参、白术、茯苓、半夏、陈皮、砂仁、生姜等；清肝可选用木蝴蝶、枇杷叶、蛤壳、青黛等；养肺可选用沙参、天门冬、麦门冬、玉竹等；补肾可选用淫羊藿、仙茅、补骨脂等。若咳而兼喘者，可加厚朴、杏仁、炙麻黄、射干等；若发热、痰黄稠者，可加大青叶、板蓝根、蒲公英、鱼腥草等；若唇舌黯淡，兼有血瘀征象者，可加当归、桃仁、丝瓜、地龙等，每能取效。此外可在药膳中使用核桃肉、枸杞子、芡实等，以补脾益肾、扶正补虚固本。

（3）肺炎

○本病由于感受风热病毒而起，故病势较急。临床多针对特异的病原和肺部炎症的病理变化来进行治疗。中药多选用清热解毒、抗菌消炎作用较强的药物，如金银花、连翘、鱼腥草、大青叶、板蓝根、芦根、苇茎等，可大量应用，每剂每味药可用至50～90克。药量大，药液多，嘱患者多次频服，方能奏效。此外，穿心莲、虎杖、半枝莲、黄芩、白花蛇舌草等抗菌效果也较好，亦可配合使用，以缩短发热时间，促进炎症吸收。

○一般来说，肺炎若能及时、正确治疗，大多预后良好；若出现热毒内陷、内闭外脱等变化时，则预后不良，应中西医结合进行抢救，以挽救生命。

【预防调护】

（1）急性支气管炎

○有上呼吸道感染病灶者应积极治疗，并防止反复发作。

○注意气候变化，防止受凉。

○加强锻炼，增强体质，提高抗病能力。

○治疗期间，饮食应清淡，忌食肥甘厚腻、辛辣刺激之物，少食虾、蟹等发物。

○发病期间，注意休息。

（2）慢性支气管炎

○预防感冒，可使用流感疫苗。

○消除致病因素，戒烟，保暖，注意通风，避免有害的刺激性气体，清除烟尘。

○注意饮食宜清淡，应富于营养，易消化，忌生冷、肥甘厚腻及辛辣食物。

○加强体育锻炼，注意环境及个人卫生。

（3）肺炎

○预防上呼吸道感染，积极治疗感冒及支气管炎。

○积极锻炼身体，提高机体抗病能力。

○防止受寒，避免过度疲劳，禁烟、戒酒，保持室内空气新鲜。

○患病期间应注意卧床休息，饮食宜清淡而富有营养，忌生冷、辛辣刺激性食物。

○高热时，可于前额放置冰袋或用乙醇擦浴。若出现气急或发绀、体温骤降、血压下降等，为发生感染性休克，应立即就医。

二、哮证

哮证是由于宿痰伏肺，每遇诱因或感邪而引触，以致痰阻气道，肺失肃降，气道挛急所致发作性的痰鸣气喘疾患。发作时喉中哮鸣有声，呼吸气促困难，甚则喘息不能平卧为主要临床表现。

该病证相当于西医学支气管哮喘、哮喘型支气管炎等。常因气候变化、饮食劳倦、情志失调等而诱发，其脉象表现多为浮紧、弦滑、滑数、脉弱、沉缓、细数、脉微欲绝等。

【脉象辨析】

○**脉浮紧**　多为风寒束肺所致。症见呼吸急促，喉中哮鸣有声，胸部紧闭，咳痰稀薄色白；兼有头痛，恶寒，或伴发热，口不渴，无汗；舌苔薄白而滑。

○**脉浮紧或浮滑**　多为寒饮停肺所致。症见呼吸急促，喉中哮鸣有声，胸膈满闷，咳嗽，痰少而咳痰不爽，或痰液清稀并有泡沫；面色黯中带青，口不见渴，或渴喜热饮，天冷或受寒易发，形寒怕冷，舌苔白滑。

○**脉弦滑**　多为痰气互结所致。症见呼吸急促，哮鸣有声，胸闷胁胀，咳嗽痰多，痰白黏腻或呈泡沫状，短气喘促，端坐而不得卧，舌苔白滑。

○**脉滑数**　多为痰热壅肺所致。症见呼吸气促，喉中哮鸣有声，喘息气粗，胸部紧闷，痰多黏稠色黄；烦躁不安、身热有汗、渴喜冷饮，面红，咽干，便秘；舌质红、苔黄腻。

○**脉弱或细软**　多为肺脾气虚所致。症见平素食少脘痞，大便不实，腹泻便溏，自汗畏风，常易感冒，每因气候变化或饮食不当而诱发，气短声低、倦怠无力，咳痰清稀；舌质淡、苔薄白或薄腻。

○**脉沉缓**　多为脾肾阳虚所致。症见形寒肢冷，动辄喘甚，气短乏力；腰酸膝软，食少腹胀，尿频便溏；舌质淡胖、苔白。

○**脉沉细数**　多为肺肾阴虚所致。症见口咽干燥，痰少而黏，五心烦热，动则喘促，舌质红、苔少。

○**脉微欲绝**　多为哮喘发作过程中的阳脱所致。症见吐泻不止，神倦气短，面色青紫，汗出如油，四肢厥冷，呼吸微弱，舌质紫，苔白滑。

【中医简易治疗】

○**单方验方**　①地龙适量焙干，研细末装胶囊后吞服，每次3克，每日2次。适用于热哮。②皂角15克、煎水浸白芥子30克，待12小时后焙干，研细末吞服，每次1克，每日3次。适用于发作时痰涌气逆。③僵蚕5条，浸姜汁后晒干，瓦上焙脆，和入细茶适量，共研细末，以开水送服，每日1次。适用于喉中痰鸣。

【自疗要点】

○支气管哮喘是一种顽固难愈的疾病，病程较长，易反复发作，根深蒂固，难以速除。发作期以祛邪为主，治宜宣肺、化痰、定喘。我们以苏子降气汤为主方，方中不用肉桂。偏热者，加葶苈子、桑白皮；热甚者，加栀子、黄芩；偏寒者，加白芥子、射干、麻黄；喘甚者，加杏仁、炙麻黄。

○还可用干地龙研末口服，每日服地龙末3～4克，有控制症状的作用，对预防本病季节性复发有效。

○参蛤散（人参、蛤蚧）对肾虚哮喘有效。

○缓解期用补肺、健脾、益肾之法，针对个人的不同情况，可选用玉屏风散、六君子汤、金匮肾气丸或七味都气丸等，作为平时保健常用方剂，经常服用。

【预防调护】

○积极防治呼吸道感染性疾病。

○加强体育锻炼，增强体质，避免接触诱因，坚持巩固治疗。

○饮食宜清淡，忌食辛辣、油腻厚味之品，戒烟、忌酒，慎食鱼、虾、蟹等易致过敏的发物。

○哮喘持续状态应尽早就医。

三、肺胀

肺胀是指多种慢性肺系疾患反复发作，迁延不愈，肺脾肾三脏虚损，从而导致肺管不利，肺气壅滞，气道不畅，胸膺胀满不能敛降所致。典型的临床表现是胸部膨满，胀闷如塞，喘咳上气，痰多及烦躁，心悸等症状，以喘、咳、痰、胀为特征。

该病证相当于西医学的慢性阻塞性肺气肿。本病病程缠绵，时轻时重，日久可见面色晦黯，唇甲发绀，脘腹胀满，肢体水肿，甚或喘脱等危重证候。病重可并发神昏、动风或出血等症状。发病年龄多为老年人，常因外感而诱发，其中以寒邪为主，其次过劳、暴怒、炎热也可诱发。其脉象可表现为浮紧、滑数、弦滑、细滑数、沉细无力，或有结代、脉沉虚数或结代等。

【脉象辨析】

○**脉弦滑** 多为痰瘀阻肺所致。症见咳嗽痰多，色白或呈泡沫状，喉间痰鸣，喘息不能平卧，胸部膨满，憋闷如塞，面色灰白而黯，唇甲发绀，舌质黯或黯紫、舌下脉络增粗、苔腻或浊腻。

○**脉滑数**　多为痰热郁肺所致。症见咳逆喘息气粗，胸满烦躁，目睛胀凸，痰黄或白，黏稠难咳，或发热微见恶寒，溲黄便干，口渴欲饮，舌质黯红，苔黄或黄腻。

○**脉浮紧**　多为外寒内饮所致。症见咳逆喘满不得平卧，气短气急，咳痰白稀，呈泡沫状，胸部膨满，口干而不欲饮，周身酸楚、恶寒，面色青黯，舌体胖大，舌质黯淡，苔白滑。

○**脉沉细无力，或有结代**　多为肺肾气虚所致。症见呼吸浅短难续、咳声低怯，胸满短气，甚则张口抬肩，倚息不能平卧，咳嗽，痰白如沫，咳吐不利，心慌不安，形寒汗出，面色晦暗，舌质淡或黯紫，苔白润。

○**脉细滑数**　多为痰蒙神窍所致。症见意识蒙眬、谵妄、烦躁不安、撮空理线、表情淡漠、嗜睡、昏迷，或肢体瞤动、抽搐、咳逆喘促，或伴痰鸣，舌质黯红或淡紫或紫降、苔白腻或淡黄腻。

○**脉沉虚数或结代**　多为阳虚水泛所致。症见面及下肢水肿，甚则一身悉肿，腹部胀满有水，尿少，心悸，咳喘不能平卧，咳痰清稀，畏冷，面唇青紫，舌胖质黯、苔白滑。

【中医简易治疗】

○**单方验方**　①胎盘1具，焙干研末，装入空心胶囊之中，每次口服6克，每日3次。可长期服用。②麻黄6克，五味子3克，甘草6克。上药水煎，分2次服，每日1剂。适用于各证型咳喘。③百合30克，诃子10克，甘草15克，加水每次200毫升，煎服，每日1剂。适用于胸腹胀满。

【预防调护】

○饮食宜清淡而富于营养，忌食辛辣炙煿厚味、鱼腥之品，忌烟、戒酒。

○积极开展医疗体育，锻炼身体，增强体质，提高抗病能力。

○注意天气变化，增减衣服，防止着凉感冒。

○工作、生活劳逸结合，注意休息，做到不疲劳过度。

○病情严重者，可配合中西药物及多种特色疗法做综合性治疗。

四、肺痈

肺痈是指因热毒瘀结于肺内，以致肺叶生疮，血败肉腐，而形成脓疡，临床以发热、咳嗽、胸痛、咳吐腥臭浊痰，甚则脓血相兼为主要表现的内脏痈病类疾病。

该病证相当于西医学的肺脓肿。因感受外邪或痰热素盛、蒸灼肺脏，以致热壅血瘀、蕴酿成痈。在病理演变过程中，初期因风热之邪侵入卫表，内郁于肺，或内外合邪,肺卫同病,蓄热内蒸,热伤肺气,肺失清肃,出现恶寒、发热、咳嗽等肺卫表证。成痈期为邪热壅肺,蒸液成痰,气分热毒浸淫及血,热伤血脉,血之凝滞,热壅血瘀,蕴酿成痈,表现为高热、畏寒、咳嗽、气急、胸痛等痰瘀热毒蕴肺的证候。溃疡期为痰热与瘀血壅阻肺络,肉腐血败化脓,肺损络伤,脓疡溃破,排出大量腥臭脓痰或脓血痰。恢复期为脓疡内溃外泄之后,邪毒渐尽,病情趋向好转,但因肺体损伤,故可见邪去正虚,阴伤气耗的病理过程,继则正气渐复,痈疡渐致愈合;若溃后脓毒不尽,邪恋正虚,每致迁延反复,日久不愈,病势时轻时重,而转为慢性。其脉象可表现为浮数而滑、滑数、滑数或数实、细或细数无力。

【脉象辨析】

○**脉浮数而滑**　多为初期风热犯肺所致。症见发热微恶寒、咳嗽、咳黏液痰或黏液浓性痰,痰量由少渐多,咳时尤甚;呼吸不利,口干鼻燥,舌苔薄黄或薄白。

○**脉滑数**　多为成痈期痰热蕴肺所致。症见身热较甚,时时振寒,继则壮热不寒,汗出烦躁,咳嗽气急,胸满作痛,转侧不利,咳吐浊痰,呈黄绿色,自觉喉间有腥臭味,口干咽燥,舌质红、苔黄腻。

○**脉滑数或数实**　多为溃脓期脓毒蕴积所致。症见咳吐大量脓血痰,或如米粥汤、腥臭异常、有时咯血、胸中烦满而痛,甚则气喘不能平卧、身热面赤、烦渴喜饮、舌质红、苔黄腻。

○**脉细或细数无力**　多为恢复期正虚邪恋所致。症见身热渐退、咳嗽减轻、咯吐脓血逐渐减少、臭味亦减、痰液转为清稀、精神逐渐振作、食欲转好,或见胸胁隐痛、气短、自汗盗汗、心烦、口干咽燥、面色不华、形瘦神疲、舌质红或淡红、苔薄。

【中医简易治疗】

○**单方验方**

(1)鲜薏苡仁适量,捣汁,炖热服用,每次30~50毫升,每日3次。适用于肺痈期及溃脓期。

(2)鱼腥草、蒲公英各30克,上药水煎,分2次服,每日3次。适用于肺痈期及溃脓期。

(3)白及120克,浙贝母、百合各30克。上药共研细末,早晚各服6克。适用于恢复期。

【预防调护】

○急性期宜卧床休息,供给高热量易消化饮食,居室保持通,呼吸困难、发绀者应予吸氧。

　　○脓痰多者，应做体位引流或支气管镜引流。

　　○对经药物治疗3个月后，脓腔仍持续存在，且部位较局限者，应考虑送医院手术治疗。

五、肺痨

　　肺痨是指由于正气虚弱、感染痨虫、侵蚀肺脏所致的，以咳嗽、咯血、潮热、盗汗以及身体逐渐消瘦等症状为主要表现，具有传染性的慢性消耗性疾病。

　　该病证相当于西医学的肺结核。据1985年全国性结核病流行病学抽样调查，本病患病率为550/10万，平均死亡率在30/10万左右，是肺病证中的常见病，其脉象可表现为脉细或兼数、细数、细弱而数、脉微细而数，或虚大无力、脉涩等。

【脉象辨析】

　　○**脉细数**　多为阴虚火旺所致。症见呛咳气急、痰少质黏，或吐黄稠痰，量多，时时咯血，血色鲜红，午后潮热，骨蒸，五心烦热，颧红，盗汗量多，口渴心烦，失眠，性情急躁易怒，或胸胁掣痛，男人可见遗精，妇女月经不调、形体日渐消瘦、舌红而干、苔薄黄或剥脱。

　　○**脉细或兼数**　多为肺阴亏虚所致。症见干咳、咳声短促，或咳吐少量黏痰，或痰中带血丝血点、色鲜红，胸部隐隐闷痛、午后手足心热、皮肤干灼、口干咽燥，或有轻微盗汗，舌边尖红、苔薄。

　　○**脉微细而数，或虚大无力**　多为阴阳两虚所致。症见咳逆喘息少气、咳痰色白，或夹血丝、血色暗淡，潮热、自汗、盗汗，声嘶或失声，面浮肢肿，心慌，肢冷，或见五更泄泻，口舌糜烂，大肉尽脱，男人滑精，阳痿，妇女经少、经闭，舌质光淡隐紫、少津。

　　○**脉细弱而数**　多为气阴耗伤所致。症见咳嗽无力，气短声低，咳痰清稀色白，偶或夹血，或咯血，血色淡红，午后潮热，伴有畏风、怕冷、自汗与盗汗并见，纳少神疲，大便溏薄，面白无华，两颧发红，舌质光淡、边有齿痕、苔薄。

　　○**脉涩**　多为瘀阻肺络所致。症见咳嗽，咯血不止，血色暗而有块，胸痛如刺，午后或夜间发热，肌肤甲错，面色黧黑，身体消瘦，舌黯或有瘀点、瘀斑。

【中医简易治疗】

　　○**中药雾化吸入疗法**　大蒜30～35克，经捣烂后，放入雾化器内，行雾化吸入，每次30～60分钟，每周2次，3个月为1个疗程。适用于肺结核各证型。

　　○**单方验方**　①百部、白及、三七各等量，共研细末，每次取服1～5克，每日3次。适用于肺结核咳嗽，咯血。②白及、百部、牡蛎、炮穿山甲（代）各等份，共研细末，如在病灶活动期，百部量加倍，每次取服3~5克，每日2~3次。适用于肺结核各证型。③天龙（壁虎）适量，烘干研末，装入空心胶囊内，每次吞服3粒，每日3次。适用于肺门淋巴结核及胸膜、腰椎结核。

【自疗要点】

○**中成药自疗** 可分以下3型进行：①阴虚肺热型（症状见脉象分析，下同）。可选用贝母二冬膏、保肺散、贝母梨膏、百花膏、羊胆丸、罗汉果玉竹颗粒、复方抗结核片等。②肺肾阴虚型，可选用玉露保肺丸、金贞麦味地黄丸、补金片、养阴清肺膏、养阴脉安片、麦味地黄丸等。③气阴两虚型，可选用润肺止嗽丸、人参固本丸、天麻王浆、百部丸、人参滋补膏、万年春蜂王浆、雪蛤银耳胶丸等。

○**药食自疗** 对于阴虚肺热型者，①取雪耳12克，用冷水泡发后，加冷开水与冰糖隔水炖2~3小时，饮服。②取百合100克，蜂蜜35克，白糖50克。共置于大砂锅内，加清水煮沸后，加盖以小火炖15分钟，放糖桂花少许，晾凉食，或用百合100克，煎汤加糖适量，随意饮服。③取燕窝6克，银耳9克，用热水泡发，加冰糖适量，隔水炖熟，晚间服用，连服15日。

对于肺肾阴虚型者，①取冬虫夏草、麦门冬、沙参各9克，瘦猪肉100克。共炖汤服食，每日1次，连服10~15日。②取韭菜250克，切段，蛤蜊肉250克，切片，加入调味品，用武火同烧沸，再以文火炖至蛤蜊肉熟，服食。

对于气阴两虚型者，①取羊髓100克，生地黄30克，用文火炖熟，加羊油20克，白蜜30克及葱姜少许，煮至汤沸，每日分2~3次服，连服15日。②取鳖肉250克，百部15克，地骨皮15克，生地黄20克，黄芪15克，水煎后，去除药渣服食，每日1次，连服7~10日。③取生大蒜剥皮后嚼食，每次4~5枚，每日6~7次。④取白莲藕适量，捣烂取汁500克，人乳、白蜂蜜各120克，搅匀蒸片刻，早晚各服1盅。忌饮茶水，渴时用藕煎汁饮用，对咳血者疗效颇佳。⑤取金针茶，水煎服，对咯血效佳。⑥取燕麦煮粥，经常服食，对盗汗效佳。

○**艾灸自疗** 取膏肓、足三里、三阴交穴，以膏肓穴为主穴。切一姜片0.3厘米厚，置于膏肓穴，用艾条点燃，隔姜片灸膏肓穴，并直接用艾条温和灸足三里、三阴交穴，每次5~10分钟，每日1次，10日为1个疗程。

○**耳穴自疗** 取肺、脾、肾、屏间、神门穴，可采用毫针刺穴或配合电针、耳穴压豆法等，均有一定的疗效。

○**拔罐自疗** 取中府、肺俞、结核穴、足三里、三阴交穴，每次留罐15分钟，每日1次，12次为1个疗程。

【预防调护】

○注意防寒保暖，随其天气变化添减衣服。

○注意适当休息，做到劳逸结合，不要过度疲劳。

○合理搭配膳食，饮食宜富于营养而易于消化，忌烟、戒酒。

○活动期宜卧床休息，保持室内空气新鲜，冬日常到屋外多晒阳光。

○恢复期及病愈后，积极开展适当的体育活动，如散步或慢跑，或练气功。

○如若配合应用西药，则可提高疗效，缩短疗程，加速治愈。

六、肺癌

肺癌是由于正气虚弱，邪毒外侵，痰浊内聚，气滞血瘀，阻结于肺，肺失肃降所致。临床以咳嗽、咯血、胸痛、发热、气急为主要表现的恶性疾病。

该病证相当于西医学的原发性支气管肺癌。其发病年龄多在 40 岁以上，男女之比为 5∶1，常有长期吸烟、毒气刺激、慢性肺脏疾病等诱因，个别患者有明显家族遗传史。其病理变化，虚证以阴虚、气阴两虚为多见，实则不外乎气滞、血瘀、痰凝、毒聚等。其脉象可表现为细弦或细涩、弦滑、细数或数大、细弱、细数等。

【脉象辨析】

○**脉细弦或细涩**　多为气滞血瘀所致。症见咳嗽不畅，胸闷气憋，胸痛有定处，如锥如刺，或痰血黯红，口唇紫黯，舌质黯或有瘀点、瘀斑，苔薄。

○**脉弦滑**　多为痰湿蕴肺所致。症见咳嗽，咳痰，气憋，痰质黏稠，痰白或黄白相间，胸闷胸痛，纳呆，大便溏薄，神疲乏力，舌质黯，苔白黄腻或黄厚或黄厚腻等。

○**脉细数或数大**　多为阴虚毒热所致。症见咳嗽无痰或少痰，或痰中带血，甚则咯血不止，胸痛不已，心烦少寐，低热盗汗，或热势壮盛，久而不退，口渴口干，大便干结，舌质红、苔薄黄。

○**脉细弱**　多为气阴两虚所致。症见咳嗽痰少，或痰稀而黏，咳声低弱，气短喘促，神疲乏力，面白无华，形瘦恶风，自汗盗汗，口干少饮，舌质红或淡薄。

○**脉细数**　多为肺肾阴虚所致。症见咳呛气急，咳嗽少痰或无痰，或痰少而黏，或痰黄稠难咳，或痰中带血，心烦寐差，腰膝酸软，潮热盗汗，咽干口燥，形体消瘦，大便秘结，小便黄赤，舌质红而干、苔少或光剥无苔。

【中医简易治疗】

○**单方验方**　①半枝莲 30 克，蚤休（七叶一枝花）20 克，白花蛇舌草 30

克。上药水煎，分2次服，每日1剂。适用于肺癌各证型。②蟾蜍胆，每次服5只，每日2次，连服2个月。适用于肺癌各证型。③半枝莲50克，蜈蚣、全蝎各20克，马钱子1克。上药加水3000毫升，煎煮2小时后服用，每次50毫升，每日4次。适用于肺癌体实者。④百合、熟地黄、生地黄、玄参、当归、麦门冬、白芍各10克，南沙参、北沙参、桑白皮各15克，黄芩10克，臭牡丹、蚤休（七叶一枝花）、白花蛇舌草各30克。上药水煎，分2次服用，每日1剂。具有养阴润肺，扶正抗癌的功效。适用于中、晚期原发性支气管肺鳞癌。气短乏力，加黄芪、党参各10克；胸痛、舌质紫黯有瘀斑，加红花、川芎各10克，桃仁6克；瘀血加蒲黄炭、藕炭各5克，仙鹤草15克；胸水，加葶苈子10克，芫花3克；痰多，加生南星、生半夏各10克（均先煎30分钟）；低热，加银柴胡15克，地骨皮10克；高热，加生石膏30克。

【预防调护】

〇加强医疗体育锻炼，增强机体抗病能力。

〇避免致癌因素的长期刺激，如戒烟。如因工作需要，要做好个人防护工作。

〇平素宜心情开朗、起居有时，保持室内空气清新。

〇对40岁以上肺部感染的患者，经过2周治疗不能改善的，要进一步检查，以早期发现、早期诊断与早期治疗。

〇对手术后或放、化疗的患者，要给予中药调理，包括饮食治疗。

〇对肺癌患者要调整好心理状况，提高生活质量及治疗效果。

第二节　脾胃病证

一、胃痛

胃痛，又称"胃脘痛"，是由于外感邪气、内伤饮食情志、脏腑功能失调等，导致气机郁滞，胃失所养，以上腹胃脘部近歧骨处疼痛为主的病证。

该病证相当于西医学的急、慢性胃炎，消化性溃疡，胃痉挛，胃下垂，胃黏膜脱垂症，胃神经症等疾病。该病起病或急或缓，常有反复发作的病史，以胃脘部疼痛为主要症状，并同时兼见泛恶、脘闷、嗳气、痞闷、食欲不佳、恶心呕吐、吞酸嘈杂等症状。胃痛初期，病变脏腑单一，久则相互影响，由实转虚，虚实错杂，迁延不愈。临床上寒邪、食停、气滞、热郁、血瘀、湿阻多属实证；脾胃虚寒、胃阴亏虚等多为虚证。且各证型之间，可合并出现，并可相互转化，可由实转虚，可因虚致实，可虚实夹杂，可由寒化热，寒热错杂；亦可因气滞而血瘀；亦可由瘀血阻遏气机而气滞。其脉象可表现为弦、滑、涩、弦紧、弦数、滑数、细数、虚弱等。

【脉象辨析】

○**脉弦**　多为肝气犯胃所致。症见胃脘胀满，攻撑作痛，脘痛连胁，胸闷嗳气，喜长叹息，大便不畅，得嗳气、矢气则舒，遇烦恼郁怒则痛或痛甚，舌质淡、苔薄白。

○**脉滑**　多为饮食停滞所致。症见胃脘疼痛，胀满拒按，嗳腐吞酸或呕吐不消化食物，其味腐臭，吐后痛减，不思饮食，大便不爽，得矢气及大便后稍舒，苔厚腻。

○**脉弦紧**　多为寒邪客胃所致。症见胃痛暴作，恶寒喜暖，得温痛减，遇寒加重，口淡不渴，或喜热饮，舌质淡红或红、苔薄白。

○**脉弦数**　多为肝胃郁热所致。症见胃脘灼痛，痛势急迫，心烦易怒，泛酸嘈杂，口干口苦，舌质红、苔黄。

○**脉滑数**　多为湿热中阻所致。症见胃脘疼痛，嘈杂灼热，口干口苦，渴不欲饮，头重如裹，身重肢倦，纳呆恶心，小便色黄，大便不畅，舌质淡红、苔黄腻。

○**脉弦而涩**　多为瘀血停滞所致。症见胃脘疼痛，如针刺、似刀割，痛有定处，按之痛甚，痛时持久，食后加剧，入夜尤甚，或见吐血、黑便，舌质紫暗或有瘀斑。

○**脉细数**　多为胃阴亏虚所致。症见胃脘隐隐灼痛，似饥而不欲食，口燥咽干，五心烦热，消瘦乏力，口渴思饮，大便干结，舌红少津。

○**脉虚弱**　多为脾胃虚寒所致。症见胃痛隐隐，绵绵不休，喜温喜按，空腹痛甚，得食则缓，劳累或受凉后发作或加重，泛吐清水，神疲纳呆，四肢倦怠，手足不温，大便溏薄，舌质淡、苔白。

【中医简易治疗】

○**单方验方**　①瓦楞子、甘草、炒白术各20克，延胡索15克。上药共研细末，每次取服3克，每日3次，饭前30分钟用温开水送服。适用于胃脘疼痛。②延胡索、高良姜、厚朴各10克，当归6克，肉桂3克。上药水煎，分2次服，每日1剂。适用于寒凝气滞，心腹绞痛，脉紧涩者。③甘松、香附各60克。上药共研细末，每次取服6克，以白开水送下。适用于胃神经痉挛作痛，愤怒易发者。

【自疗要点】

（1）急性胃肠炎

〇本病是临床常见病证，多于夏日饮食不慎，或受凉饮冷后发病，具有发病急、病程短的特点，若治疗及时，则预后良好。

〇中药藿香正气水是治疗寒湿型急性胃肠炎的代表方，尚有丸剂、软胶囊、散剂等不同剂型，均可选用。

〇对于受寒明显、呕吐清水频频、畏寒重、腹中冷痛者，可取生姜4~5片，熬少量汤水，调红糖温热服用，并辅以清凉油或风油精涂擦脐周，起效迅速，疗效令人满意。

〇对于饮食过度、食滞胃肠者，可适当予以禁食；对于呕吐、腹泻过度，伤阴耗气造成口干、尿少，皮肤干燥，甚至皱缩的，应及时予以补液治疗，以防亡阴亡阳之变。

（2）胃、十二指肠溃疡

〇本病因长期饮食不节、劳倦内伤而导致脾胃虚弱、气血失调所致。临床以中、青年发病者居多，男性多见。病位虽在胃部，但与肝、脾关系密切。脾胃虚寒是临床较为常见的证型。常用黄芪建中汤治疗，选用黄芪、饴糖、桂枝、白芍、甘草、大枣、生姜等。若呕吐清水较多，可加陈皮、半夏、茯苓；若吐酸水较多，去饴糖，加吴茱萸、黄连；若胃痛而寒，加高良姜、香附。

〇痛止后，可服用一段时间六君子丸或香砂六君丸，以温健脾胃，巩固疗效。

〇内服汤药时，虚寒性胃痛者，宜温服，并宜在疼痛发作前服药；胃阴不足，虚热胃痛者，则宜稍凉后服。

〇如患者呕吐，可在服药前用生姜擦舌面，汤药宜多次分服。有的丸药质地较硬，则须用温开水化服。

【预防调护】

〇保持乐观情绪，不可忧思愁虑。注意适当休息，劳逸结合。

〇饮食要软烂，不可过硬难于消化。

〇保持良好生活习惯，进食要有规律，细嚼慢咽，避免辛辣、炙煿、厚腻之品以及刺激性食物，禁忌烟、酒、浓茶、咖啡等。

〇切忌暴饮暴食，过饥过饱。

〇注意适当休息，做到劳逸结合，不过于疲劳。

二、腹痛

腹痛是指胃脘以下、耻骨毛际以上的部位发生疼痛为主要表现的病证。多由脏腑气机不利，经脉失养所致。

该病证可见于西医学中的急、慢性胰腺炎，胃肠痉挛，不完全性肠梗阻，结核性腹膜炎，腹型过敏性紫癜，肠道激惹综合征，消化不良性腹痛，输尿管结石等疾病。其发作常与饮食、情志、受凉、劳累等诱因有关，疼痛性质可表现为隐痛、胀痛、冷痛、灼痛、绞痛、刺痛等多种，起病或缓或急，多伴有饮食、大便失常，但外无胀大之形，触之腹壁柔软，可有压之痛剧，但无反跳痛，其痛可呈持续性，亦可时缓时急，或常反复发作。其脉象可表现为沉紧、滑数、沉细、滑、弦、细涩等。

【脉象辨析】

○**脉沉紧** 多为寒邪内阻所致。症见腹痛急起，剧烈拘急，得温痛减，遇寒尤甚，恶寒身蜷，手足不温，口淡不渴，小便清长，大便正常，舌质淡、苔白腻。

○**脉滑数** 多为湿热壅滞所致。症见腹部胀痛，痞满拒按，胸闷不舒，烦渴引饮，大便秘结，或溏滞不爽，身热自汗，小便短赤，舌质淡或淡红、苔黄燥或黄腻。

○**脉沉细** 多为中虚脏寒所致。症见腹痛绵绵，时作时止，喜热恶冷，痛时喜按，于饥饿劳累后加重，得食休息后减轻，神疲乏力，气短懒言，形寒肢冷，胃纳不佳，面色无华，大便溏薄，舌质淡、苔薄白。

○**脉弦** 多为气机郁滞所致。症见脘腹疼痛，胀满不舒，攻窜两胁，痛引少腹，时骤时散，得嗳矢气则舒，遇忧思恼怒则剧，舌质淡、苔薄白。

○**脉滑** 多为饮食停滞所致。症见脘腹胀满，疼痛拒按，嗳腐吞酸，畏食，痛而欲泻，泻后痛减，粪便奇臭，或大便秘结，舌苔厚腻。

○**脉细涩** 多为瘀血阻滞所致。症见少腹疼痛，痛势较剧，痛如针刺，甚则尿血有块，经久不愈，舌质紫暗。

【中医简易治疗】

○**单方验方** ①大黄12克（后下），肉桂、干姜各10克。水煎2次，温服，每2日1剂。适用于寒积里实而致的腹痛。②小茴香30克，陈皮、白蔻仁各15克。小茴香盐炒后，3味药混合研细末，瓶装待用。每次取服3克，以开水冲服，每日2～3次。适用于腹胀、脘满、呕吐、纳差等症。

【自疗要点】

○腹痛的治疗需分清急症与缓症，内科病证与外科手术病证妇科病证，在治疗前要先结合检查排除急腹症。

○治疗腹痛当在辨清病因之前，勿急于止痛，以免延误病情。

○对于腹痛久治不愈者当考虑其他病因，予以进一步检查。

【预防调护】

○注意饮食卫生，预防肠道感染。

○宜食易消化而富有营养的食物，忌食辛冷、甘肥、刺激之物，戒烟酒。

○保持心情舒畅，起居有常。

○避免劳累过度，增强体质，对预防本病的发作也可起到一定的作用。

三、痞满

痞满是由外邪内陷，饮食不化，情志失调，脾胃虚弱导致中焦气机不利，或虚气留滞，升降失常而形成胸腹间痞闷满胀不舒的一种自觉症状。以心下痞塞，满闷不舒，触之无形，按之柔软，压之无痛，外无胀大之形为临床特点的病证。

该病证相当于西医学的慢性胃炎、胃神经症、胃下垂、消化不良等病。常与饮食、情志、起居等诱因有关。一般起病缓慢，时轻时重，呈反复发作的慢性过程。其脉象表现多为滑数、弦滑、沉滑、脉弦、沉弱等。

【脉象辨析】

○**脉滑数** 多为邪热内陷所致。症见胃脘痞满，灼热急迫，按之满甚，心中烦热，咽干口燥，渴喜饮冷，身热汗出，大便干结，小便短赤，舌质红、苔黄。

○**脉弦滑** 多为饮食停滞所致。症见脘腹满闷，痞塞不舒，按之尤甚，嗳腐吞酸，恶心呕吐，畏食，大便不调，舌质淡、苔厚腻。

○**脉沉滑** 多为痰湿内阻所致。症见脘腹痞满，闷塞不舒，胸膈满闷，头晕目眩，头重如裹，身重肢倦，咳嗽痰多，恶心呕吐，不思饮食，口淡不渴，小便不利，舌体胖大、边有齿痕、苔白厚腻。

○**脉弦** 多为肝郁气滞所致。症见脘腹烦闷，胸胁胀满，心烦易怒：喜长叹息，恶心嗳气，大便不爽，每因情志因素而加重，舌质淡、苔薄白。

○**脉沉弱** 多为脾胃虚弱所致。症见脘腹痞闷，时缓时急，喜温喜按，不知饥饿，不欲食物，身倦乏力，四肢不温，少气懒言，大便溏薄，舌质淡、苔薄白。

【中医简易治疗】

○**药茶疗法** 番泻叶10克，木香5克。泡开水后代茶水饮用，每日1剂。适用于邪热内陷型痞满。

○**单方验方**

（1）鸡蛋壳80克，甘草、贝母、佛手各20克，枳实10克。鸡蛋壳拣去杂质，洗净烘干；枳实置于热麸里炒至微黄色，再与同其他药物共研成细末，放入玻璃瓶内贮存备用。每日饭后1小时，调服4克。适用于胃胀痛、痞满。

（2）莱菔子12克，焦山楂、焦神曲、焦麦芽、厚朴、枳实各10克。上药水煎，分2次服，每日1剂。适用于饮食停止型痞满。

（3）枳实、白术各15克，生姜10克。上药水煎成药汁150毫升，每日3次，食前30分钟服下。适用于胃下垂。

【预防调护】

请参阅"胃痛"。

【自疗要点】

○请参阅"胃痛"。

四、呃逆

呃逆是指胃气动膈，气逆上冲，喉呃连声，声短而频，不能自止为主要表现的病证。

该病证相当于西医学的膈肌痉挛、胃神经症等。该病证多有受凉、饮食、情志等诱发因素。起病较急，常伴有胸脘膈间不舒，嘈杂灼热，腹胀嗳气等表现。多见于青壮年，女性多于男性。其脉象表现多为迟缓、滑数、弦、细弱、细数等。

【脉象辨析】

○**脉滑数** 多为胃火上逆所致。症见呃声洪亮有力，冲逆而出，口臭烦渴，多喜冷饮，脘腹满闷，大便秘结，小便短赤，舌质淡或微红、苔黄燥。

○**脉迟缓** 多为胃中寒冷所致。症见呃声沉缓有力，胸膈及胃脘不舒，得热则减，遇寒更甚，进食减少，恶食冷凉，喜饮热汤，口淡不渴，舌质淡、苔白。

○**脉弦** 多为气机郁滞所致。症见呃逆连连有声，每因情志不畅而诱发或加重，胸胁满闷，脘腹胀满，嗳气纳减，肠鸣矢气，舌质淡、苔薄白。

○**脉细弱** 多为脾胃阳虚所致。症见呃声低长无力，气不得续，泛吐清水，脘腹不舒，喜温喜按，面白无华，手足不温，食少乏力，大便溏薄，舌质淡、苔薄白。

○**脉细数** 多为胃阴不足所致。症见呃声短促而不得接续，口干咽燥，烦躁不安，不思饮食，或食后饱胀，大便干结，舌质红、苔少而干。

【中医简易治疗】

○**单方验方** ①柿蒂20克，水煎，分2次服，每日1剂。适用于气滞呃逆。②荜澄茄、高良姜各等份，共研细末。每次取6克，水煎后，加食醋少许搅匀后服用，每日3次。适用于胃寒呃逆。③荔枝7枚，连壳烧灰为末，以开水送服，每日1剂。适用于胃虚呃逆。④姜半夏9克、荔枝核24克、荷叶蒂21克。上药水煎，分2次服，每日1剂。适用于呃逆各证型。

【自疗要点】

○对于一般轻症的呃逆，可取温开水1杯，喝上几口，然后弯腰90°，做鞠躬状，连续做几次，当直起身来后，呃逆即见停止。

○亦可用2块冰块分别敷于喉结的两旁，时间不超过60秒，便可见效。冰块可减缓神经抽搐的频率，干扰肌肉抽动的周期，使打嗝症状随之消失。

○也可分别用左、右手的拇指指甲用力掐住中指的顶部，约2分钟后，打嗝症状便自然消失。

【预防调护】

○保持稳定情绪，避免情绪波动。

○对有原发性疾病者应及时治疗，从根本上消除膈肌痉挛。

○禁食冷饮及酸、辣等刺激食物，禁烟、忌酒。

五、噎膈

噎膈是由于食管狭窄、食管干涩而造成的以吞咽食物哽噎不顺，甚则食物不能下咽到胃，食入即吐为主要表现的一类病证。

该病证可见于西医学中的食管癌、贲门癌以及贲门痉挛、食管憩室、食管炎、弥漫性食管痉挛等病。本病初起咽部或食管内有异物感，进食有停滞感，继则咽下哽噎，甚至食不得入或食入即吐，常伴有胃脘不适、胸膈疼痛，甚则形体消瘦、肌肤甲错、精神疲惫等症状。该病证起病缓慢，常表现为由噎至膈的病变过程，常由饮食、情志等因素而诱发，多见于中老年男性，特别是高发地区。脉象可表现为弦滑、弦数、细数、细涩等。

【脉象辨析】

○**脉细涩** 多为瘀血内结所致。症见吞咽梗阻，胸膈疼痛，食不得下，甚至滴水难进，食入即吐，面色黯黑，肌肤枯燥，形体消瘦，大便坚如羊屎，或吐下物如赤豆汁，或便血，舌质紫黯，或舌红少津。

○**脉弦滑** 多为痰气交阻所致。症见吞咽梗阻，胸膈痞闷，甚则疼痛，情志舒畅时可减轻，精神抑制时则加重，嗳气呃逆，呕吐痰涎，口干咽燥，大便干涩，舌质红、苔薄腻。

○**脉弦细数** 多为津亏热结所致。症见吞咽梗涩而痛，水饮可下，食物难进，食后复出，胸背灼痛，形体消瘦，肌肤枯燥，五心烦热，口燥咽干，渴欲冷饮，大便干结，舌红而干，或见有裂纹。

○**脉细弱** 多为气虚阳微所致。症见长期吞咽受阻，饮食不下，面白无华，精神疲惫，形寒气短，面浮足肿，泛吐清涎，腹胀不适，大便溏薄，舌质淡、苔白。

【中医简易治疗】

○**单方验方** ①全蝎、蜈蚣各30克，蜂房、僵蚕、守宫（天龙）各60克。上药共研细末，每次取服5克，每日3次，食前服下。具有利膈消癌的功效。②泽漆100克、天龙（壁虎）、蟾皮各50克。上药泡入黄酒1000毫升，每日搅动2次，密封，7日后滤出药渣，静置2日后，每次口服25～50毫升，每日3次，饭前服用。具有改善食管癌患者进食梗阻症状的功效。③半枝莲、刘寄奴、金沸草、代赭石各30克，柴胡、香附、白花蛇舌草、郁金、炒枳壳、沙参、麦门冬、玄参、清半夏、丹参各10克。上药水煎，分2次服，每日1剂。大便干结者，加大黄；大便稀薄，倦怠乏力，脉虚细者，加党参、炒白术，酌减理气药；舌苔黄腻者，加薏苡仁、瓜蒌，减养阴药。具有清热解毒，理气降逆，活血散瘀的功效。适用于治疗食管癌。

【自疗要点】

食管癌、贲门癌

○目前较为肯定的是术前采用扶正中药可改善患者的一般状况，有利手术顺利进行，如用党参、茯苓、白术、甘草、生地黄、白芍、当归、川芎等。

○术后可采用中医药治疗并发症，如用防风、白芍、炒白术、陈皮、葛根、车前子、西洋参、黄连、黄芩、白头翁、秦皮、扁豆等治疗术后严重腹泻。

○用柴胡、甘草、枳壳、白芍、茯苓、吴茱萸等治疗反流性食管炎（食管烧灼样疼痛、呃气、反酸等）。

【预防调护】

○注意顺应四时气候变化，生活起居有节，生活环境良好，劳逸结合，保持身体内环境的平衡，以有利于提高自身的抗病能力，避免其他疾病的发生。同时要积极防治其他疾病。

○平素身体丰腴者，不宜进食肥腻食物，应多进食清淡的食物；平素体瘦的患者不宜食香燥之品，应多进食滋阴生津的食物。无论何种体质的患者，平常均应多进食蔬菜、水果、蘑菇、豆类食物，富含硒、钼等微量元素丰富的食物，含大蒜素丰富的食物（如大蒜、洋葱、葱等）。不食霉变、熏烤、腌制的食物等。

○对治疗疾病要充满信心，不乱投医、乱服药，在饮食上不必过多忌口，只要想吃，食后无不适，都可以让其适量地吃，让患者将自己当正常人看待，解除精神上的抑郁状态，多忌口，会造成精神上的负担。

○忌疲劳、忌烦恼，过度的疲劳和烦恼是刺激与诱发癌症复发与转移的重要原因，疲劳使正气受损，烦恼使气血不畅，都将影响机体的抵抗力。

六、泄泻

泄泻是以排便次数增多，粪质稀薄或完谷不化，甚至泻出如水为特征的病证。

该病证西医学中可见于急慢性肠炎、肠结核、肠易激综合征、吸收不良综合征等病。该病证以大便粪质清稀为诊断的主要依据。或大便次数增多，粪质清稀；或次数不多，但粪质清稀；甚则如同水状；或完谷不化。常兼见腹胀、腹痛等症状。起病或急或缓，常先有腹痛，旋即泄泻，经常有反复发作病史，由寒热、饮食、情志等因素而诱发。其脉象可表现为浮紧或濡缓、滑、弦、滑数或濡数、细弱、沉细等。

【脉象辨析】

○**脉滑数或濡数**　多为湿热泄泻所致。症见泄泻胀痛，泻下急迫，或泻而不爽，粪色黄褐，气味臭秽，肛门灼热，烦热口渴，小便短黄，舌质淡或淡红、苔黄腻。

○**脉滑**　多为伤食泄泻所致。症见腹痛肠鸣，泻下粪便，臭如败卵，泻后痛减，脘腹胀满，嗳腐酸臭，不思饮食，舌质淡、苔垢浊或厚腻。

○**脉浮紧或濡缓**　多为寒湿泄泻所致。症见泄泻清稀，甚如水样，腹痛肠鸣，脘闷食少；兼外感风寒者，则恶寒发热，头痛，肢体酸痛，舌质淡、苔薄白或白腻。

○**脉细弱**　多为脾虚泄泻所致。症见大便时溏时泻，迁延反复，完谷不化，饮食减少，食后脘闷不舒，稍进油腻食物时，则大便次数明显增加，面色萎黄，神疲倦怠，舌质淡、苔白。

○**脉弦**　多为肝郁泄泻所致。症见素有胸胁胀闷，嗳气食少，每因抑郁恼怒，或情绪紧张之时，发生腹痛泄泻，腹中雷鸣，攻窜作痛，矢气频作，舌质淡红。

○**脉沉细**　多为肾虚泄泻所致。症见黎明之前脐腹作痛，肠鸣即泻，泻下完谷，泻后则安，形寒肢冷，腰膝酸软，舌质淡、苔白。

【中医简易治疗】

○**单方验方**

（1）车前子20克，炒炭后，水煎，分2次服，每日1剂。适用于水泄不止。

（2）石榴皮15克，水煎后加红糖适量口服，每日服2次。适用于暴泻不止。

（3）陈艾1把，生姜1块，水煎，分2次服，每日1剂。适用于暴泻不止。

【自疗要点】

○ **中成药自疗**　可按以下4型进行：①寒湿型者，治宜散寒燥湿，芳香化浊。可选用藿香正气丸、六合定中丸等。②暑湿型者，治宜清暑化湿，调理肠胃。可选用暑湿正气丸、周氏回生丸等。③积滞型者，治宜消食导滞和中。可选用保和丸等。④虚寒型者，治宜温中散寒，补益脾胃。可选用附子理中丸、参苓白术散等。

○ **药食自疗**　①寒湿型者，可取生姜15克，切碎，加红糖适量，沸水冲入搅匀后服用。亦可取陈皮、紫苏叶、生姜各15克，水煎，分2次服。也可取黄酒50毫升放入瓷杯中，加入丁香2粒，把瓷杯放在有水的蒸锅中加热蒸炖10分钟。趁热饮酒。②暑湿型者，可取乌梅肉（末）200克，苏叶（细末）50克，水煎后，加入白糖适量搅匀，代茶水饮用。并可取扁豆叶、鲜藿香叶、鲜荷叶各20克，捣汁以开水冲服。还可取车前草（连根带叶）150克，水煎，分3次服。还可取金银花15克（先煮5分钟，去渣），莲子肉30克，白糖少许，煮粥后服食。③积滞型者，可取槟榔（捶碎）、炒莱菔子、陈皮各10克，水煎30分钟，弃渣，加入白糖适量，搅匀后服用。或取生山楂（片）10克，炒麦芽10克，水煎后，代茶水饮用。亦可取鲜萝卜250克（捣汁去渣），粳米100克。粳米淘净，与萝卜汁同煮成粥，分次服食。④虚寒型者，可取砂仁（末）15克，粳米100克。粳米淘净煮粥，加入砂仁末，再煮沸即成，分次服食。或取山药（细末）30克，半夏（洗净）15克，白糖适量。先煎半夏，取汁2杯，倒入山药末中，加水适量，拌匀，以文火熬煮3~5分钟，即可分次服食。还可取鲜生姜（片）6克，红枣2枚，粳米60克，共煮粥，分次服食。还可应用推拿疗法，取仰卧位，掌摩按揉中脘、气海、归来、天枢穴；继取伏卧位，点八髎穴，擦腰骶部，以温热为度。

【预防调护】

○患病期间应控制饮食禁食辛辣肥甘、炙煿之品，并鼓励多多饮水。

○脱水严重者，应予静脉补液，以维持水、电解质的平衡状态。

○急性期注意卧床休息，饮食应以流质为主，以易于消化而富于营养的食物为主食。

○注意饮食卫生。

七、便秘

便秘是指由于大肠传导失常，导致大便秘结，排便周期延长，粪质干结，排出艰难；或粪便不硬，虽有便意，但便而不畅的病证。

该病证相当于西医学的习惯性便秘、老年性便秘等。其发病常与外感寒热、饮食情志、脏腑失调、坐卧少动、年老体弱等因素有关。起病缓慢，多表现为慢性病变过程，常兼见腹胀、腹痛、纳呆、头晕、口臭、痔疮、排便带血以及汗出气短、头晕心悸等兼杂证候。其脉象可表现为滑数、弦、弦紧、弱、细、细数、沉迟等。

【脉象辨析】

○**脉滑数**　多为肠胃积热所致。症见大便干结，腹胀腹痛，面红身热，口干口臭，心烦不安，小便短赤，舌质红、苔黄燥。

○**脉细数**　多为阴虚肠燥所致。症见大便干结，如同羊屎状，形体消瘦，头晕耳鸣，两颧红赤，心烦少寐，潮热盗汗，腰膝酸软，舌质红、少苔。

○**脉弦**　多为气机郁滞所致。症见大便干结，或不甚干结，欲便不得出，或便而爽利，肠鸣矢气，腹中胀痛，胸胁满闷，嗳气频作，食少纳呆，舌质淡、苔薄腻。

○**脉弦紧**　多为阴寒结滞所致。症见大便艰涩，腹痛拘急，胀满拒按，胁下偏痛，手足不温，呃逆呕吐，舌质淡、苔白腻。

○**脉沉迟**　多为脾肾阳虚所致。症见大便干或不干，排出困难，小便清长，面白无华，四肢不温，腹中冷痛，得热则减，腰膝冷痛，舌质淡、苔白。

○**脉沉细无力**　多为血虚肠燥所致。症见大便干结，面色无华，心悸气短，不寐多梦，健忘，口唇色淡，舌质淡、苔白。

○**脉虚无力**　多为脾气亏虚所致。症见大便数日一行，虽有便意，临厕则努挣乏力，挣则汗出气短，面白无华，神疲气怯，舌质淡，苔薄白。

【中医简易治疗】

○**药茶疗法**　炒决明子10克，蜂蜜20克。先将决明子捣碎，水煎10分钟，冲入蜂蜜中搅拌后服用，每晚1剂，亦可当茶水饮用。适用于便秘各证型。

○**单方验方**

（1）番泻叶6克，以开水泡服，每日1剂。适用于实证。

（2）莱菔子30克，炒黄后，用开水1次送服。适用于肠道气滞。

（3）肉苁蓉10克，每日用开水泡后代茶水频饮。适用于老年体虚。

（4）黑芝麻30克，桃仁30克。共研末，以开水泡后代茶水饮用。适用习惯性及老年性便秘。

【自疗要点】

○便秘在老年人群中相当多见，多为气血不足所致。气虚则大肠传送无力，血虚则少津不能滋润大肠。治疗中常选用补中益气丸和润肠丸口服。

○中药肉苁蓉、当归、核桃仁能养血润肠，是治疗老年人便秘的良药。

○如出现大便干结日久，堵塞肛门不能排出，引起剧烈腹痛时，应到医院进行灌肠导泻，可迅速缓解症状，解除痛苦。

○对于年老体弱，患有高血压症、心脏病的患者，切勿过度用力排便，以免引起虚脱、心功能不全（心力衰竭）以及卒中（中风）等严重病证。

【预防调护】

○日常生活应规律化，情绪放松，排便时切忌烦躁、紧张。

○要进行适度的医疗体育锻炼和腹部按摩，以增强肠管蠕动。

○多进食富含纤维素的蔬菜和水果，忌食辛辣刺激性的食物。

○养成每日大便一次的习惯，不可强忍便意。

○积极治疗原发性疾病。

第三节　肝胆病证

一、黄疸

黄疸是感受温热疫毒，肝胆气机受阻，疏泄失常，胆汁外溢所致。以目黄、身黄、尿黄为主要临床表现的常见肝胆病证。

该病证相当于西医中的肝细胞性黄疸、阻塞性黄疸、溶血性黄疸等。可有饮食不节，肝炎接触或使用化学制品、药物等病史。患病初期，目黄、身黄往往不一定表现出来，而以畏寒发热，食欲缺乏，恶心呕吐、腹胀肠鸣、四肢无力等类似感冒的症状表现为主，待3～5日以后，才逐渐出现目黄，随之尿黄与身黄。对于急黄，则黄疸急起，迅即加深，甚则内陷心包。其脉象阳黄可表现为浮弦或弦数、滑数、濡缓、弦滑、弦滑、洪大等；阴黄则表现为濡缓或沉迟、濡细等。

【脉象辨析】

○**脉浮弦或弦数**　多为温热兼表所致。症见黄疸初起，目白睛微黄或不明显，尿黄、脘腹满闷、不思饮食、伴有恶寒发热、头身重痛，乏力，舌质淡、苔薄腻。

○**脉濡缓或弦滑**　多为湿重于热所致。症见身目发黄如同橘子，无发热或身热不扬，头重身困，嗜卧乏力，胸脘痞闷，纳呆呕恶，畏食油腻，口黏不渴，小便不利，便稀不爽，舌苔厚腻微黄。

○**脉弦数或滑数**　多为热重于湿所致。症见初起白睛发黄，迅速至全身发黄，黄疸较重，色泽鲜明，壮热口渴，心中懊侬，恶心呕吐、食滞纳呆、小便赤黄、短少，大便秘结，胁胀痛而拒按，舌质红、苔腻或黄糙。

○**脉濡缓或沉迟** 多为寒湿困脾所致。症见身目俱黄，黄色晦暗不泽，或如烟熏，痞满食少，神疲畏寒，腹胀不适，大便溏薄，口淡不渴，舌质淡、苔白腻。

○**脉弦数或洪大** 多为疫毒发黄所致。症见起病急骤，黄疸迅速加深，身目呈深黄色，壮热烦渴，呕吐频作，尿少便结，脘腹满胀，疼痛拒按，烦躁不安，或神昏谵语，或衄血尿血，皮下发斑，或有腹水，继之昏迷，舌质红绛、苔黄褐干燥。

○**脉弦滑数** 多为胆腑郁热所致。症见身目发黄鲜明，右胁剧痛且放射至肩背，壮热或寒热往来，常伴口苦咽干，呕逆，尿黄，便秘，舌质红、苔黄而干。

○**脉濡细** 多为黄疸久郁脾虚所致。症见身目发黄，黄色较淡而不鲜明，食欲缺乏，肢体倦怠乏力，心悸气短，食少腹胀，大便溏薄，舌质淡、苔薄白。

【中医简易治疗】

○**中药吹鼻疗法** 瓜蒂、丁香、赤小豆各7枚，共为细末备用。每次取少许，吹入鼻中，须臾有少量黄液流出。隔日1次。适用于黄疸各证型。

○**单方验方** ①茵陈15~30克，板蓝根30克，龙胆15克。上药水煎，分2次服，每日1剂，连服15剂左右。适用于阳黄各型。②茵陈15克，焦山楂9克，鸡内金3克，生甘草3克。上药水煎，分2次服，每日1剂。适用于黄疸久郁，脾虚不食。

【自疗要点】

○**日常调养** 黄疸患者应给予少量植物油及富含蛋白质、碳水化合物、维生素的软质饮食。适量、充足的蛋白质对肝细胞的再生和修复有利；过多则增加肝脏负担。碳水化合物有保肝作用，但过多的葡萄糖、白糖、蜂蜜会使胰岛负担过重，易诱发糖尿病。糖过多在体转化为脂肪，易导致脂肪肝的发生。

○**中成药自疗** 可分以下两种证型进行：①肝气郁滞，肝胃不和型，可选用舒肝丸、舒肝止痛丸、胃舒肝丸、茵陈大枣糖浆、木香顺气丸等。②肝胆湿热，蕴而发黄型，可选用急肝退黄胶囊、龙胆泻肝丸、甘露消毒丹、苦胆丸、茵陈五苓丸、复方丹茵膏、肝得乐、片仔癀、新癀片等服用。

○**药食自疗**

（1）肝气郁滞，肝胃不和者，可选用珍珠壳120克，煮汤，取汁煮鲫鱼1尾，熟后，食鱼饮汤，每日2次。或取泥鳅烘干，焙末，每次取服9克，每日3次，饭后服。亦可取绿豆50克，大米10克，鲜猪肝100克。先煮绿豆，半熟时加大米，将熟时加切碎的猪肝，烂熟后分次服食。又可取瘦猪肉、鸡骨草、山栀根各30克，鸡蛋2枚，共煮熟后，食肉、蛋，饮汤。

（2）肝胆湿热，蕴而发黄者，可取荸荠120克，煎汤后，代茶水饮用。或取甘薯50克，金针菜10克，煮汤饮用。亦可取西瓜皮、赤小豆、白茅根各50克，水煎分服，每日1剂，并可取鸡骨草60克，红枣10枚。水煎分服。又可取鸡骨草60克，与田螺400克。同煮后，服食。又可取茵陈40克，先煎去渣取汁，加粳米100克，煮粥，加白糖服食，每日2～3次，7～10日为1个疗程。还可取茵陈15克，红糖60克，煎汤代茶水饮用。

【预防调护】

○患者应卧床休息，安心静养，保证睡眠时间，不宜用脑太过。患病期间应节制房事。

○自发病起，当立即隔离，隔离时间在4～6周。患者的餐具，用具应当煮沸消毒，并固定使用，卧具、衣物定期晾晒。患者的排泄物、呕吐物，要用10%～20%的漂白粉乳剂加水适量，消毒24小时。室内的地面、墙壁、家具可用3%的漂白粉澄清液喷雾消毒。

○饮食宜清淡、可口，要定时，定量，不必勉强食补。以高糖、高热量、高蛋白、低脂肪的食物为佳。多吃新鲜的蔬菜、水果，以保证摄取充分的维生素、纤维素。可选择对改善肝功能、退黄有效的食物，如豆腐、豆浆、鸡蛋、荸荠、茭白、甘薯、金针菜、黄瓜、茄子、芹菜、山楂及各类水果。

○要减少脂肪类摄入，以防发生脂肪肝。糖类的摄入也要适量。忌食辛辣、膻腥之物，如辣椒、葱、蒜、姜及虾、蟹类食物。戒酒、忌烟。

○患者应当正确对待疾病，树立战胜疾病的信心，保持乐观情绪，不要有过重的思想负担，积极配合治疗，安心休养，以利早日康复。

二、胆胀

胆胀是指因湿热痰瘀等邪阻滞于胆，或因情志郁怒等刺激，致使胆气郁滞不舒，以反复发作右上腹疼痛、痞胀等为临床主要表现的病证。

该病证相当于西医学中的慢性胆囊炎。该病多见于女性肥胖者，好发于30～50岁。起病缓慢，病程较长，发作时，可出现右上腹绞痛，常放射至右肩部；并可伴发热，或有恶心呕吐，急性发作后，右上腹部经常性隐痛、痞胀不适，纳呆，腹胀、嗳气，进食油腻食物后加重。其脉象可表现为弦大、弦滑、弦数、细数、弦细涩、弦弱无力等。

【脉象辨析】

○**脉弦大**　多为肝胆气郁所致。症见右上腹胀满疼痛，连及右肩部，遇怒时加重，胸闷而善太息，嗳气频作，吞酸嗳腐，舌质淡、苔白腻。

○**脉弦数** 多为胆腑郁热所致。症见右胁部灼热疼痛，口苦咽干，面红目赤，大便秘结，小便短赤，心烦失眠易怒，舌质红、苔黄厚而干。

○**脉弦细涩** 多为气滞血瘀所致。症见右胁部刺痛较剧，痛有定处而拒按，面色晦暗，口干口苦，舌质紫黯或舌边有瘀斑。

○**脉弦滑** 多为肝胆湿热所致。症见右胁胀满疼痛，胸闷纳呆，恶心呕吐，口苦心烦，大便黏滞，或见黄疸，舌质红、苔黄腻。

○**脉细数** 多为阴虚郁滞所致。症见右胁下隐隐作痛，或略有灼热感，口燥咽干，急躁易怒，胸中烦热，头晕目眩，午后低热，舌质红、少苔。

○**脉弦弱无力** 多为阳虚郁滞所致。症见右胁下隐隐胀痛，时作时止，脘腹胀满，呕吐清涎，畏寒肢冷，神疲气短，乏力倦怠，舌质淡、苔白腻。

【中医简易治疗】

○**药茶疗法** ①玉米须、蒲公英、茵陈各30克，水煎，代茶饮用。适用于胆胀轻度黄疸。②生姜6～10克、陈皮、郁金、鸡内金各10克。上药水煎，代茶饮用。适用于肝胆气郁作呕。

○**单方验方**

（1）郁金末0.6克，白矾末0.45克，硝石粉1克，滑石粉1.8克，甘草梢0.3克。以上为1日量，分2次吞服。适用于胆结石、肝胆气滞。

（2）茵陈12克，龙胆草、郁金、木香、枳壳各6克。上药共研细末，备用。再取猪胆汁、羊胆汁各50毫升，将胆汁熬浓至50毫升，拌入药末，加适量蜂蜜，做成药丸，每丸重10克，早晚各服1丸。适用于肝胆湿热。

【自疗要点】

○胆胀患者的自疗，若服用中成药，可分以下两型辨证施治，①胆胃不和型，可取逍遥丸、四逆散、保和丸、木香顺气丸等服用。②肝胆气结型，可取消炎利胆片、肝胆炎片、利胆片等口服。并发结石的患者可配合服用胆石通、利胆排石片等。

○**药食自疗** 对于胆胃不和型者，可取生姜6～10片，陈皮10克，郁金10克，鸡金10克。加水适量煎煮约20分钟。调入白糖少许，代茶水饮用。并可取竹茹12克，枳实10克，陈皮6克，茯苓10克。上药煎20分钟，代茶水饮用。可经常性饮用。对于肝胆气结型者，可取玄明粉、海金砂、木香、广郁金各等量，共研细末，每次取服3克，每日3次，以白开水或米汤送服。30日为1个疗程。并可取玉米须、蒲公英、茵陈各30克，加水1000毫升，煎30分钟后去渣，加白糖适量搅匀后温服。每次250毫升，每日3次。急性发作期可大量饮用。

○**耳穴贴压自疗**　主穴取胆囊、胆道、肝、肾上腺穴；配穴取神门、交感、胰、十二指肠等穴。每次选4~6穴，采用压丸法，3日更换一侧耳穴。

【预防调护】

○**起居调养**　早起早睡，生活要有规律，避免过度劳累。病情稳定期，可适当开展户外体育锻炼。注意气候变化，防止因受寒而引起疾病发作。

○**饮食调养**　慢性胆囊炎常因进食油腻而诱发，因此平时要适当节制饮食，尤其要避免高脂肪饮食。可以适当使用素油烹调，如菜油、豆油、茶子油、花生油等，既可增进食欲，又有一定的利胆作用。在发作期间，应忌油腻，吃容易消化的低脂肪流质饮食。一些脂肪成分较多的食品，如牛奶、奶粉、麦乳精、鸡蛋、鸭蛋等，在发病期间最好不要食用。

○**精神调养**　中医认为，胆能否正常发挥其作用，依靠肝的疏泄功能。若情志不遂导致肝失疏泄，往往引起胆的功能失调。因此患者平时要保持心情舒畅，避免情志刺激，戒怒戒躁，安贫乐道。

○**运动保健**　平坐床上或垫上，两足掌面相对，双手分握左右脚腕，以垂直方向上提起，然后来回摇动，做3~6次。两腿伸直而坐，双手后撑，向上挺身3~6次。每日早、晚各练1次。每次约半小时。

三、胁痛

胁痛是以一侧或两侧胁肋部疼痛为主要表现的一种病证。

本病证可见于西医学中的急、慢性肝炎，肝硬化，肝寄生虫病，肝癌，急、慢性胆囊炎，胆石症，胆道蛔虫病以及肋间神经痛等。多由气滞、血瘀、湿热、肝阴不足、血不荣络所致，其疼痛性质可表现为刺痛、胀痛、隐痛、闷痛或窜痛。常有反复发作史。其脉象表现多为弦、沉弦、弦滑、弦细数等。

【脉象辨析】

○**脉弦**　多为肝气郁结所致。症见两侧胁肋胀痛，走窜不定，甚则连及胸肩背部，情志激惹则痛剧，胸闷，善太息，而得嗳气稍舒，伴停滞纳呆，脘腹胀满，舌质淡、苔薄白。

○**脉沉弦**　多为瘀血阻络所致。症见胁肋刺痛，痛处固定而拒按，入夜更甚，或面色晦暗，舌质紫暗、苔少或无。

○**脉弦滑**　多为湿热蕴结所致。症见胁肋胀痛，触痛明显而拒按，或牵及肩背部，伴纳呆恶心、畏食油腻、口苦口干、腹胀尿少，或有黄疸，舌质淡红、苔黄腻。

○**脉弦细数**　多为肝阴不足所致。症见胁肋隐痛，绵绵不已，遇劳加重，口干咽燥，心中烦热，两目干涩，头晕目眩，舌质红、少苔。

【中医简易治疗】

○**单方验方** ①台乌药、制香附各等份，共研细末和匀，每次取服1.5～3.0克，每日2～3次。适用于肝气失疏所致的胁痛腹胀。②藏红花，每次取0.3～0.5克，用白开水吞服，每日共服1～2克。适用于肋间神经痛，急、慢性肝炎，胁肋疼痛。③枳实60克（麸炒），白芍、川芎、人参各30克。上药共研细末，每次取服12克，以姜枣汤调后，空腹服用。适用于两胁疼痛。④小茴香30克（炒），枳实15克。上药共研细末，每次取服6克，以淡盐汤送下。适用于胁痛。

【自疗要点】

胆石症

○**中成药自疗** 可分以下两型进行：①肝郁脾虚型，可取调胃舒肝丸、胆石通、茵陈五疸丸、四逆丸、二陈丸等口服。②肝胆湿热型，可取黄疸茵陈冲剂、肝胆炎片、利胆排石片、利胆片等服用。

○**药食自疗** ①肝郁脾虚型者，可取金钱草30克，虎杖10克，木香10克，柴胡6克，黄芩15克。上药水煎，分2次早晚各1次口服。也可经常代茶水饮用。亦可取山楂适量，水煎，加少量白糖搅匀后，饮服。有稀释胆汁和降脂的功效。②肝胆湿热型者，可取金钱草、败酱草、茵陈各30克。加水1000毫升煎煮，再加白糖适量搅匀，代茶水温饮。亦可取黄瓜藤100克，洗净后水煎至100毫升，冲新鲜鸡胆1个，顿服。每日1次，可服至症状缓解。

○**耳穴贴压自疗** 取胰腺、胆囊、胆总管、十二指肠、肝穴。并取王不留行子，双侧耳穴贴丸，5日更换1次。10为1个疗程。配合口服50%硫酸镁20毫升，每日1次，或吃猪蹄1副。每次大便后，进行筛洗，以观察排石情况。疗程结束后进行B超复查。

○**气功自疗** 可配合其他疗法综合进行，以有利于结石排出。治疗时，取仰卧位，全身放松，双手平放体侧，掌心向上，排除杂念，意守丹田5分钟。然后存想内视病灶部位，反复默念："正气所至，胆石破碎，排入肠道"，如此默念约3分钟后，存想片刻，用手揉按右上腹正反各36圈，揉时默念上述口诀。每晚睡前练功1次。

【预防调护】

○**起居调养** 生活要有规律，避免过度疲劳，室内工作者及身体肥胖者应强调进行户外活动，如做操、跑步、散步、跳绳等。

○**饮食调养** ①注意饮食规律，定时定量，提倡少吃多餐。②饮食要有节制，不可过饱，逢年过节尤应注意。③注意饮食结构，控制脂肪及胆固醇食物，如肥肉、动物油、动物脑、动物内脏、鱼子、蛋黄等。不可饮酒，少吃辛辣、油炸之物。宜多吃萝卜、青菜、豆类副食品。发作期应采用高碳水化合物、低脂流食，如米汤、稀饭、藕粉、豆浆、杏仁茶等。此外，还应注意饮食卫生，积极防止肠道寄生虫和肠道感染可降低胆石症的发病率。

○**精神调养**　情志失调导致神经机能紊乱及胆汁郁积，是本病形成的因素之一。因此，保持情绪乐观，心胸开朗对于预防本病及减少复发具有积极意义。

四、鼓胀

鼓胀系因肝脾受伤，疏泄运化失常，气血交阻以致水气内停，以腹胀大如鼓、皮色苍黄、脉络暴露为主要表现的病证。

该病证相当于西医学的肝硬化、腹内癌肿、结核等所致的腹水。本病一般起病缓慢，病程较长，有肝积、晚期蛊虫病、癌病等原发病的存在。初起脘腹作胀，腹膨大，食后尤甚，叩之呈鼓音或移动性浊音；继则腹部胀满高于胸部，重者腹壁青筋暴怒及脐孔突出，常伴见乏力、纳呆、尿少、水肿，或有出血倾向等。可见面色萎黄、黄疸、肝掌、蜘蛛痣；若为癌肿、痨病所致者，常有腹痛拒按；痨病者又多见潮热、盗汗等表现。其脉象主要表现多为弦细、弦迟、弦数、细涩、沉弱、弦细等。

【脉象辨析】

○**脉弦细**　多为气滞湿阻所致。症见腹部胀大，按之不坚，胁下胀满或疼痛，纳呆少食，食后作胀，嗳气后稍减，或下肢微肿，舌质淡、苔白腻。

○**脉弦迟**　多为寒湿困脾所致。症见腹大胀满，按之如囊裹水，胸腹胀满，得热稍舒，周身困重，怯寒肢肿，小便短少，大便溏薄，舌质淡、苔白腻。

○**脉弦数**　多为湿热蕴结所致。症见腹大坚满，脘腹绷急，外坚内胀，拒按，烦热口苦，渴不欲饮，小便赤涩，大便秘结或稀溏，或有面目肌肤发黄，舌尖边红，苔黄腻或灰黑而润。

○**脉细涩**　多为肝脾血瘀所致。症见腹大坚满，按之不陷而硬，青筋怒张，胁腹刺痛拒按，面色晦暗，头颈胸臂等处可见红点赤缕，唇色紫褐，大便色黑，肌肤甲错，口干饮水却不欲下咽，舌质紫黯或边有瘀点、瘀斑。

○**脉沉弱**　多为脾肾阳虚所致。症见腹大胀满，形如蛙腹，撑胀不甚，朝宽暮急，面色苍黄，胸闷纳呆，大便溏薄，畏寒肢冷，全身水肿，小便不利，舌质淡、舌体胖、舌边有齿痕、苔厚腻而水滑。

○**脉弦细数**　多为肝肾阴虚所致。症见腹大坚满，甚则腹部青筋暴露，形体反见日渐消瘦，面色晦滞，小便短少，口燥咽干，心烦少寐，齿鼻时或衄血，舌质红绛而少津。

【中医简易治疗】

○**中药灌肠疗法** ①大黄附子牡蛎汤：大黄60克，附子30克，牡蛎60克。上药加水浓煎成150～200毫升，行保留灌肠，每日1～2次，适用于鼓胀寒湿困脾型。②通腑导泻方：大黄30克，芒硝（冲），枳实、厚朴各20克，牡丹皮15克，泽泻5克，蒲公英20克。上药加水浓煎成150～200毫升，行保留灌肠，每日1～2次。适用于鼓胀湿热蕴结者。

○**药茶疗法** 陈葫芦壳、白茅根各50克。上药水煎取浓汁代茶饮用，每日1剂。适用于肝硬化腹水。

○**单方验方** ①青蛙1只，巴豆、砂仁各7个。去蛙肠肚，将巴豆、砂仁装入蛙腹中，外用泥封，火烧存性，去泥研末。将药末分为7包，每次服1包，每日1～3次。适用于鼓胀久不消退。②鲜苦猪胆1个，豆腐浆1大碗。将豆腐浆加热后，搅入猪胆汁饮用。如无鲜猪胆，用干者置温水中泡开亦可用。适用于肝硬化腹水。③鳖鱼500克，生独头蒜80克，或鳖甲30～60克、大蒜15～30克，加水煮熟，勿入盐，淡食之，每日1剂。适用于鼓胀。

【自疗要点】

肝硬化

○本病主要侵犯肝、脾、肾三脏，在本为肝肾不足、脾胃虚弱，在标为血瘀水结。治疗应根据病情的缓急用药。病急属实证，以行气、利水、祛瘀为主，调肝健脾固肾为辅；病缓属虚证，以调肝健脾固肾为主，行气、利水、祛瘀为辅。著名中医岳美中专方"芪丹鳖甲汤"（黄芪30克，白芍10克，丹参30克，鳖甲30克，茯苓30克等），经临床治疗观察，疗效良好。

○鳖甲30克，大蒜15克，加水煎煮，勿入盐，每日1剂，长期服对肝硬化腹水有较好的疗效。中药六味地黄丸、灵芝片有调补肝肾的作用。中草药筋骨草（苦草）每日10克，煎服，有较好的控制肝硬化及腹水进展的作用。

○严格来说目前尚无治疗肝硬化的特殊药物，治疗重点在保护和恢复肝功能及预防并发症两方面，有些患者盲目认为多吃所谓"肝脏保护药"就一定有利于肝脏的恢复，这一观点是不正确的。我们应该明白，大部分药物必须经过肝脏代谢，服用药物太多或服用时间太长，显然会加重肝脏的负担，所以肝硬化患者必须在专业医务人员的指导下用药，这样才是安全可靠的。

○凡患有本病者，要加强自我情志的调节，不要自寻烦恼，"既来之，则安之"，以平静的心态对待，要乐观、开朗，树立战胜疾病的信心；而亲友应该多关心患者，多疏导劝慰，心情的愉快与情绪的稳定，将有利于肝病的恢复。肝硬化早期（代偿期），如果肝功能正常，体征不明显者，可以参加较轻松的工作，但要避免疲劳；中晚期（失代偿期）时，原则上应该全休。

〇本病经治疗后，当肝硬化或腹水症状已经稳定，在休养期间，除定期到医院复查外，一旦出现下列情况，应及早到医院治疗，切不可轻视：①极度乏力，纳差。②出现黄疸。③肝区疼痛加剧，④呕血或黑便。⑤腹胀、腹水。⑥无尿或尿少。⑦突然行为异常、意识障碍等。

【预防调护】

肝硬化腹水

〇**起居调养**　肝功能代偿良好、病情稳定者可参加一般轻工作，或适当活动，如散步、做保健操、太极拳、气功等，但须注意适可而止，不必勉强。代偿不全者，按不同程度予以短期休息或半天休息。有肝功能损害、黄疸、腹水、出血等应卧床休息，以减轻肝脏负担，改善肝循环，促进肝功能恢复。平时生活要有规律，积极预防感冒及胃肠道感染，节制性生活。

〇**饮食调养**　要饮食有节，定时定量，一般以低脂肪、高蛋白、高维生素和易于消化的饮食为宜。可多吃些豆制品、水果、新鲜蔬菜，适当进食瘦肉、河鱼、鸡蛋、糖类等。如肝功能显著减退或有肝昏迷先兆时，应对蛋白质食物（肉类、鱼类、蛋类）进行控制。有腹水的患者则应限制水和盐，一般每日氯化钠摄入量应少于1.2克，每日水的摄入不应超过1000毫升。禁酒类、辛辣及对肝脏有害的物品（砷、异胭肼、巴比妥类等）。

〇**精神调养**　消除思想负担，树立坚强意志，保持心情舒畅，情绪稳定。很多病例证实，只要患者消除恐惧心理，积极配合治疗，就能有益于病情的改善和提高疗效。

五、肝癌

肝癌，以脏腑气血亏虚为本，气、血、湿、热、瘀、毒互结为标，主病在肝，渐为癥积而成。临床上以右胁肿硬疼痛、消瘦、食欲缺乏、乏力，或有黄疸或昏迷等为主要表现的恶性肿瘤病。

该病证相当于西医学的原发性肝癌。该病可发生于任何年龄，多发于青年和中年，男性多于女性。起病隐匿，相当部分患者有肝积、肝著等病史。其主症为两胁疼痛，上腹部肿块，纳呆乏力，腹胀消瘦，肝区疼痛而剧烈，向肩背部放射，肿块呈进行性增大，质地坚硬而拒按，兼症以发热、腹泻、腹痛、鼻出血为多，晚期出现黄疸、腹水、昏迷表现。其脉象，初期多表现为弦滑或滑数，后期多表现为沉细、细而数等。

【脉象辨析】

○脉弦　多为肝气郁结所致。症见右胁部胀痛，胸闷不舒，善太息，纳呆少食，时有腹泻，胁下肿块初起时舌苔薄腻。

○脉弦涩或细涩　多为气滞血瘀所致。症见右胁刺痛，入夜尤甚，胁下肿块坚硬，按之痛甚，脘腹胀满，食欲缺乏，神倦纳少，面色黯滞，唇色紫褐，口渴而不欲饮，或大便色黑，舌质紫黯或有瘀点、瘀斑。

○脉弦滑或弦数　多为湿热聚毒所致。症见右胁痛甚，胁下结块坚硬，身目俱黄，烦热口苦，脘腹痞胀，纳呆呕逆，小便黄赤，大便干结，舌质红、苔黄腻。

○脉细而数　多为肝阴亏虚所致。症见胁肋疼痛，胁下结块坚硬，五心烦热，头晕目眩，食少腹部胀大，青筋暴露，甚则呕血、便血，舌质红而少苔。

【中医简易治疗】

○单方验方　①木鸡、核桃树皮、山豆根、菟丝子各30克。上药水煎，分2次服，每日1剂。适用于肝癌早期。②半边莲、半枝莲、黄毛耳草、薏苡仁各30克，天胡荽60克。上药加水浓煎成汁，分2次服，每日1剂。适用于肝癌早期。③全蝎、蜈蚣、水蛭、僵蚕、蜣螂、天龙（守宫）、五灵脂各等份，上药共研细末，每次取服3克，每日2次。适用于肝癌中、晚期，疼痛剧烈。

【预防调护】

○改善饮水条件，注意饮水卫生，不食霉变食品，少吃油炸、辛辣、腌制食物，不吸烟，适当饮酒。

○饮食多样化，多食富含维生素、微量元素及纤维素类食品，如新鲜蔬菜、水果、冬菇及海产品等。

○预防并治疗病毒性肝炎。

○适当运动，不可过劳，少去人群聚集的公共场所。

○正确对待疾病，积极配合治疗，定期复查随访，一般术后1~2年每2个月复查1次，2年以上可3~4个月1次，5年以上每半年1次。但若感觉不适时，应随时就诊。

第四节　心脑病证

一、胸痹心痛

胸痹心痛是由于正气亏虚、痰浊、瘀血、气滞、寒凝而引起心脉痹阻不畅，临床以膻中穴或左胸部发作性憋闷、疼痛为主要表现的一种病证。

该病证相当于西医学的缺血性心脏病（不包括心肌梗死）。该病多发于40岁以上的中、老年人，常由情志刺激、饮食过饱、感受寒冷、劳倦过度而诱发，亦可在安静时或夜间无明显诱因而发病，多伴有气短乏力、自汗心悸，甚至喘促等表现。其脉象可表现为沉紧、沉细迟、细弦、弦涩、细缓、结、代、促等。

【脉象辨析】

○**脉沉紧**　多为素体阳虚、胸阳不振、阴寒之邪乘虚而入所致。症见卒然心痛如绞，形寒，甚则手足不温，冷汗自出，心悸气短。

○**脉沉细迟**　多为中老年人，肾气渐衰，肾阳虚衰不能鼓动五脏之阳，引起心气不足或心阳不振而发。症见心悸心痛、胸闷、气短、自汗，动则更甚，神倦怯寒，面白无华，四肢欠温或肿胀等。

○**脉细弦**　多为情志不遂时诱发，令心气郁结而致。症见心胸满闷、隐痛阵发，痛无定处，时欲太息。

○**脉弦涩**　多为瘀血痹阻所致。症见心胸疼痛剧烈，如刺如绞，痛有定处，甚则痛引肩背。

○**励细缓**　多为心气不足所致。症见心胸阵阵隐痛，胸闷气短，动甚益甚，心中动悸，倦怠乏力，神疲懒言，易出汗。

○**脉滑**　多为痰浊闭阻所致。症见胸闷重而心痛轻微，肥胖体沉，痰多气短，口黏便溏，咳吐痰涎。

○**脉结、代、促**　多为气虚血瘀或心阴亏损，气虚血瘀所致。症见胸痛，伴气短乏力、自汗。

【中医简易治疗】

○**中药气雾剂疗法**　①寒心舒气雾剂，舌下喷雾，每次喷1~2下，症状发作时用。具有温通散寒，理气止痛的功效。适用于胸痹心痛寒凝证。②热心舒气雾剂，舌下喷雾，每次喷1~2下，症状发作时用。具有凉血清热，活血止痛的功效。适用于胸痹心痛偏热者。

○**单方验方**　①失笑散3克，田七末15克，云南白药中保险子1~2粒，以黄酒送服。适用于心痛甚者。②丹参24克，白芍15克，川芎15克，红花10克，降香6克。上药水煎，分2次服用。适用于各证型胸痛。

【自疗要点】

○缺血性心脏病，以胸闷、膻中或左胸部反复疼痛为特点，临床辨证多虚实夹杂，变化多端，但只要辨证确切，患者能遵医嘱，善于摄养，病情一般都能得到控制或缓解。

○尤其要注意疼痛的早期，即应使用一些舌下含服的药物，如复方丹参滴丸、益心丸、速效救心丸等，上述药物具有起效快、作用迅速的特点。如果症状持续不能改善，应尽早到医院治疗。

○值得注意的是：该病是内科重症，书中所介绍的方法仅作为辅助治疗。

【预防调护】

○注意精神调节，避免情绪波动。

○饮食宜清淡，勿过食肥腻、辛辣等刺激性食物，戒烟忌酒，勿暴饮暴食。

○坚持适当体育锻炼，劳逸结合，不可过度劳累。

○发作时应保持心情平静，及时休息，给予止痛药物，以防止发生意外。

○注意生活起居，避免寒冷刺激。

二、心悸

心悸是指气血阴阳亏虚，或痰饮瘀血阻滞，心失所养，心脉不畅，引起心中急剧跳动，惊慌不安，不能自主为临床主要表现的心系疾病。

该病证相当于西医学的心律失常。其发作常由情志刺激、惊恐、紧张、劳倦过度、饮酒饱食等因素而诱发。常伴见胸闷不适、易于激动、心烦急躁、少寐多汗、颤抖乏力、头晕头昏等症状。中老年发作频繁者，可伴见心胸疼痛，甚至喘促、肢冷汗出，或见晕厥表现。脉象可见数、疾、促、结、代、沉、迟等变化。

【脉象辨析】

○**脉细略数或细弦**　多为心虚胆怯所致。症见心悸不安，善惊易恐，坐卧不安，寐差多梦而易惊醒，食少纳呆，恶闻声响，舌质淡、苔薄白。

○**脉细弱而结代**　多为心脾两虚所致。症见心悸气短，头晕目眩，面色无华，神疲乏力，纳呆食少，腹胀便溏，多梦少寐，健忘，舌质淡红。

○**脉细数或结代**　多为阴虚火旺所致。症见心悸易惊，心烦失眠，五心烦热，口干口渴，夜间盗汗，思虑劳心时则症状加重，伴见耳鸣、腰酸，头晕目眩，舌红少津、苔少。

○**脉虚而促或结代**　多为心阳不振所致。症见心悸不安，胸闷气短，动则尤甚，面色苍白，形寒肢冷，舌质淡、苔白。

○**脉弦滑或沉细而滑**　多为水饮凌心所致。症见心悸不安，胸闷痞满，渴不欲饮，小便短少，下肢水肿，形寒肢冷，伴见头晕目眩，恶心呕吐，流涎，舌质淡、苔滑。

○**脉涩或结或代**　多为心血瘀阻所致。症见心悸不安，胸闷不适，心痛时作，痛如针刺，唇甲青紫，舌质紫黯或有瘀点、瘀斑。

○**脉滑而促或结代**　多为痰火扰心所致。症见心悸时发时止，受惊易作，胸闷烦躁，少寐多梦，口干口苦，大便秘结，小便短赤，舌质红、苔黄腻。

【中医简易治疗】

○**单方验方**　①苦参、益母草各20克，炙甘草15克。上药水煎，分2次服，每日1剂。适用于心悸而脉数或促。②黄芪、苦参、汉防己、葛根各30克。上药水煎，分2次服，每日1剂。适用于心悸兼气虚。③朱砂0.5克，琥珀3克。研细末后分2次吞服，切勿煎煮。适用于心悸各证型。④生酸枣仁、熟酸枣仁各10克。上药水煎，分2次服，每日1剂。适用心悸各证型。

【自疗要点】

○**中成药自疗**　①心气不足型，可服用归脾丸、生脉饮、柏子养心丸等。②阴虚火旺型，可口服天王补心丹、宁心宝、朱砂安神丸等。③心血瘀阻型，可服用冠心苏合丸、复方丹参片等。

○**药食自疗**　对于心气不足型，可取茯苓末、米粉、白糖各等量，加水适量，搅调均匀，以微火在平锅里摊烙成极薄煎饼，经常食用。对于阴虚火旺型，可取莲子30克，枸杞子30克，粳米100克，淘洗干净，共置于锅内，加水适量，煮熟成粥，服用。亦可取苦参30克，炙甘草10克，泡入白开水，当茶水饮用。对于心血瘀阻型，可取生山楂500克，去果柄、果柱，放入锅内，清水适量，煎煮至七成熟烂，水将耗干时加入蜂蜜250克，再以小火煎煮熟透，收汁即可。待冷，放瓶罐中贮存备用，可经常大量食用。或取丹参30克，泡入500毫升白酒内，约7日后，即可饮服。每次约10毫升，饭前饮用，每日2~3次。亦可取茶树根30克，泡白开水，代茶水饮用。

○**医疗体育锻炼**　可练太极拳，套数由少到多，以不累为度。亦可选用走与慢跑相结合锻炼，走一段，跑一段，距离由短渐长，速度由慢至快，每日30分钟，坚持不懈。

【预防调护】

○心悸发作频繁时应卧床休息，保证睡眠充足。

○注意劳逸结合，参加适当的体育活动。

○防止感冒，避免情绪激动、精神紧张，饮食宜清淡，戒烟、忌酒，避免饮用咖啡或浓茶等饮料。

三、眩晕

眩晕是由于风、火、痰、瘀引起清窍失常，临床以头晕、眼花为主要症状的病证。轻者闭目可止，重者如坐车船，旋转不定，不能站立，或伴有恶心、呕吐、汗出、面色苍白等表现，严重者可突然仆倒。

该病证相当于西医学的高血压、低血压、低血糖、贫血、梅尼尔病、脑动脉硬化、椎-基底动脉供血不足、神经衰弱等病。该病证多由情志、饮食所伤，以及失血、外伤、劳倦过度等所致。一般多见于中老年人，亦可发生于青年人。可反复发作，妨碍正常工作与生活，严重者可发展成中风或厥证、脱证而危及生命。其脉象多弦，表现为弦滑、弦细、弦涩或弦细数；亦见有脉象细弱者。眩晕兼头涨而痛，心烦易怒，肢麻颤震者，应警惕中风的发生。

【脉象辨析】

○**脉弦细数** 多为风阳上扰所致。症见眩晕耳鸣，头痛且涨，遇疲劳、恼怒时加重，肢体颤震，不寐多梦，腰膝酸软，或颜面潮红、舌质红、苔黄。

○**脉弦数** 多为肝火上炎所致。症见头晕且痛，目赤口苦，胸胁胀痛。烦躁易怒，寐少多梦，舌质红、苔黄腻。

○**脉弦滑** 多为痰浊上蒙所致。症见头重如蒙，视物旋转，胸闷作恶，呕吐痰涎，舌质淡、苔白腻。

○**脉弦细** 多为肝肾阴虚所致。症见眩晕久发不已，视力减退，两目干涩，少寐健忘，心烦口干，耳鸣耳聋，神疲乏力，腰酸膝软，舌质红、苔薄。

○**脉弦涩或细涩** 多为瘀血阻窍所致。症见眩晕头痛，兼见健忘，不寐，心悸，精神不振，耳鸣耳聋，面唇紫暗，舌质紫黯、有瘀点或瘀斑。

○**脉细弱** 多为气血亏虚所致。症见头晕目眩，动则加剧，遇劳则发，面白无华，神疲乏力，心悸少寐，舌质淡、苔薄白。

【中医简易治疗】

○**药茶疗法** 肉桂、桂枝、炙甘草各10克，上药水煎，分2次服用，每日1剂，或用白开水泡后，代茶水饮用。适用于眩晕心肾阳虚证。

○**单方验方** ①夏枯草、罗布麻、桑寄生各15克。上药水煎，分2次服用，每日1剂。适用于眩晕各证型。②青葙子10克，草决明15克。上药水煎，分2次服，每日1剂。适用于眩晕各证型。③党参15克，黄精20克，大枣6枚。上药水煎，分2次服用，每日1剂。适用于眩晕各证型。

【自疗要点】

（1）原发性高血压引起的眩晕

○**中成药自疗** 可按以下3型进行：①肝阳上亢型，可选用清脑降压片、田七花精、脑立清、安宫降压丸、牛黄降压丸、天麻定眩丸、天麻钩藤冲剂、降血压糖浆、天麻眩晕宁、罗布麻叶颗粒、醒脑降压丸等。②肝肾阴虚型，可选用二至丸、左归丸、六味地黄丸、延寿丹、健脑补肾片、滋肾宁神丸、阿胶首乌液、补肾养血丸等。③阴阳两虚型，可选用毛冬青补液、参芪二仙片、虫草蜂王浆、龟鹿二胶丸、壮腰健肾丸、双龙补膏、复方羊红膻片等。

〇**药食自疗**

肝阳上亢型者：①鲜芹菜500克，捣烂取汁，加蜂蜜50毫升调匀，每日服3次。或取芹菜连根60克，切碎，与粳米60克，同煮为粥，晚上服。②海带30克，决明子30克，加水适量同煎，食海带饮汤，每日1次。并可取海带30克，冬瓜100克，薏苡仁10克，加白糖煮汤，每日1次，连服4～5日。③鲜山楂10枚，捣碎，加冰糖适量，水煎，分2次服用。

肝肾阴虚型者：①黑木耳6克，浸泡1夜，入锅蒸1小时，拌入冰糖调匀，睡前服食。或常食木耳炒豆腐。或取鲜生地黄150克，洗净捣烂，以纱布绞汁备用。②粳米50克，加冰糖加水煮粥，熟后加入鲜地黄汁，略煮，每日2～3次温服。③绿豆、黑芝麻各500克，炒熟研末，每次取服50克，每日2次。

阴阳两虚型者：①粳米50克，先煮粥，半熟时加入豆腐浆500毫升同煮。加白糖或盐搅匀后服食，早晚温服1次，可长期食用。②莲子粉15克，糯米30克，红糖适量，置于砂锅内同煮粥，服食。③海虾米30克，以温水浸泡后，与粳米100克，用砂锅煮粥，早晚温服。④海参30克，以清水炖烂，加冰糖适量再炖片刻，每日空腹服食。

〇**按摩自疗**　以患者双手拇指按摩双侧涌泉穴各100次，早晚各1次。长期使用。

〇**气功自疗**　①放松功：立式或坐式，全身放松，双目微闭，自然呼吸。身体分为两侧、前、后3条线，分别从头部两侧→十指；面部→足趾；后脑→两足底，依次放松，意念中默念"放松"，放松3条线的各个部位，放松至各条线的最后部位时，意守2分钟。放松完3条线（一个循环），意守丹田3～4分钟。做2～3循环后收功。②站桩功：立式，双足分开踏实，与肩同宽，双膝微屈，上体直立，臂呈半圆，手悬半虚，双手指相对，相隔3拳，位于脐下，掌心向上，全身放松，自然呼吸，意念正在沐浴之中，水从头顶缓流足底，流入地下。每次10分钟，每日2～3次。

（2）低血压引起的眩晕

〇**中成药自疗**　①气血亏虚型，可选用十全大补丸、人参养荣丸、养血当归精、人参补膏、三参王浆，复方阿胶浆、人参当归茶等。②肾精不足型，可选用河车大造丸、人参首乌精、参茸大补液、茸血五加甲参晶等。

〇**药食自疗**

气血亏虚型者：①白木耳15克（先浸泡），瘦猪肉50克，红枣10枚。炖熟后，饮服。②糯米100克，阿胶（捣碎）5克，先煮粥，将熟时加入阿胶，边煮边搅，待粥稠胶化为止，早晚服食。

肾精不足型者：①精瘦猪肉500克（切成细丝），枸杞子100克，熟青笋100克（切丝），先炒肉丝和笋丝，烹黄酒，加入调味品，再放入枸杞子翻炒，淋麻油后，服食。②大米50克，红枣2枚，如常法煮粥，半熟时加入何首乌粉25克，煮熟后加红糖适量搅匀，早晚热服。

○**耳穴贴压自疗** 取肾上腺、升压点、缘中（脑点）、心穴。施以耳穴贴压法，或用毫针刺激。

【预防调护】

○眩晕患者应保持心情舒畅，避免情绪的大起大落。戒烟、戒酒。

○饮食清淡，忌膏粱厚味。

○适当体育锻炼，特别适宜中国传统项目如太极拳、八段锦等。

四、中风

中风是由于气血逆乱，产生风、火、痰、瘀，导致脑脉痹阻或血溢脑脉之外，临床上以出现突然昏仆、半身不遂、口眼㖞斜、言语謇涩或不语、偏身感觉麻木为主要临床表现的脑神经疾病。

该病证相当于西医的脑血管意外，包括出血性中风与缺血性中风两类。该病起病急，常见的诱因为气候骤变、烦劳过度、情志相激、跌仆努力等，病前常有头晕、头痛、肢体麻木、力弱等先兆症状，好发年龄以40岁以上多见。脉象表现多弦，重按有力或弦滑、弦细，或结或代等。若脉由浮转沉、由大变细、由实转虚、由闭证转向脱证，均属危象之兆。

【脉象辨析】

○**脉弦滑** 多为风痰瘀血、痹阻脉络所致。症见半身不遂，口舌㖞斜，舌强言謇或不语，偏身麻木，头晕目眩，舌质暗淡，苔薄白或白腻。

○**脉弦数有力** 多为肝阳暴亢、风火上扰所致。症见半身不遂，偏身麻木，舌强言謇或不语，或口舌㖞斜，眩晕头痛，面红目赤，口苦咽干，心烦易怒，尿赤便干，舌质红或红绛，苔薄黄。

○**脉弦滑或偏瘫侧脉弦滑而大** 多为痰热腑实、风痰上扰所致。症见半身不遂，口舌㖞斜，言语謇涩或不语，偏身麻木，腹胀便秘，头晕目眩，咳痰或痰多，舌质黯红或黯淡、苔黄或黄腻。

○**脉沉细、细缓或细弦** 多为气虚血瘀所致。症见半身不遂，口舌㖞斜，言语謇涩或不语，偏身麻木，气短乏力，口角流涎，自汗，心悸不安，大便溏薄，手足肿胀，舌质淡、苔薄白或白腻。

○**脉细弦或细弦数**　多为阴虚风动所致。症见半身不遂，口舌㖞斜，言语謇涩或不语，偏身麻木，烦躁失眠，眩晕耳鸣，手足心热，舌质红绛或黯红、苔少或无苔。

○**脉弦滑数**　多为痰热内闭清窍所致。症见起病骤急，神昏或昏聩，半身不遂、鼻鼾痰鸣，肢体强痉拘急，项背身热，躁扰不宁，甚则手足厥冷，频繁抽搐，偶见呕血，舌质红绛、苔黄腻或干腻。

○**脉沉滑或沉缓**　多为痰湿蒙塞心神所致。症见发病神昏，半身不遂，肢体松懈，瘫软不温，甚则四肢逆冷，面白唇黯，痰涎壅盛，舌质黯淡、苔白腻。

○**脉沉缓、沉微**　多为元气败脱、神明散乱所致。症见突然神昏或昏聩，肢体瘫痪，手撒肢冷汗多，重则周身湿冷，二便失禁，舌痿、舌质紫黯、苔白腻。

【中医简易治疗】

○**中药贴敷疗法**　制马钱子50克，芫花20克，明雄黄2克，川乌3克，胆南星5克，白胡椒2克，白附子3克。上药共研细末，过筛，贮瓶备用。每取药末10~15克，撒于2厘米×3厘米的胶布中央，分别贴于神阙、牵正穴上，每2日更换1次，10日（5次）为1个疗程。适用于中风、口眼㖞斜。

○**单方验方**　黄芪30克，红花10克，川芎、地龙、川牛膝各15克，丹参30克，桂枝6克，山楂30克。上药水煎，分2次服，每日1剂。具有益气活血、通脉舒络、排滞荡邪、祛瘀生新的功用。适用于中风、痹证偏于气虚血瘀者。气郁或痰湿内阻之意识、语言障碍者，加郁金12克，石菖蒲、法半夏各10克，茯苓15克；头痛甚者，去桂枝、红花，加僵蚕10克，菊花15克；眩晕明显系肝阳上亢者，去桂枝、川芎、黄芪，加珍珠母30克（先煎）、茺蔚子10克；纳呆胸闷、舌苔白腻者，加白术、茯苓、薏苡仁各20克，或藿香、佩兰各10克；呕吐者，加竹茹、姜半夏各10克；便秘、口臭者，加大黄12克（后下）；抽搐者，去桂枝10克，加僵蚕、钩藤各10克。

【自疗要点】

○中风是一种严重危害人们健康的疾病，具有发病率、病死率、致残率高的特点。

○中风急性期多住院治疗。

○进入中风恢复期和后遗症期，应进行及时、正确的功能锻炼。在患者瘫痪肢体不能自主运动时，护理人员应帮助患者做被动运动，进行肢体按摩，同时做大小关节屈伸、旋转、内收、外展等动作，以促进气血运行。当患者肢体瘫痪恢复到可以抬举时，应加强自主运动，如在床尾拴上带子，患者可以拉带子协助坐起；脚踩踏板，锻炼小腿肌；手握木棍或揉动核桃或健身球，锻炼握力和手指关节活动能力。

○当患者能站立时，则应尽早搀扶患者锻炼走路，要注意姿势、技巧、持久力及速度，还要注意安全。此外，对中风不语者，应耐心教病人锻炼发声，逐步使其恢复语言功能。

【预防调护】

○中老年人，若在某些诱因作用下，眩晕、头痛明显加重，并出现一过性偏侧肢麻、语言不利等症状，多为中风先兆，应及时检查治疗，采取综合措施控制病情，加强护理，密切观察病情变化，并注意休息调摄，防止进一步发展为中风。

○对于已患中风的患者，应积极消除导致再中风的危险因素，如对高血压、糖尿病、动脉硬化、高脂血症等疾病，应积极进行治疗。

○情绪上要保持心情舒畅，生活要有规律，每日必须要有充足的睡眠时间及适当的活动时间，避免用脑过度。

○饮食结构要合理，提倡低盐低脂饮食，多进食蔬菜、水果，忌辛辣食物，保持大便通畅。

五、不寐

不寐是由于心神失养或不安而引起经常不能获得正常睡眠，并有头晕、健忘等证为主要表现的脑神经疾病。

该病证相当于西医学的失眠、神经症、更年期综合征等。本病多为情志所伤、久病体虚、饮食不节、劳逸失度等引起阴阳失调，阳不入阴而发病。轻者入寐困难或睡而易醒、醒后不寐，重者彻夜难眠，常伴有头痛头昏、心悸健忘、神疲乏力、心神不宁、多梦等。其脉象可表现为脉数有力或细数，或弦而数，或滑数、细无力、弦细等。

【脉象辨析】

○**脉数有力或细数**　多为心火炽盛所致。症见心烦不寐，躁扰不宁，口干舌燥，小便短赤，口舌生疮，舌尖红、苔薄黄。

○**脉弦而数**　多为肝郁化火所致。症见急躁易怒、不寐多梦，甚至彻夜不眠，常伴见头晕头涨，目赤耳鸣，口干而苦，不思饮食，便秘尿赤，舌质红、苔黄。

○**脉滑数**　多为痰热内扰所致。症见胸闷心烦不寐，泛恶，嗳气，并伴见头重目眩，口苦，舌质红、苔黄腻。

○**脉细而数**　多为阴虚火旺所致。症见心悸不安，心烦不寐，腰酸足软，并伴见头晕，耳鸣，健忘，遗精，口干津少，五心烦热，舌质红而少苔。

○**脉细无力**　多为心脾两虚所致。症见多梦易醒，心悸不安，健忘神疲，少食，头晕目眩，并伴见四肢倦怠，面色无华，舌质淡、苔薄。

○**脉弦而细**　多为心胆气虚所致。症见心烦不寐，多梦易醒，胆怯心悸，触事易惊，常伴见气短自汗，倦怠乏力，舌质淡、苔薄。

○**脉弦或涩**　多为瘀阻脑络所致。症见不寐多梦，头晕头痛，健忘，面色黧黑，或有头部外伤史，舌质紫黯或有斑点、瘀斑。

【中医简易治疗】

○**单方验方**　①琥珀0.6克，合欢皮、白芍各9克。上药水煎，分2次服，每日1剂，适用于不寐阴血亏虚证。②炒酸枣仁、麦门冬各10克，远志6克。上药水煎，分2次服用，每日1剂。适用于不寐阴虚证。③百合、淮小麦各30克，莲子肉、夜交藤各15克，大枣10克，甘草6克。上药以冷水浸泡30分钟，加水500毫升，煮沸20分钟。滤汁，存入暖瓶内，不计次数，作饮料服用。具有益气养阴，清热安神的功用。适用于神经症、神经衰弱。兼气郁者，加合欢花30克；兼瘀浊者，加竹茹9克，生姜6克；兼湿邪阻滞者，加藿香梗、荷梗各10克。

【自疗要点】

○中医治疗本病尤其注重心理方面的疏导，帮助病人找出发病的诱因，特别是因情志不畅或紧张，压力超负荷所致，精神治疗更有其特殊的作用，患者应积极设法消除顾虑及紧张情绪，保持良好心理状态。

○在用药法则上强调在辨证论治基础上，均应加用安神镇静药，方能取效。此外，服药方法也很重要，为了使血中达到一定的药物浓度，起到安神入睡的目的，一般早晨或上午不服药，只在午后休息及晚上临睡前各服药1次，这种服药方法常可收到良好疗效。

【预防调护】

○调畅情志，保持良好的心态，避免精神刺激。

○养成良好的生活习惯，定时休息，睡前不饮浓茶、咖啡。

○注意锻炼身体，积极参加医疗体育活动。

○睡前采取适当的按摩方法，可帮助入睡。如点揉神门穴，用拇指端的螺纹面，点揉另一手的神门穴，再换另一手的拇指，同样揉前手的神门穴，以稍感酸胀为宜，各重复30次。摩擦涌泉穴，取仰卧位，微屈小腿，以两足心紧贴床面，做上、下摩擦动作，每日30次。还可旋摩全腹，取仰卧位，左右两手重叠，右手掌心在下，附于脐上，左手掌心放在右手掌背，两手均匀用力，以顺时针方向旋转摩动。由脐部开始，逐渐扩大范围至全腹。旋摩全腹有助于全身放松。

六、痴呆

痴呆是以呆傻愚笨为主要临床表现的一种神志疾病。

该病证相当于西医学的老年性痴呆、脑血管性痴呆及脑叶萎缩症。其病因以情志所伤、年迈体虚为主。轻者可见神情淡漠、寡言少语、反应迟钝、善忘等症状；重则表现为终日不语，或闭门独居，或口中喃喃、言辞颠倒，或举动不止、忽笑忽哭，或不欲食，数日不知饥饿等表现。为中、老年时期的多发病。一般起病隐袭，发展缓慢，渐进加重，病程一般较长。脉象多表现为沉细弱、沉细滑、细滑、细涩等。

【脉象辨析】

〇**脉沉细弱**　多为髓海不足所致。症见头晕耳鸣，记忆力和计算力明显减退，懒惰思卧，齿枯发焦，腰酸骨软，步行艰难，舌瘦色淡、苔薄白。

〇**脉沉细弱，双尺尤甚**　多为脾肾两虚所致。症见表情呆滞、沉默寡言，记忆力减退，失认失算，口齿含糊，词不达意，并伴见腰膝酸软，肌肉萎缩，食少纳呆，气短懒言，口涎外溢或四肢不温，腹痛喜按，肠鸣泄泻，舌质淡白、舌体胖大、苔白，或舌质红、苔少或无苔。

〇**脉细滑**　多为痰浊蒙窍所致。症见表情呆钝，智力衰退，或哭笑无常，喃喃自语，或终日无语，呆若木鸡，并伴见不思饮食，脘腹胀痛，痞满不适，口多涎沫，头重如裹，舌质淡、苔白腻。

〇**脉细涩**　多为瘀血内阻所致。症见表情迟钝，言语不利，善忘，易惊恐，或思维异常，行为古怪，且伴见肌肤甲错，口干而不欲饮，双目暗晦，舌质黯，或有瘀点、瘀斑。

【中医简易治疗】

〇**单方验方**　①丹参30克，川芎、当归、黄芪各15克。上药水煎，分2次服用，每日1剂。适用于痴呆瘀血内阻证。②黄芪60克，当归、制首乌、熟地黄各15克。上药水煎，分2次服用，每日1剂。适用于老年性痴呆症、属体虚者。③黄芪30克，龟甲（先煎）、川芎各15克，穿山甲9克（先煎）。上药水煎，分2次服用，每日1剂。适用于痴呆症，证属肾虚血瘀。

【自疗要点】

〇对于老年痴呆症，应力戒饱食，因长期饱食易促使脑动脉硬化，易引起老年痴呆症。据国外研究报道，节食可使人长寿。其次，应禁忌长期服用安眠药，安眠药能抑制大脑功能，阻滞神经传导，可发生一系列痴呆症。

○药食疗法对防治老年性痴呆症也有较好的帮助，据多方面研究资料表明，饮食中缺钙，缺维生素C、维生素E及B族维生素，以及蛋白质不足，铝过量，吸烟、酗酒等均为老年性痴呆症的诱因。因此，大力提倡戒烟、少喝酒，注意多吃鸡蛋、大豆、花生、核桃、瘦猪肉、牛肉、羊肉等蛋白质丰富的食物和富含维生素C、维生素E、B族维生素的食物，可以防治老年性痴呆症。

○**药食疗法**　①核桃30克，粳米200克，大枣10枚，以上3味洗净，熬粥服食，每日2次。②黑芝麻30克，粳米100克，煮粥，加蜂蜜1匙搅匀食用，每日早、晚各服1次。③枸杞子20克，小米100克，瘦猪肉30克，洗净共熬成粥，服时加少许精盐调味，经常服食。④枸杞子、炒酸枣仁、光桃仁、核桃仁、大枣各10克，糯米250克，混匀，蒸熟成糕，经常食用可健脑益寿。

○**心理疗法**　老年人要保持乐观情绪，做到心胸豁达，笑口常开，这是防治痴呆症的"灵丹妙药"。也可玩三色球，用球体涂色法来治疗痴呆症。

○**运动疗法**　平日坚持医疗体育锻炼，如腹式深呼吸、保健操、甩手、步行、慢跑、舞剑、太极拳等，以促进血液循环，增加脑细胞的新陈代谢，延缓大脑衰老。此外，常诵诗词，下围棋或象棋，打麻将等多种活动，可防治老年性痴呆症的发生。

○**控制饮食**　老年痴呆症主要是由动脉硬化引起大脑皮质萎缩所致。脑萎缩和神经细胞死亡一经发生，即可发生老年性痴呆症。预防的措施，首先是控制脂类食物，以减少冠心病、高血脂、动脉硬化的形成。吸烟极易造成呼吸系统、消化系统、大脑功能的损害。因此，从青春少年时起，就要克服嗜烟、嗜酒等不良习惯，勤于用脑，这对老年痴呆症的预防尤为重要。

【预防调护】

○预防和及时治疗可损害脑的各种疾病，避免有害因素，如老年人应积极防治动脉粥样硬化、高血压、脑卒中等疾病，防止头部跌仆撞击伤及药物、有害气体中毒等。

○家属、医护人员要以耐心、和蔼的态度去维护患者的自尊，与患者保持亲密的关系，争取患者的合作，鼓励患者参加一些力所能及的家庭、社会活动，从而建立治病的信心和勇气。

○对于轻症患者，要进行耐心细致的训练和教育，合理安排好生活，督促患者尽量料理自己的日常生活，使之逐渐掌握一定的生活和工作技能，从而使其智能得到发展。对于重症，基本失去生活处理能力的患者，要注意生活方面给予照顾。防止因大、小便自遗及长期卧床而引起继发性感染、褥疮形成。要防止跌倒而发生骨折，不要让患者独自外出。

○饮食方面的调理对于预防老年期痴呆的发生具有重要的意义。平时饮食应做到定时、定量、定质；要多食鱼类、蛋类、豆腐、豆油、麻油、菜油及新鲜蔬菜等，少食肥肉、猪油、牛油、奶油等，经常保持大便通畅。

○精神抑郁、独居一室、兴趣缺乏、运动减少对老年性痴呆的发生有着较大的影响。因此，平常应注意多多交流，多多参加社会集体活动，经常读书、看报、听收音机、看电视节目。同时亦可按揉足三里、涌泉、神阙、关元等穴，以达到健身益智的目的。

七、痫证

痫证系指脏腑受伤，神机受累，元神失控所致，以突然意识丧失，发作时一侧仆倒，不省人事，两目上视，口吐涎沫，四肢抽搐，或口中怪叫、移时苏醒，醒后一如常人为主要表现的一种发作性疾病。

该病证相当于西医学的原发性癫痫或继发性癫痫。本病多有先天因素或家族史，尤其病发于幼年者，关系更为密切。每因惊恐、劳累、情志过极，饮食不节或不洁，或头部外伤，或劳欲过度等而诱发。其脉象可表现为弦数或弦滑、沉细或沉迟、沉弦滑而数，或弦滑有力，或沉弱、沉细而数等。

【脉象辨析】

○脉弦滑有力　多为风痰闭阻所致。症见发病前多有眩晕，胸闷，乏力，多痰，心情不悦，发作时则猝然昏倒，目睛上视，口吐白沫，手足抽搐，喉间痰鸣，舌质淡红、苔白腻。

○脉弦滑而数　多为痰火扰神所致。症见急躁易怒、心烦不寐、咳痰不爽、口苦咽干、便秘尿黄，痫证发作过后，症情更加严重，常彻夜难眠，双目发赤，舌质红、苔黄腻。

○脉沉细　多为心脾两虚所致。症见反复发痫不愈，神疲乏力，面色苍白，身体消瘦，纳呆便溏，舌质淡、苔白腻。

○脉沉细而数或弦细而数　多为肝肾阴虚所致。症见痫证发作，神思恍惚，面色晦暗，头晕目眩，两目干涩，耳轮焦枯不泽，健忘失眠、腰膝酸软，大便干燥，舌质红、苔薄黄。

○脉细无力　多为心血亏虚所致。症见失眠多梦，心悸气短，头晕健忘，每遇劳累则痫证发作；面色萎黄或苍白，舌淡嫩。

○脉弦或涩　多为瘀阻清窍所致。症见发作时猝然昏倒，全身抽搐，或见口角、眼角、肢体抽搐，颜面口唇青紫、舌质紫黯或有瘀点、斑点。

【中医简易治疗】

○**药食疗法**　干地龙3～6克，与黄豆50克同煮后，服用其豆粒。适用于外伤局限性痫证。

○**单方验方**　①川郁金、明矾各等份，共研细末，炼蜜为丸，每次取服12克，每日2次。适用于痫证各证型。②全蝎、蜈蚣各等份，共研细末，每次取服1克，每日3次。适用于该病大发作时。

【自疗要点】

○**中成药自疗**　可分风痰、痰火、瘀血、脾虚、肾虚等证型进行：①风痰型，可选用白金丸、羊痫风丸、医痫丸等口服。②痰火型，可选用痫证镇心丹、镇痫片、小儿抱龙丸、牛黄清心丸等口服。③瘀血型，可选冠心苏合香丸、复方丹参片等口服。④脾虚型，选用六君子丸、归脾丸、健脾丸、资生丸等口服。⑤肾虚型，症见癫痫日久体虚，平素腰酸膝软，头晕耳鸣，神疲乏力，舌质淡、舌体胖，脉沉细。治宜补肾益脑。可选用补肾益脑丸、刺五加脑灵液、紫河车粉、无比山药丸等服用。

○**药食自疗**

风痰型者：①苏子、莱菔子、冬瓜子各10克，白芥子、皂角各6克。水煎，代茶水饮用。②石菖蒲10克，浙贝母10克，郁金10克，上药水煎，代茶水饮服。

痰火型者：①竹沥膏10克，以开水对入稀释后，代茶水饮用。②蝉蜕6克，钩藤10克。上药水煎，代茶水饮用。

瘀血型者：①丹参30克，石菖蒲10克。上药水煎，代茶水饮用。②桃仁10克，红花6克。上药水煎，代茶水饮服。

脾虚型者：①生山药30克，粳米30克。以慢火熬粥，服食。②薏苡仁30克，粳米30克。以慢火熬粥，服食。

肾虚型者：①菟丝子10克，小米30克，以慢火熬粥食用。②沙苑子10克，白蒺藜子10克，上药水煎，代茶水饮服。

○**耳穴贴压自疗**　取神门、心、肾、枕、胃、皮质下、脑点穴。施以耳穴压豆法。

【预防调护】

○孕妇怀孕期间应避免惊恐、跌仆，心情舒畅。

○预防产伤和颅脑外伤，以及多种牵涉脑部的感染性疾病。

○小儿发热抽风要及时治疗。平时勿受惊恐等精神刺激。对患儿及亲属应予开导、增强信心，积极接受治疗。

○注意饮食，不可进食肥甘燥热、生痰之品，也不宜进食兴奋性食品，如可可、咖啡、巧克力、浓茶等。

○一旦患病及时治疗，注意按时按量服药，不要漏服。

○发作期令患儿侧卧，解衣松领，保持呼吸道通畅，促使痰液排出，保护唇舌不被咬伤。

八、癫证

癫证多因情志所伤，或先天遗传，以致痰气郁结、蒙蔽心窍、阴阳失调、精神失常所引起的，以精神抑郁、表情淡漠、沉默痴呆、喃喃自语、出言无序、静则多喜少动为特征的临床常见多发的精神病。

该病证相当于西医学的抑郁症、精神分裂症单纯型及偏执型。该病多发于青壮年女性，平素性格内向，近期多有情志刺激，意欲不遂等诱发因素，大多有家族史，一般无意识障碍和智能缺损。其脉象表现多为弦、弦滑、濡缓而滑、沉细无力、沉而细数等。

【脉象辨析】

○**脉弦**　多为肝郁气滞所致。症见精神抑郁，情绪不宁，沉默不语，善怒易笑，时时太息，胸胁胀闷，舌质淡、苔薄白。

○**脉弦滑**　多为痰气郁结所致。症见精神抑郁，表情淡漠，沉默痴呆，出言无序，或见喃喃自语，喜怒无常，秽洁不分，不思饮食，舌质红、苔腻而白。

○**脉沉细无力**　多为心脾两虚所致。症见神志恍惚，魂梦颠倒，心悸易惊，善悲欲哭，肢体困乏，饮食锐减，舌质淡、苔腻。

○**脉沉细而数**　多为气阴两虚所致。症见久治不愈，神志恍惚，多言善惊，心烦易怒，躁扰不寐，面红形瘦，口干舌燥，舌质红、少苔或无苔。

○**脉沉迟无力**　多为脾肾阳虚所致。症见沉默寡言，表情淡漠，畏寒肢冷，腹胀便溏，腰部或少腹冷痛，小便清长，夜尿增多，或性欲减退，舌质淡、苔白。

○**脉弦涩**　多为瘀阻脑络所致。症见神志痴呆，健忘不寐，或神情错乱，或头痛如刺，头晕目眩，面色紫暗，舌质黯或有斑点、瘀斑。

【中医简易治疗】

○**药茶疗法**　炙甘草、小麦各6克，大枣10克。上药水煎后，代茶饮用。用以调养心神，预防发作。

○**单方验方**　①钩藤30克（后下），制川乌、红花各5克，曼陀罗花2克，甘草10克，冰糖适量。上药水煎，分3～4次服用，每日1剂，服用剂量由小渐大，30日为1个疗程。尤其适用于初次发作。②礞石（先煎）15克，琥珀末1.5克（分冲），朱砂末1克（分冲），黄芩10克，酒大黄（酒军）、沉香各3克。先将上药（琥珀粉、朱砂末除外）用水浸泡30分钟，再煎30分钟，每剂药煎2次，将所得药液混合，分2次冲服琥珀、朱砂末，每日1剂。具有清热通腑，豁痰安神的功用。适用于精神分裂症。③炒远志、炒酸枣仁、茯神各120克，飞朱砂12克。上药共研细末，每次取服6~9克，每日早、晚各1次，用温开水冲服。适用于精神恍惚、如痴如呆、语无伦次者。

【预防调护】

○本病病因未明，主要预防工作在于防止复发。现时以锂盐为有效药物，可进行维持治疗，尤其对于双相者疗效显著。剂量为500~1 000毫克/日，亦要定期检查血锂浓度。

○躁狂状态的护理，要注意患者摄入量及限制患者过度活动，以保障其自身安全与周围环境安全，抑郁状态的患者在任何情况下随时严防自杀事件发生。

九、狂证

狂证多因五志过极，或先天遗传，致使痰火壅盛、闭塞心窍、神机错乱所引起的以精神亢奋，狂躁不安，骂詈毁物，动而多怒，以致持刀杀人为特征的临床常见多发性精神病。

该病证相当于西医学的躁狂症、精神分裂症青春型等。多见于16~25岁的青少年，女性居多，或平素性格外向，暴躁之人，近因强烈持久的精神刺激而引起，常有家族史。其脉象可表现为弦大滑数、细数、弦细或细涩、小弦或细涩等。

【脉象辨析】

○**脉弦大滑数**　多为痰火扰神所致。症见平素性急易怒，头痛失眠，两目怒视，面红目赤，烦躁不安，突然狂乱无知，骂詈号叫，不避亲疏，逾垣上屋，或毁物伤人，气力逾常，不食不眠，舌质红绛、苔多黄腻或黄燥而垢。

○**脉细数**　多为火盛伤阴所致。症见狂证日久，其势较戢，呼之能予自止，但有疲惫之象，多言善惊，时而烦躁，形体消瘦，面红而秽，舌质红、苔少或无苔。

○**脉弦细或细涩**　多为痰结血瘀所致。症见狂证日久不愈，面色暗滞而秽，躁扰不安，多言多语，恼怒不休，甚则登高而歌，弃衣而走，妄见妄闻妄思，思路奇特，头痛心悸，烦躁不安，舌质紫黯，有瘀点、瘀斑，苔少或薄黄苔干。

○**脉小弦或细涩**　多为瘀血阻窍所致。症见少寐易惊，疑虑丛生，妄见妄闻，言语支离，面色晦暗，舌质青紫或有瘀点、瘀斑，苔薄滑。

○**脉细数** 狂病久延，时作时止，多为心肾失调所致。症见妄言妄为，呼之已能自制，寝不安寐，烦闷焦躁，口干口苦，大便难下，舌尖红、无苔有剥裂。

【中医简易治疗】

○**单方验方** ①芫花适量，研细末，备用。用时，每取1克，吞服，每日1～2次。②寒水石30克，礞石10克。上药水煎，分2次服用，每日1剂。③黄牛角20～50克，水煎分服，每日1剂。

【预防调护】

○为预防病情复发，当症状缓解，自知力恢复后，应行1～2年的维持治疗，并加强随访。

○心理社会因素虽不是发病原因，但对巩固疗效有一定意义。

○开展家庭治疗，对病人家属和所处环境给予指导及安排，对防止疾病复发，恢复社会功能有益。

○要正确对待病人，不应有轻视、讥笑或侮骂态度。病人在疾治疗病期，应以耐心、同情的态度，给以护理，照顾好病人的日常生活，并开展监护，严防意外事件的发生。

第五节　肾、膀胱病证

一、水肿

水肿是指因感受外邪、饮食失调或劳倦过度，使肺失通调、脾失转输、肾失开合、膀胱气化不利，从而导致体内水液潴留，泛滥肌肤，表现以头面、眼睑、四肢、腹背，甚至全身水肿为特征的病证。

该病证常见于西医学中的急、慢性肾小球肾炎，肾病综合征，充血性心功能不全（充血性心力衰竭），内分泌失调以及营养障碍等病。该病常有乳蛾、心悸、疮毒、紫癜以及有久病体虚病史。水肿先以眼睑或下肢开始，继则波及四肢和全身。轻者仅眼睑或足胫水肿，重者全身皆肿，甚则腹大胀满，气喘不能平卧，严重者可见尿闭、恶心呕吐、口有秽味、鼻衄牙宣，甚则头痛、抽搐、神昏、谵语等危象。其脉象表现多为浮数、浮紧、滑数、沉缓、沉数、濡数、沉细、沉弱，或沉迟无力等。

【脉象辨析】

○**脉浮数或浮紧** 多为风水泛滥所致。症见眼睑水肿，继则四肢及全身皆肿，来势迅速，多伴有恶寒、发热、肢节酸楚、小便不利等全身症状，舌质红、苔薄白或薄黄。

○**脉浮数或滑数** 多为湿毒浸淫所致。症见眼睑水肿，然后遍及全身，小便不利，身发疮痍，甚则溃烂，恶风发热，舌质红、苔薄黄。

○**脉沉缓** 多为水湿浸渍所致。症见全身水肿，按之没指，小便短少，身体困重，胸闷，纳呆，泛恶，舌质淡、苔白腻。

○**脉沉数或濡数** 多为湿热壅盛所致。症见遍体水肿，皮肤绷紧光亮，胸脘痞闷，烦热口渴，小便短赤，或大便干结，舌质红、苔黄腻。

○**脉沉缓或沉弱** 多为脾阳虚衰所致。症见全身水肿，腰以下为甚，按之凹陷处不易恢复，脘腹胀闷，纳减便溏，面色无华，神疲肢冷，小便短少，舌质淡、苔白腻或白滑。

○**脉沉细或沉迟无力** 多为肾阳衰微所致。症见面浮身肿，腰以下为甚，按之凹陷一时不起，心悸，气促，腰部酸重，尿量减少，四肢厥冷，怯寒神疲，面白无华或灰滞，舌质淡胖、苔白。

【中医简易治疗】

○**单方验方** ①益母草、苏叶各30~50克，上药水煎，分2次服用，每日1剂。适用于蛋白尿阳性。②黄芪60克，玉米须30克，菟丝子10克，红枣10枚。上药水煎，分2次服用，每日1剂。适用于蛋白尿阳性。③鲜白茅根500克，煎水频频服饮。适用于血尿。④藕节150克，清水500毫升，以文火煎煮20分钟，代茶饮用。适用于明显血尿。⑤黑牵牛、白牵牛各65克，红糖125克，黄芪500克，大枣62克。上药共研细末，水泛为丸，每日3次，食前服用，分3日服完。适用于脾肾阳衰水肿。⑥干葫芦（不去子）1个，水煎，加红糖适量搅匀，分6次饮服，每日3次。适用于各证型水肿甚者。

【自疗要点】

（1）急性肾小球肾炎

○治疗急性肾炎的中草药很多，其中较为有效的有花叶开唇兰、肾菜等。花叶开唇兰又称"药王"，既清热利水，又消不伤正，现已人工栽培成功，价格较为低廉、非常实用。肾菜可治肾炎、泌尿道感染等疾病。

○加减麻黄连翘赤小豆汤，常用药物为麻黄、连翘、赤小豆、桑白皮、车前草、白茅根、茯苓、鱼腥草等，可用于风水相搏型肾炎，若加野菊花、紫花地丁、紫背天葵等，亦可用于湿热内侵型肾炎。

○敷脐药如葱青、豆豉、朴硝、鲜车前草、田螺、冰片等，具有清热调气、消胀利水的功效，对肾炎所致的腹胀、小便不利等，可应急使用。

（2）慢性肾小球肾炎

○治疗该病应根据辨证论治，注意扶正，可服用健脾补肾的单方、验方。但也要注意勿忘驱邪，清热化湿、活血祛瘀等法可酌情使用，尤其是活血祛瘀法，现已受到重视，能明显提高疗效。活血祛瘀中药对肾血流量、微循环有明显改善作用，且有抗变态反应作用，轻者可用益母草、桃仁等味，重者可用丹桃汤：药取丹参、牛膝、赤芍、泽兰各9克，马鞭草、怀山药、益母草各15克，桃仁、蒲黄（另包）各6克。

○关于蛋白尿，中医认为，是由于脾肾统摄功能失司，精微下注膀胱所致，一般可用党参、黄芪、怀山药、熟地黄、枸杞子、金樱子等药施治。

【预防调护】

（1）急性肾小球肾炎

○预防感冒、扁桃腺炎，彻底治疗各种皮肤疮疖，尽量避免使用对肾脏有损害的药物。

○水肿期间应限制钠盐及水摄入，早期少尿的患儿，应给予无盐饮食，至小便增多，水肿渐消，可给予低盐饮食。

○发病早期或水肿严重时，应卧床休息。待水肿基本消退，血氮恢复正常，可逐渐增加活动。

○密切观察神志、尿量、血氮、水肿、呕吐等情况，以便及时就诊。

（2）慢性肾小球肾炎

○积极彻底治疗急性肾炎等肾小球疾病，防止急性肾炎迁延转入慢性肾炎。

○防止感染，如有外伤、疮疖等应及时治疗。

○注意休息，避免疲劳、受凉，预防上呼吸道感染，不使用肾毒性药物。

○饮食宜清淡，不必过分强调高蛋白。水肿明显、心力衰竭、高血压时，要限制食盐的摄入，待上述症状改善后可放宽限制。

○本病要定期检查，在医生指导下用药。

二、淋证

淋证是因肾、膀胱气化失司、水道不利而致的以小便频急、淋漓不尽、尿道涩痛、小腹拘急、痛引腰腹为主要表现的一类病证。

该病证可见于西医学的泌尿系感染、泌尿系结石、泌尿系肿瘤以及乳糜尿等。该病多见于已婚女性，每因疲劳、情绪变化、感受外邪而诱发。病久或反复发作后，常伴有低热、腰痛、小腹坠胀、疲劳等症状。其脉象可表现为滑数、弦数、细数、虚数、细弱、虚细无力、虚弱等。

【脉象辨析】

○**脉滑数**　多为膀胱湿热所致。症见小便短数，灼热刺痛，溺色黄赤，少腹拘急胀痛，或有寒热，口苦，呕恶，或有腰痛拒按，或有大便秘结等症状，舌质红或淡红、苔黄腻。

○**脉弦数或细数**　多为下焦湿热所致。症见尿中时夹砂石，小便艰涩，或排尿时突然中断，尿道窘迫疼痛，少腹拘急，或腰腹绞痛难忍，尿中带血，舌质红、苔薄黄。

○**脉弦涩**　多为下焦瘀滞所致。症见小便涩滞，淋沥不宣，少腹满痛，舌质淡、苔薄白。

○**脉滑数或细数**　多为热盛伤络所致。症见小便热涩刺痛，尿色深红，或夹有血块，疼痛满急加剧，或见心烦，舌质红、苔黄。

○**脉虚数或细弱无力**　多为湿热蕴结于下所致。症见小便浑浊如同米泔水样，置之沉淀如絮状，上有浮油如脂，或夹有凝块，或混有血液，尿道热涩疼痛，舌质红、苔黄腻。

○**脉虚弱**　多为脾肾亏虚所致。症见小便不甚赤涩，但却淋沥不已，时作时止，遇劳即发，腰酸膝软，神疲乏力，舌质淡、苔薄白。

【中医简易治疗】

○**单方验方**　①土茯苓、蒲公英各30克，上药水煎，分2次服用，每日1剂。适用于膀胱湿热。②沉香0.5克（磨汁冲），车前子30克。上药水煎，分2次服用，每日1剂。适用于下焦瘀滞。③五味子3克，黄芪，怀山药各15克。上药水煎，分2次服用，每日1剂。适用于脾肾气虚。④鸡内金、芒硝各等份，共研极细末，备用。用时，每次取服6克，每日2次，用金钱草60克煎汤送下。适用于石淋。⑤金钱草60克，冬葵子30克。上药水煎，分2次服用，每日1剂。适用于热淋、石淋。

【自疗要点】

（1）慢性泌尿系感染

○慢性泌尿系感染，中医认为多由外邪入侵，郁而化热，侵入膀胱，热与湿结，影响膀胱气化，日久及肾而成。对于本病的治疗，可分两期进行：①急性发作期：以膀胱湿热和肾阴不足最为常见。前者以清热解毒活血为主，可选用八正散、导赤散等；伴有血尿者，可用小蓟饮子等。后者以滋肾养阴为主，可选用猪苓汤等。②缓解期：以气阴不足或脾肾阳虚为多见。前者可用六味地黄丸、知柏地黄丸、保阴煎合四君子汤治疗，后者可选用金匮肾气丸或济生肾气丸治疗。此外，在辨证基础上，适当加用2～3味清热解毒药，对泌尿系感染细菌转阴有较好的疗效，如连翘、紫花地丁、蒲公英、野菊花、败酱草、黄芩、黄柏、栀子、黄连、苦参、半枝莲、马齿苋、白茅根、土茯苓等，用量约30克。

○中医治疗泌尿系感染细菌转阴需1～3个月，因此不应更方太快，以4周为宜，疗程为3～6个月，后期应注意顾护脾胃。

（2）尿路结石

○中医认为，此乃湿热下注，煎熬尿路，形成砂石所致。治疗应"涤除砂石"，可选用清热利尿，通淋排石之法，常选用金钱草、海金沙、鸡内金、冬葵子、石韦、鱼脑石、枳壳、琥珀、车前草等治疗。尿中带血时，可加小蓟、生地黄、藕节以凉血止血。

○对顽固结石者，可用光桃仁、乳香、没药、川牛膝、青皮、赤芍、穿山甲（代）、皂角刺、滑石、薏苡仁、王不留行等药，以行气活血、化瘀软坚。体虚者可少佐些补肾益气之品。

○对于预防结石复发，可用金钱草、海金沙各30克，车前草24克，隔1～2日煎汤代茶水饮用，14剂为1个疗程，连服2～3个疗程，有显著的疗效。

【预防调护】

（1）慢性泌尿系感染

○平常应注意会阴部的清洁卫生，洗澡以淋浴为宜。

○饮食宜清淡，忌辛辣等刺激性食物。

○注意动静结合，进行适当运动，并保持心情舒畅。

○发病后应多饮水，勤排尿，使每日尿量保持在1500毫升以上，并积极正规治疗。

○若有发热者，要严密观察体温变化，卧床休息，注意观察小便的量、色、质及混杂物等。

○尽量减少不必要的导尿、尿路器械检查等。

（2）尿路结石

○患者平素应多饮水，少食辛辣炙烤或肥甘滋腻的食品。

○适当增加活动，如跳跃、登山、跑步等，以利于结石下移排出。

○结石排出或消失后，不宜立即中断治疗。

○保持心情舒畅，忌长时间憋尿。

三、癃闭

癃闭是由于肾与膀胱气化失司而导致尿量减少，排尿困难，甚至小便闭塞不通为主要症状的一种病证。

　　该病证可见于西医学的神经性尿闭、膀胱括约肌痉挛、尿路结石、尿路肿瘤、尿路损伤、尿道狭窄、老年人前列腺增生症、脊髓炎等病所出现的尿潴留及肾功能不全引起的少尿、无尿症。该病多见于手术后、产后及老年男性患者，以小便难出，点滴不畅，或小便闭塞不通，尿道无涩痛，小腹胀满甚至胀痛为主要症状。病情严重者，可伴见头晕、头痛、呕吐、腹胀、喘促、水肿、烦躁不安等症状，严重者甚至出现神昏表现。其脉象主要表现多为滑数、弦、细涩、沉细无力，或沉细而弱等。

【脉象辨析】

　　○**脉滑数**　多为膀胱湿热所致。症见小便点滴不通，或量少而短赤灼热，小腹胀满，口苦口黏，或口渴而不欲饮，或大便不畅，舌质红、苔根黄腻。

　　○**脉弦**　多为肝郁气滞所致。症见小便突然不通，或通而不畅，胁痛，小便胀急，口苦口干，每因精神紧张或惊恐而发作，舌质红、苔薄白或白黄。

　　○**脉细涩**　多为瘀浊阻滞所致。症见小便滴沥不畅，或尿细如线，或阻塞不通，小腹胀满疼痛，舌质紫黯或有瘀点、瘀斑。

　　○**脉沉细无力**　多为脾气下陷所致。症见小腹坠胀，排尿无力，时欲小便而不得解，或量少而不畅，精神萎靡，气短声怯，食少腹胀，大便溏薄，面色淡白，舌质淡、苔薄白。

　　○**脉沉细而弱**　多为肾阳衰惫所致。症见小腹坠胀，排尿无力，小便欲解而滴沥不爽，或小便不通，腰膝酸软，耳鸣失聪，面白无华，舌质淡、苔薄白。

【中医简易治疗】

　　○**取嚏或探吐疗法**　用消毒棉签刺激鼻中取嚏或喉中探吐；或用皂角末0.3～0.6克，吹鼻取嚏，适用于癃闭各证型。

　　○**中药贴敷疗法**　独头蒜1头，栀子3枚，食盐少许。共捣烂如泥，摊贴于脐部；或食盐250克，炒热，布包熨脐腹，冷后炒热再贴敷；或葱白1个，捣烂如泥状，备用。用时，入麝香少许拌匀，分成2包，先取1包置于脐部，热熨5分钟；再换另1包，以冰水熨15分钟，交替使用，以通为度。均适用于尿闭不通。

　　○**中药坐浴疗法**　瓜蒌50克，煎汤坐浴约20分钟，可有出汗及轻微头昏感。适用于癃闭各证型。

　　○**单方验方**　①生大黄、荆芥穗各12克，晒干后共研细末，分2次服用。每隔4小时用温开水调服1次，每日1剂，适用于癃闭各证型。②鬼箭羽（枝秆连根叶）150克，黄酒50克。加水煮后去渣，趁热饭前顿服。适用于癃闭瘀浊阻滞型。

○**中药嗅鼻疗法** 明雄黄3克，蟾蜍1.5克（焙干），麝香0.02克。上药共研细末，以鼻嗅闻，每日数次。适用于膀胱湿热型。

【自疗要点】

（1）前列腺炎

○前列腺炎分急性和慢性两种，属中医"精浊"范畴。慢性前列腺炎的病因虽由肾虚和下焦湿热所致，但最终多形成气滞血瘀，因此气滞血瘀乃本病病机的关键所在。若长期滥用大剂量清热解毒利湿之品，或投患者所好而重昂贵的补肾之品，徒增患者负担而效果甚微。因此，我们认为应谨守病机，确立活血化瘀为基本大法而遣方用药，药取桃仁、红花、穿山甲（代）、王不留行、泽兰等为主，配以木香、柴胡、败酱草、蒲公英、熟地黄、山茱萸、杜仲等，而组成基本方药，灵活加减。湿热下注者，加木通、车前子、滑石；气滞血瘀者，则重用活血化瘀之品；肾阴不足者，加生地黄、枸杞子、知母、黄柏等；肾阳亏损者，加肉桂、淫羊藿、金樱子等。

○治疗的同时宜进行心理调护，解除患者的精神负担，忌食辛辣刺激性食物，适当参加医疗体育锻炼，合理安排性生活，可提高治疗效果。

（2）前列腺增生症

○许多学者认为，前列腺增生症的发生与下列因素有关：性生活过频、前列腺炎治疗不彻底、睾丸功能异常、长期不良的饮食习惯以及机体的营养代谢障碍等。因此，养成良好的生活习惯是预防本病的关键所在。

○中医治疗前列腺增生症讲究辨证论治，对症下药。由于本病病程长，病势急，病理方面多虚实夹杂，治疗以治标为主，兼治其本。小便不通、腹胀满而痛为内实气滞之证。年老体衰，久病多瘀，虚瘀夹杂，互为因果。治疗宜辨明虚实，正确地遣方用药，若治之得法，三焦膀胱气化恢复正常，水液得以正常运行排泄，癃闭一证自当消除。

【预防调护】

（1）前列腺炎

○平素应禁酒，忌过食肥甘或刺激性食物，多进食新鲜蔬菜水果。

○合理安排生活起居，避免频繁的性冲动，提高文化修养。

○患病期间应注意休息，合理安排膳食，调节生活情趣。

○急性前列腺炎患者，禁忌前列腺按摩，以免炎症扩散。

（2）前列腺增生症

○养成良好的生活习惯，做到起居有常，及时增减衣物，避免风寒侵袭。

○少食辛辣刺激性食物，忌饮酒、浓茶、咖啡等。

○多进食新鲜蔬菜、水果，保持大便通畅；忌憋尿，保持阴部清洁卫生。

○有前列腺增生病史的患者，要注意及时排尿，避免膀胱过度充盈。

四、关格

关格是指由于脾肾阴阳衰惫，气化不利，浊邪内蕴而致小便不通与呕吐并见的病证。多见于水肿、癃闭、淋证等病的晚期。

该病证相当于西医学泌尿系统疾病引起的慢性肾功能不全（慢性肾衰竭）。该病有慢性肾脏疾病史。早期仅有原发病症状，部分患者病史不清，而以乏力、眩晕、纳差、恶心、心悸、咳喘、贫血、高血压而就诊。症状为面色苍白、萎黄而晦暗，眼睑水肿，全身水肿，尿量减少或无尿，或夜尿清长。常伴见食欲不振，恶心呕吐，口有尿臭味，脘腹胀满，甚至便血症状；或见贫血，血压升高，心悸，咳喘，呼气有尿味；或见头昏头痛、乏力、烦躁，甚至抽搐、嗜睡，或昏迷、四肢麻木、皮肤瘙痒等症状。其脉象可表现为细数或濡数、沉细或弱细、细弱、沉涩、缓、弦细数等。

【脉象辨析】

○**脉细数或濡数**　多为脾肾亏虚，湿热内蕴所致。症见小便短少，面色晦滞，腰酸膝软，倦怠乏力，不思饮食，晨起恶心，偶有呕吐，头痛夜寐不安，舌质淡或淡红、苔薄黄腻而干燥。

○**脉沉细或濡细**　多为脾肾阳虚，寒湿内蕴所致。症见小便不通，短少，尿色不清，面色晦滞，畏寒怕冷，下肢欠温，腹泻或大便稀溏，呕吐清水，舌质淡、苔白滑。

○**脉弦细数**　多为肝肾亏虚，肝风内动所致。症见小便短少，呕恶频作，面部烘热，牙宣鼻衄，头晕头痛，目眩，手足抽搐，舌质黯红、舌面有裂纹，苔黄腻或焦黑而干。

○**脉沉缓**　多为肾病及心，邪陷心包所致。症见小便短少，甚则无尿，胸闷，心悸或心前区疼痛，神志昏蒙，循衣摸床，或神昏谵语，恶心呕吐，面白唇暗，四肢欠温，痰涎壅盛，舌质淡、苔白腻。

【中医简易治疗】

○**中药灌肠疗法**　①生大黄、生牡蛎、六月雪各30克，上药加水适量，浓煎至120毫升，行高位保留灌肠，2～3小时后，再用300～500毫升清水行清洁灌肠，每日1次，连续10日为1个疗程。休息5日后，可继续下1个疗程。具有降浊的功用。②大黄、桂枝各30克，加水煎成200毫升，行保留灌肠，每日1次，7～10次为1个疗程。具有降氮的功效。

○**中药敷脐疗法** 栀子3个,大蒜1个,麝香0.09克。先将麝香炒细末,置于脐中。然后取山栀子、大蒜经捣烂后,做成饼状,覆盖于脐部,用布带缠牢。适用于尿闭。

○**单方验方** ①牛排骨适量,捣碎,炖熬成浓汤,再入带皮红花生米30克,龙眼肉9克,核桃肉15克,大枣7枚。加水共煎后服食。适用于关格贫血。②大黄(后下)15克,丹参20克,黄芪40克。上药水煎,分2次服用,每日1剂。适用于慢性肾衰竭(慢性肾功能不全)。

【预防调护】

○积极治疗原发病,尽可能去除诱因以减慢病程进展。如尿路梗阻、肾血管疾病等,宜尽早给予有效治疗,往往可以根治或缓解临床症状。

○对病因不能根除的尿毒症,则应积极消除其诱发病情加剧因素,如治疗各种感染,控制高血压,纠正电解质紊乱,控制心力衰竭,避免使用对肾脏有损害的药物等。

五、阳痿

阳痿是指青壮年男子,由于虚损、惊恐或湿热等原因,致使宗筋弛纵,引起阴茎痿软不举或临房举而不坚的病证。

该病证可见于西医学的男子性功能障碍和某些慢性疾病表现以阳痿为主要症状者。该病多因房事太过,久病体虚;或青、少年频犯手淫史,常伴见神疲乏力,腰酸膝软,畏寒肢冷,或小便不畅,滴沥不尽等症状。其脉象表现多为细、沉细、弦、弦细、濡数等。

【脉象辨析】

○**脉细** 多为心脾受损所致。症见阳事不举,精神不振,夜寐不安,胃纳不佳,面色不华,舌质淡、苔薄腻。

○**脉沉细** 多为命门火衰所致。症见阳事不举,精薄清冷,头晕耳鸣,面白无华,精神萎靡,腰膝酸软,畏寒肢冷,舌质淡、苔白。

○**脉弦** 多为肝郁不舒所致。症见阳痿不举,情绪抑郁或烦躁易怒,胸脘不适,胁肋胀闷,食少便溏,舌质淡、苔薄。

○**脉弦细** 多为恐惧伤肾所致。症见阳痿不振,举而不刚,胆怯多疑,心悸易惊,眠不安宁,舌质淡、苔薄腻。

○**脉濡数** 多为湿热下注所致。症见阴茎痿软,阴囊潮湿、臊臭,下肢酸困,小便黄赤,舌质淡红或红、苔黄腻。

【中医简易治疗】

○**药食疗法** 麻雀卵5个（1次用量），将雀蛋煮食，于早、晚分2次食用。适用于阳痿。

○**药酒疗法** ①人参、淫羊藿、肉苁蓉、枸杞子各30克，上药共研细末，炼蜜为丸，每服1粒，每日2～3次；或用白酒500毫升泡上述药物2周后，每次服5～10毫升，每日2～3次。适用阳痿阴冷，性欲减退，未老先衰，神疲乏力。②淫羊藿120克，白酒500毫升。将仙灵脾搓碎，加白酒浸渍15日，滤过备用，每次取服10～20毫升，每日1～2次。适用于阳痿。

○**单方验方** 阳起石12克，锻烧成灰，研成细末，备用。用时，每次取服1克，用淡盐水或酒送服。适用于阳痿。

【自疗要点】

○**中成药自疗** 可按以下6型进行：①阴虚火旺型，可选用六味地黄丸、知柏地黄丸、参麦六味丸等。②命门火衰型，可选用男宝胶囊、金匮肾气丸、三肾丸、三鞭酒、参茸三七酒、参茸大补片、参茸强肾片、蛤蚧补肾丸等。③心脾两虚型，可选用归脾丸、八珍丸、十全大补丸、人参归脾丸、人参养茸丸、参芪鹿茸精等。④惊恐伤肾型，可选用安神养心丸、健身长春膏、海马保肾丸、脾肾双补丸等。⑤抑郁伤肝型，可选用逍遥丸、舒肝丸、加味逍遥丸等。⑥湿热下注型，可选用萆薢分清丸、分清五淋丸、金沙五淋丸、五淋通片等。

○**药食自疗**

阴虚火旺型者：①麦门冬、生地黄、知母、玄参各15克，煎浓汁，冲入鲜藕汁15克，加冰糖5克，搅匀后同饮。②水鸭1只，去毛及内脏，将冬虫夏草12克置于腹内，用大盆装盛，隔水炖熟，调味后饮汤食鸭。③沙参60克，冬虫夏草10克，乌龟1只，去内脏，连龟甲与诸药加水煲汤，收汁浓稠，饮汤食龟肉。④知母10克，枸杞子10克，鲫鱼2条（150克左右），去内脏留鳞，煲汤，调味后，饮汤食鱼肉。

命门火衰型者：①海马3对，淫羊藿30克，浸白酒500毫升，2周后经常性饮用，每次5～20毫升。或可取锁阳15～30克，大米适量，同煮熟后，食服。②肉苁蓉15～30克，羊肾1对，煲汤调味后，服食。③羊肉250克，切块，大蒜50克，去皮，加水调味炖服。

心脾两虚型者：①合欢花12克，放于碟中，水泡3小时，猪肝切片90克，同放于碟中，调味后上屉蒸熟，食猪肝。②枸杞子15～30克，南枣6～8个，鸡蛋2枚，同煮，待蛋熟后去壳，取蛋再煮片刻，食蛋饮汤。③炒酸枣仁、白莲子肉各15克，大米适量，煮粥后，服食。

惊恐伤肾型者：①磁石30克，以双层纱布包好，猪肾1对洗净切块，加水煲汤，待汤成后，去磁石，调味后，饮汤食猪肾。②党参、黄芪、菖蒲各10克，龙骨5克。上药用纱布包好，煎汤两碗，蛋黄2个搅烂，倒入汤中拌匀，再煎至1碗，加冰糖适量调味后，服食。

抑郁伤肝型者：①干玫瑰花瓣6～10克，泡茶后当茶水饮用。②鲜橘叶10克，绿萼梅6克，煎汤后，代茶水饮用。③鲜香橼1～2个，切碎放入带盖盆内，加入适量麦芽糖，隔水蒸数小时，以香橼稀烂为度，每服1匙，早、晚各1次。

湿热下注型者：①玉米须30～40克，蚌肉50～100克，煲汤后，服食。②凤尾草30克，田螺250～400克，清水养净斩去螺笃，煲汤后，饮服。③鲜苦瓜250克，灯心草10克，煎汤后，代茶水饮用。④薏苡仁、木瓜各10克，猪膀胱200克，洗净切块，煲汤调味后，饮汤食猪膀胱。

○**耳穴自疗**　可取外生殖器、内分泌、睾丸、皮质下、神门为主穴，根据临床分型不同，适当选用肝、心、脾、肾、膀胱等穴，采用耳穴压丸法，每2～3日换贴一侧耳穴。

○**精神心理自疗**　因绝大多数阳痿是由精神焦虑，心理平衡失调所致，俗话说得好，"心病还须心药医"，治疗时应帮助患者了解自己的病因，排除忧虑，恢复自信心，采用精神支持、暗示及精神分析疗法，使欲望、道德、法律协调起来，性高级中枢不再受外界环境和内在思维的干扰，是治疗本病的关键所在。

○**气功自疗**　若练习铁裆功，可分以下3步进行：①搓睾丸：患者坐、卧、站位均可，用一手提起阴囊，另一手搓捏睾丸，如捻念珠状，左右交替，各做100次。②牵拉外肾：用一手将阴茎、阴囊一同兜起，向下方牵拉100～200次，以阴茎、阴囊充血，有微酸感，两侧腹股沟有牵拉感为准。③兜外肾：用双手交替自会阴部向小腹部兜擦阴茎、阴囊100～150次。若练习升阳法，患者盘腿坐于床上，全身放松，呼吸自然，意守丹田，待入静后，意达命门，吸气时以意引气直达睾丸，再由睾丸返上来催向生殖器直达龟头，反复进行36次后仍静守命门。每次约1小时，每日练1次。

○**足部反射自疗**　选脑垂体、脊椎、生殖腺，肾、肾上腺反射区，每晚睡前按摩1次，每穴区各3～5分钟，坚持治疗1～2个疗程（1个月为1个疗程）。

【预防调护】

○**生活调养**　本病大多由于精神紧张，忧虑、胆怯、多疑等情志因素以及恣情纵欲伤精引起，故必须树立战胜疾病的信心，清心寡欲，戒除手淫，劳逸结合，多参加文体活动，务使精神愉快，轻松舒展，夫妻双方情志和谐。病情较重者，夫妇暂时分床一段时间，而感情上应相互关怀体贴。

○**体育调养**　体育锻炼能使气血和畅，对本病康复极有帮助，可根据体力条件，选做各种体育运动，如长跑、游泳、球类、散步、体操、拳术等。

○**饮食调养**　本病偏虚者较多，应适当增加营养，膳食以软食为主。四时适当进食滋养及温补性食物，如羊肉、狗肉、牛肉、鸡肉、鸟类、鱼类、脊骨汤、枣、莲子、核桃等，忌生冷寒凉及肥腻食物；少数湿热下注者，饮食宜清淡，忌肥甘厚味、煎炒温热。

六、遗精

遗精是由于肾虚精关不固，或君相火旺，湿热下注等扰动精室所致，不因性生活而精液频繁遗泄的病证。其中有梦而遗，称为"梦遗"；无梦而遗，甚至清醒时精液流出，称为"滑精"。

该病证相当于西医学的性神经衰弱、精囊炎、慢性前列腺炎等病。该病以每周2次以上遗精，并见头昏头晕、耳鸣健忘、心悸不安、失眠多梦、腰酸腿软、精神萎靡等症状；部分患者或可见尿频、尿急、尿痛，或少腹胀痛，可伴见血精或脓精等症状。其脉象表现多为细数、濡数、细弱、沉细等。

【脉象辨析】

○**脉细数**　多为心肾不交所致。症见少寐多梦，梦则遗精，伴见五心烦热，头晕目眩，精神不振，倦怠乏力，心悸不宁，善怒健忘，口干口苦，小便短赤，舌质红、苔薄黄。

○**脉濡数**　多为湿热下注所致。症见遗精频作，或尿时少量精液外流，小便热赤浑浊，或尿涩不爽，口苦或渴，心烦少寐，口舌生疮，大便溏臭，或见脘腹痞闷，恶心欲吐，舌质淡红或红、苔黄腻。

○**脉细弱**　多为劳伤心脾所致。症见劳则遗精，心悸不宁，失眠健忘，面色萎黄，四肢困倦，食欲缺乏，大便溏薄，舌质淡、苔薄白。

○**脉沉细无力**　多为肾气不固所致。症见时有滑精，面色少华，腰膝酸软无力，精神萎靡不振，夜尿增多，小便清长，尿后余沥，舌质淡、苔白。

○**脉细数**　多为阴虚火旺所致。症见多梦遗精，夜寐不安，阳事不易举起，心中烦热，头晕耳鸣，两颧潮红，口苦口干，舌质红、苔黄。

【中医简易治疗】

○**中药敷脐疗法**　煅龙骨、五倍子、海螵蛸各等份，上药共研细末，每次取10克，水调成糊，临睡前填于脐部，外以胶布固定。每日1次，适用于阳痿各种证型。

○**中药贴敷疗法**　老生姜50克，捣烂后，酒炒，趁温热时贴敷于两膝盖上，每日1次。适用于滑精各种证型。

○**单方验方**　①泽泻10～12克，水煎，早、晚分2次服用，每日1剂。适用于相火妄动型遗精。②刺猬皮60克，五倍子15克。上药共研成细末，每次取服10克，每日2次，早、晚各服1次，以白开水吞服。适用于顽固性遗精，经使用一般药物疗效不明显者。③金樱子、萹蓄各30克。上药水煎，分2次服，每日1剂。适用于遗精肾虚夹湿证。④核桃仁3个，五味子7粒，蜂蜜适量，睡前嚼细后咽下。适于遗精心肾不交证。

○**药食疗法**　冬虫夏草10克，鲜胎盘1具。隔水炖食。适用于遗精肾气不固证。

【自疗要点】

○**中成药自疗**　可分以下5型进行：①心肾不交型者，可选用归脾丸、人参归脾丸、封髓丹、牛黄清心丸合六味地黄丸等。②阴虚火旺型者，可选用知柏地黄丸、滋阴降火丸、加减地黄丸、金锁固精丸、金樱芡实丸、三才封髓丹（封髓丹）、还原固精丸等。③肾虚不藏型者，可选用右归丸、斑龙丸、龟龄集、蛤蚧补肾丸、锁阳固精丸、壮腰健肾丸、参茸补丸、鱼膘补肾丸、海马保肾丸等。④肝火亢盛型者，可选用龙胆泻肝丸、龙胆泻片、龙荟丸、加味逍遥丸等。⑤湿热下注型者，可选用草薢分清丸或胃苓丸合石韦散、分清五淋丸（分清丸）、金沙五淋丸、石淋通片，或单用四妙丸。

○**药食疗法**

心肾不交型者：①枸杞子、知母、阿胶各50克，加清水以文火蒸为糊状，常服。或可取酸枣仁、白莲子、金樱子各15克，白米适量，煮粥后服食。②人参3克，枸杞子15克，桂圆肉10克，泥鳅250克（宰净），煲汤后服食。③黄柏6克，砂仁8克，甘草3克，水煎，分2次服，每日1剂。④黄连3克，肉桂5克，甘草5克，冲水泡后，代茶水饮用。

阴虚火旺型者：①芡实100～120克，老鸭1只（宰净），留肾及肠，芡实置于鸭的腹中，加水炖2小时左右，调味后服食。②金樱子60克，母鸡1只，去内脏洗净，将金樱子置于鸡的腹内，加清水适量，放瓦盅内隔水炖熟，调味后饮汤食肉。

肾虚不藏型者：①猪腰子（猪肾）1对，去臊筋，杜仲30克（或核桃仁30克），同炖熟，调味后，佐膳食用。②核桃仁30克，五味子10克，蜂蜜200克。共捣烂，烧开后置于瓶中，常服。③巴戟天15克，鸡肠2～3副，剪开洗净，煲汤，调味后饮汤食鸡肠。

肝火亢盛型者：①杭菊花10克，以开水冲泡后，代茶水饮服。②猪胆连汁1

个，蜂蜜60克，煎服或蒸服。③经霜丝瓜1条，切碎后，泡水饮用。

湿热下注型者：①玉米须30～60克，蚌肉50～200克，煲汤后服食。②鲜凤尾草30克（干者10克），田螺250克，用清水养净，斩去螺笃，煲汤饮服。③鲜苦瓜150克，灯心草10克，煎水后，代茶水饮用。④薏苡仁、莲子肉各30克，莲子心6克，猪小肚（猪膀胱）200克，洗净切块，煲汤，调味，饮汤食猪小肚。

○**贴脐自疗** 可取五倍子末适量，用冷水调成糊状，搓捏成团，每晚临睡前填于脐部，以满为度，外盖纱布，次晨揭去。

○**其他简易自疗** ①每晚临睡前，用皮硝（或玄明粉）少许，置于两手掌心搓擦，以粉末消失为度。②兜外肾法。用柔软细布做1小兜，将阴茎兜起，以带拴于腰后裤带上，道家谓"张果老倒骑马"，行之日久，此病自免。

○**耳穴自疗** 取睾丸、外生殖器、内生殖器、心、肝、肾、神门穴区，每次取3～4穴。用压丸法，3日贴1侧耳穴，10次为1个疗程。

○**足部反射自疗** 取生殖腺、脑、内分泌、肝、肾、心、脾等反射区，每晚临睡前洗净双足，每次选3～5个反射区，按摩10～15分钟。

【预防调护】

○注重精神调养，排除杂念，平日应清心寡欲，陶冶性情，丰富业余爱好，避免过度的脑力劳动，适当参加体力活动，但应注意不要过度。

○坚持参加适度的体育活动。体育项目的选择与强度，应根据个人的爱好与耐受程度而定，如散步、慢跑、体操、球类、太极拳等，均可选择锻炼，但以不感劳累为度。

○可选择静养功、强壮功等功法锻炼。

○本病以虚证为多，膳食宜偏于补益，忌生冷寒凉。阴虚火旺者，补阴为主，忌用温燥之品，除一般米面、蔬菜外，可佐以淡菜、枸杞子、银耳、蜂蜜等；肾气不固者，应配合核桃、栗子、虾、黑豆、莲子之类。

第六节 气血津液病证

一、郁证

郁证是由于情志不舒、气机郁滞所致，以心情抑郁、情绪宁、胸部满闷、胁肋胀痛，或易怒易哭，或咽中如有异物梗塞等症状为主要临床表现的一类病证。

该病证可见于西医学中的神经衰弱、癔症、焦虑症，也可见于围绝经期综合征等疾病。该病多发于青中年女性，患者大多数有忧愁、焦虑、悲哀、恐惧、愤懑等情志内伤的病史。主要表现为情绪不稳定，烦躁不宁，喜怒无常，易激惹，抑郁，紧张，焦虑，多疑，感情脆弱，悲伤欲哭，注意力不集中，健忘等症状。其脉象表现多为弦、弦数、弦或涩、弦滑、久之脉细、细数或弦细数。

【脉象辨析】

○**脉弦** 多为肝气郁结所致。症见精神抑郁，情绪不宁，胸部满闷，胁肋胀痛，痛无定处，脘闷嗳气，不思饮食，大便不调，舌质淡、苔腻。

○**脉弦数** 多为气郁化火所致。症见性情急躁易怒，胸胁胀满，口苦而干，或头痛、目赤、耳鸣，或嘈杂吞酸，大便秘结，舌质红、苔黄。

○**脉弦或涩** 多为血行郁滞所致。症见精神抑郁，性情急躁，头痛，失眠，健忘，或胸胁疼痛，或身体某部有发冷或发热感，舌质紫黯，或有瘀点、瘀斑。

○**脉弦滑** 多为痰气郁结所致。症见精神抑郁，胸部闷塞，胁肋胀满，咽中如有物梗塞，吞之不下，咳之不出，舌质淡、苔白腻。

○**脉弦细** 多为心肝阴虚所致。症见精神抑郁，时悲欲哭，情绪极不稳定，五心烦热，舌质红、苔薄黄。

○**脉弦细或细数** 多为肝肾阴虚所致。症见情绪不宁，急躁易怒，眩晕耳鸣，目干畏光，视物不明，或头痛且涨，面红目赤，舌质干红。

【中医简易治疗】

○**单方验方** ①酸枣仁10克，研末，吞服，每次5克，每日2次。适用于郁证各证型。②百合30克、夏枯草15克，水煎服，每日1剂。适用于郁证各证型。

○**药茶疗法** 厚朴花10克，水煎代茶，顿服，每日1剂。适用于郁证各证型，尤其是胸闷者。

○**药食疗法** 小麦60克（浸软，研碎）、大枣14枚、甘草20克，共煮1小时，去甘草，食汤吃枣。适用于郁证，证属心脾两虚型。

【自疗要点】

对于郁证的自疗，一般可分以下6型进行辨证施治：

○**肝气郁结型者** ①中成药自疗，可选柴胡舒肝丸、逍遥丸、越鞠丸等。若胸胁胀痛，肩背串痛，手足麻木，筋脉拘挛明显者，可选平肝舒络丸；若肝郁化火则选加味逍遥丸。②药食自疗，可取香附250克，米醋、粳米各适量，将香附与米醋共入锅内煎煮，煮沸15分钟后取出香附焙干，研成细末，以米醋和丸，每次取9克，粳米煮成米汤送服，每日2次。

○**血行郁滞型者** ①中成药自疗，可选血府逐瘀胶囊等。②药食自疗，可取丹参120克，白酒500毫升。将丹参置于白酒内浸泡，每日振摇数次，7日后即可饮用，每次20毫升，空腹饮食，每日2次。

○**痰气郁结型者**　①中成药自疗，可选开胸顺气丸，也可选开郁顺气丸等。②药食自疗，可取鲜半夏60克，薏苡仁60克，粳米500克。将鲜半夏捣烂取汁，薏苡仁、粳米共煮成粥，加入鲜半夏汁，分次食用。③精神自疗，劝慰患者，树立战胜疾病的信心。

○**心神惑乱型者**　①中成药自疗，可选安神补心丸、柏子养心丸、复方酸枣仁片等。②药食自疗，可取小麦300克，大枣10枚，加水适量，共煮成粥食用。③足部反射自疗，取足底部反射区头部（大脑）、脑垂体、小脑及脑干、肝、胆囊、心、脾、肾、输尿管、膀胱、胃、胰、十二指肠、盲肠（阑尾）、回盲瓣、升结肠、横结肠、降结肠、乙状结肠及直肠、小肠、肛门。施以指端点法、示（食）指指间关节点法、拇指关节刮法、按法、示（食）指关节刮法、双指关节刮法、拳刮法、拇指推法、擦法、拍法等。

○**心脾两虚型者**　①中成药自疗，可选归脾丸，也可选人参养荣丸等。②药食自疗，可取党参15克，龙眼肉12克，大枣5枚，乌骨鸡肉200克。共置于炖盅内，加水适量，隔水炖服。

○**阴虚火旺型者**　①中成药自疗，可取天王补心丹、知柏地黄丸等。②药食自疗，可取鲜山药120克，杜仲9克，天麻9克，枸杞子9克，母鸡1只，炖汤后，饮汤食肉，每日2次。

【预防调护】

○郁证患者应保持心情舒畅，避免忧思抑郁，防止情志内伤。

○积极参加社区或公益活动，注重人际交流。

○温馨的家庭环境有助于治疗本病。

○进行适当体育锻炼，如散步、慢跑、太极拳、交际舞等。

二、血证

凡由多种原因引起火热熏灼或气虚不摄，以致血液不循常道，或上溢口鼻诸窍，或下泄前后二阴，或渗出于肌肤之外所形成的疾病，统称为血证。常见的血证可分为鼻衄、齿衄、咯血、吐血、便血、尿血、紫斑等类型。

该病证可见于西医学中多种急、慢性疾病所引起的出血，包括某些系统的疾病（如呼吸、消化、泌尿系统疾病）有出血症状者以及造血系统病变所引起的出血性疾病。血证的脉象可表现为：热盛迫血者，多见弦数或滑数；阴虚火旺者，多见细数；气虚不摄者，多见脉弱等。血证的用药治疗应从治火、治气、治血着手。治火，当清热泻火，多选用石膏、知母、栀子、龙胆等；虚火当滋阴降火，多选用沙参、龟甲、鳖甲、女贞子、百合等。治气，实证当清气降气，多选用黄连、黄芩、连翘、金银花、苏子、旋覆花等。虚证当补气益气，多选用人参、黄芪、党参、白术等。治血，应根据各种证候的病因病机分别选用凉血止血、收敛止血或活血止血的药物。凉血止血的药物可选用地榆、茜草、侧柏叶、白茅根等；收敛止血的药物可选用白及、仙鹤草、藕节等；活血止血的药物可选用蒲黄、三七、艾叶等。

1. **鼻衄** 鼻腔出血，称为鼻衄，又称为鼻出血。它是血证中最常见的一种。鼻衄多由火热迫血妄行所致，其中以肺热、胃热、肝火最为常见。另有少数患者，可由正气亏虚，血失统摄所引起。鼻衄主要见于某些传染病、发热性疾病、血液病、风湿热、高血压、维生素缺乏症、化学药品及药物中毒等所引起。

【脉象辨析】

○**脉数** 多为热邪犯肺或胃热炽盛所致。症见鼻燥出血，口干咽燥，或兼有身热、咳嗽少痰等症状，舌质红、苔薄，多为热邪犯肺；症见鼻衄或兼齿衄，血色鲜红，口渴欲饮，鼻干、口干臭秽，烦躁，便秘，舌质红，苔黄，多属胃热炽盛。

○**脉弦数** 多为肝火上炎所致。症见鼻衄，头痛，目眩，耳鸣，烦躁易怒，两目红赤，口苦，舌质红、苔薄。

○**脉细无力** 多为气血亏虚所致。症见鼻衄，或兼齿衄、肌衄，神疲乏力，面白无华，头晕，耳鸣，心悸，夜寐不宁，舌质淡、苔薄白。

2. **齿衄** 齿龈出血，称为齿衄，又称为牙衄、牙宣。齿衄可由齿龈局部或全身疾病所引起。内科范围内的齿衄，多由血液病、维生素缺乏症及肝硬化等疾病所引起；齿龈局部病变引起的齿衄，一般属于口腔科范围。

【脉象辨析】

○**脉洪数** 多为胃火炽盛所致。症见齿龈血色鲜红，齿龈红肿疼痛，头痛，口臭，舌质红、苔黄。

○**脉细数** 多为阴虚火旺所致。症见齿衄，血色淡红，起病缓慢，常因受热及烦劳而诱发，齿摇不坚，舌质红、少苔。

3. **咯血** 血由肺及气管外溢而咳出，表现为痰中带血，或痰血相兼，或纯血鲜红，间夹泡沫，均称为咯血，也称为嗽血或咳血。内科范围内的咯血，主要见于呼吸系统疾病，如支气管扩张症、急性支气管炎、慢性支气管炎、肺炎、肺结核、肺癌等。

【脉象辨析】

○**脉数** 多为燥热伤肺所致。症见喉痒咳嗽，痰中带血，口干鼻燥，或有身热，舌质红、少津、苔薄黄。

○**脉弦数**　多为肝火犯肺所致。症见咳嗽阵作，痰中带血或纯血鲜红，胸胁胀痛，烦躁易怒，口苦，舌质红、苔薄黄。

○**脉细数**　多为阴虚肺热所致。症见咳嗽痰少，痰中带血或反复咯血，血色鲜红，口干咽燥，双颧发红，潮热盗汗，舌质红。

4. 吐血　血由胃而来，经呕吐而出，血色红或紫黯，常夹有食物残渣，称为吐血，也称为呕血。吐血主要见于上消化道出血，其中以消化性溃疡出血及肝硬化所致的食管、胃底静脉曲张破裂最为多见。其次见于食管炎，急、慢性胃炎，胃黏膜脱垂症等疾病，以及某些全身性疾病（如血液病、尿毒症、应激性溃疡）引起的出血。

【脉象辨析】

○**脉滑数**　多为胃热壅盛所致。症见脘腹胀闷，甚则作痛，吐血色红或紫黯，常夹有食物残渣，口臭，便秘，大便色黑，舌质红、苔黄腻。

○**脉弦数**　多为肝火犯胃所致。症见吐血色红或紫黯，口苦胁痛，心烦易怒，寐少梦多，舌质红绛。

○**脉细弱**　多为气虚血溢所致。症见吐血缠绵不止，时轻时重，血色黯淡，神疲乏力，心悸气短，面色苍白，舌质淡、苔薄白。

5. 便血　便血系由于胃、肠络受损，出现血液随大便而下，或大便呈柏油样为主要表现的病证。内科杂病的便血主要见于胃肠道的炎症、溃疡、肿瘤、息肉、憩室炎等。

【脉象辨析】

○**脉濡数**　多为肠道湿热所致。症见便血色红，大便不畅或稀溏，或有腹痛，口苦，舌质红、苔黄。

○**脉细**　多为气虚不摄所致。症见便血色红或紫黯，食少，身体疲倦，面色萎黄，心悸少寐，舌质淡、苔薄白。

○**脉细涩**　多为脾胃虚寒所致。症见便血紫黯，甚则黑色，腹痛，喜饮热饮，面白无华，神倦懒言，大便溏薄，舌质淡、苔薄白。

6. 尿血　小便中混有血液，甚或伴见血块的病证，称为尿血。随其出血量多少的不同，而使小便呈淡红色、鲜红色或茶褐色。尿血是一种较为常见的病证。西医学所称的尿路感染、肾结核、肾小球肾炎，泌尿系肿瘤以及全身性疾病，如血液病、结缔组织疾病等都有可能出现尿血。

【脉象辨析】

○**脉数**　多为下焦热盛所致。症见小便黄赤灼热，尿血鲜红，心烦口渴，面赤口疮，夜寐不安，舌质红。

○**脉细数** 多为肾虚火旺所致。症见小便短赤带血，头晕耳鸣，神疲乏力，颧红潮热，腰膝酸软，舌质红。

○**脉细弱** 多为脾不统血所致。症见久病尿血，甚或兼见齿衄、肌衄，食欲缺乏，体倦乏力，气短声低，面色无华，舌质淡、苔薄白。

○**脉沉弱** 多为肾气不固所致。症见久病尿血，血色淡红，头晕耳鸣，精神困惫，腰脊酸痛，舌质淡、苔薄。

7. 紫斑 血液溢出于肌肤之间，皮肤表现青紫斑点或斑块的病证，称为紫斑，亦有称为肌衄及葡萄疫的。内科杂病的紫斑，主要见于西医中的原发性血小板减少性紫癜及过敏性紫癜，药物、化学和物理因素等引起的继发性血小板减少性紫癜。

【脉象辨析】

○**脉弦数** 多见于血热妄行所致。症见皮肤出现青紫斑点或斑块，或伴见鼻衄、齿衄、便血、尿血，或有发热，口渴，便秘，舌质红、苔黄。

○**脉细数** 多为阴虚火旺所致。症见皮肤出现青紫斑点或斑块，时发时止，常伴鼻衄、齿衄或月经过多，两颧发红，心烦口渴，手足心热，或有潮热盗汗，舌质红、少苔。

○**脉细弱** 多为气不摄血所致。症见反复出现肌衄，久病不愈，神疲乏力，头晕目眩，面色苍白或萎黄，食欲缺乏，舌质淡、苔薄白。

【中医简易治疗】

○**药酒疗法** 贯仲炭、血余炭各15克。上药用侧柏叶浸入冷水中泡透，捣汁滤过加水炖1小时，再加入黄酒50毫升，徐徐饮服。适用于吐血。

○**单方验方** ①白芍、阿胶各10克，三七3克（研末，吞），蒲黄6克（另包）。鲜小蓟30克。上药水煎，分2次服，每日1剂。适用于血证各种证型的咯血。②百部、白及、三七各等量，共研细末，备用。用时，每次取服1～5克，每日3次。适用于咳嗽、咯血。③云南白药3克，小蓟根60克，蜂蜜适量。将小蓟根熬汁去渣，放入云南白药3克、蜂蜜1匙，再煎片刻，待凉时服用，每日2次。适用于急性胃出血。④三七末、海螵蛸各3克。上药共研细末，以白开水送服。适用于胃热型吐血。⑤土炒白术、地榆炭各10克，炮姜、炙甘草各3克。上药水煎，分2次服，每日1剂。适用于虚寒型便血。

【预防调护】

（1）鼻衄

○鼻衄患者，情绪多较紧张，恐惧，应安慰患者，使之安定，以利于治疗和康复。

○对实证鼻衄患者，忌食辛辣，多服清热凉血之品。虚证患者，平时多服滋阴养血之品，忌食生冷的食物。

（2）咯血

○饮食应以清淡甘凉为主，多食蔬菜，水果。痰量多者，应给予高蛋白，低脂肪饮食。戒烟酒，忌辛辣等刺激性较强的食物。避免暴饮暴食，以免导致痰湿内生。

○居住处要经常通风换气，以增加新鲜空气。在寒冷时要注意保暖，避免呼吸道受寒冷空气的直接刺激。患者要劳逸结合，应进行适当的体育锻炼，以增强呼吸道防御能力及减少感染的机会。

○保持心情愉快，切忌过于激动，以免情志变化导致肝气郁结化火而加重病情。

（3）吐血

○避免情志过激，以实现肝火不生，藏牢血液。

○防止暴饮暴食，忌食辛辣及不易消化之物，以保护脾胃。

○调摄生活起居，避免过度劳累和使用重力，以保持气血平和、筋脉柔顺。

（4）便血

○调摄情志，消除不良精神刺激，如暴怒、忧郁、紧张、恐惧等。

○避免过食辛辣炙煿及不易消化的食物，禁止饮酒过量和暴饮暴食。

○及早发现和治疗胃、肠、肝、胆等消化道疾病，防止各种便血因素的形成。

（5）尿血

○增强体质，减少外邪侵入。

○注意清洁卫生，防治感冒和皮肤感染。

○避免烦劳过度，忌烟酒，节房事，以免火热内生或精气亏损。

◎紫斑。

○锻炼身体，增强体质，养成良好的卫生习惯，防止感染。

○多食含蛋白质丰富而易消化的食物，少食辛辣炙煿之品，不饮烈性酒。

○慎用对自己过敏的食物、药物，避免使用损害造血系统的药物，避免接触有毒化学物质及电离辐射等。

三、汗证

汗证是指由于阴阳失调，腠理不固，以致汗液外泄失常的一种病证。其中，不因外界环境因素影响，而白昼时时汗出，动辄益甚的，称为"自汗"；夜寐当中汗出，醒来自止者，称为"盗汗"，也称为"寝汗"。

该病证在西医学中可见于甲状腺功能亢进症、自主神经功能紊乱症、风湿热、结核病等病证所致的自汗、盗汗表现。其脉象可表现为细、细弱、弦数、弱缓。

【脉象辨析】

○**脉细** 多为心血不足所致。症见自汗或盗汗，心悸少寐，神疲气短，面色无华，舌质淡、苔薄白。

○**脉细弱** 多为肺卫不固所致。症见汗出恶风，稍劳汗出尤甚，易于感冒，体倦乏力，面白无华，舌质淡、苔薄白。

○**脉缓** 多为营卫不和所致。症见汗出恶风，周身酸楚，时寒时热，或表现半身、某局部出汗，舌质淡、苔薄白。

○**脉细数** 多为阴虚火旺所致。症见夜寐盗汗，或有自汗，五心烦热或兼午后潮热，两颧发红，口渴，舌质红、苔少。

○**脉弦数** 多为邪热郁蒸所致。症见蒸蒸汗出，汗液易使衣服黄染，面赤烘热，烦躁口苦，小便色黄，舌质淡红、苔薄黄。

【中医简易治疗】

○**药食疗法** ①黑豆100克，红枣20克，黄芪50克。上药水煎，分2次服，每日1剂。适用于气虚自汗。②陈冻豆腐、浮小麦各50克。与水适量同煎，食豆腐饮汤，每日1剂。适用于盗汗。

○**单方验方** ①乌梅10枚，浮小麦15克，大枣5枚。上药水煎，分2次服，每日1剂。适用于阴虚盗汗。②红参须6克，茯苓10克，红枣7枚。上药水煎，分2次服，每日1剂，适用于气虚盗汗，小儿尤佳。③煅牡蛎（先煎）、生黄芪各100克，麻黄根、五味子各50克。上药共研细末，贮瓶备用。每次取10～20克，与浮小麦15克同煎，滤渣后热服，每日2次。适用于体常自汗，动则益甚，时易感冒。

【自疗要点】

汗证的自疗可按以下4型进行辨证施治：

○**表虚不固型** 治宜益气固表。①中成药可选用玉屏风散，也可选用复芪止汗颗粒。②药食自疗，可取黄芪30克，大枣10枚，粳米100克。将黄芪先煎取浓汁，与粳米、红枣同熬成粥，每日食2次。适用于自汗易感冒者。③中药贴敷自疗，可取郁李仁6克，五倍子6克，研末，用生梨汁调成糊状，敷于两侧内关穴，适用于自汗。或取五倍子、五味子等量，共研细末，加入70%乙醇适量，调成"双五子"糊剂，将适量的"双五子"糊剂置于塑料薄膜上，贴敷于肚脐正中，24小时更换1次，一般7~8日即可见效。具有固涩敛汗的功效。适用于各种证型的自汗和盗汗。

○**营卫不和型**　治宜调和营卫。①中成药自疗，可取桂枝合剂合虚汗停颗粒。②药食自疗，取红枣500克，焙干去核，生姜500克，切片，炙甘草和炒食盐各60克。上述四药共研细末，每日晨起空腹服6~10克，可用开水冲调服用。或取生牡蛎20克，小麦50克，红枣5枚，黄芪15克。生牡蛎入水先煎20分钟，再加入其他药物，继煎20分钟，去渣，温服。

○**心血不足型**　治宜补血养心。①中成药自疗，可取归脾丸、人参养荣丸等。②药食自疗，可取炒小麦30克，红枣5枚，桂圆10克，水煎20分钟，频服。亦可取红枣、大米各适量，共煮为粥，常食。

○**阴虚火旺型**　治宜滋阴降火。①中成药自疗，可取麦味地黄丸，也可选用六味地黄丸、知柏地黄丸等。②药食自疗，可取百合（鲜者为佳）100克，蜂蜜100克，隔水共蒸1小时后晾凉；每日早、晚各服1匙，以开水冲服。或百合煮稀饭，食时加蜂蜜。亦可取山茱萸、百合各30克，浓煎，加冰糖适量搅匀，频服。

○**邪热郁蒸型**　治宜清肝泄热，化湿和营。①中成药自疗，常取龙胆泻肝丸，热势不甚者，可选用四妙丸等。②药食自疗，可取薏苡仁30克，绿豆30克，薄荷10克，冰糖适量，煎汤，每日2~3次分服。

【预防调护】

○饮食宜清淡，多食新鲜蔬菜、水果，忌食刺激性食物及肥甘厚味。

○注意保持情绪稳定，避免思虑烦劳过度。

○汗出之时易感外邪，当避风寒，以防感冒。

○适当进行医疗体育锻炼活动，如散步、慢跑、太极拳等，以改善体质。

○汗证是临床常见的一种症状，其病因复杂，应明确病因病机，辨证用药，临证应慎用辛散之品。

○单纯自汗、盗汗，一般预后良好，经过治疗大多可在短期内治愈或好转。伴见于其他疾病过程中的汗证，治疗则应着重针对原发疾病，待原发病的治愈、好转，自汗、盗汗亦随之减轻或消失。

四、消渴

消渴是指因恣食肥甘，或情志过极，房事不节，热病之后等，以致郁热内蕴，气化失常，津液精微不能正常输布而下泄，阴虚燥热所致，以口渴、多饮、多食、消瘦，尿多而甜为主要表现的脾系疾病。

该病证相当于西医学的糖尿病。多发于40岁以后，以形体肥胖者居多；起病多较缓慢，病情较长。以口渴多饮，多食易饥，尿多且有甜味，形体消瘦为主要表现；初起"三多"症状可不明显，症状明显时则口渴多饮，每日尿量可达3000～5000毫升，食欲亢进，体重减轻，面容憔悴，神疲乏力，皮肤瘙痒，可有四肢麻木、酸痛，腰酸，性欲减退，男人阳痿，妇女月经失调，或见视力减退，腹泻等症状。其脉象现表现为洪数、滑数、细数、沉细无力等。

【脉象辨析】

○**脉洪数**　多为肺热伤津所致。症见烦渴多饮，口干舌燥，尿频量多，舌边尖红、苔薄黄。

○**脉滑数**　多为胃热炽盛所致。症见多食易饥，口渴，尿多，形体消瘦，舌质淡红或红、苔黄。

○**脉细数**　多为肾阴亏虚所致。症见尿频尿多，混浊如同脂膏，或尿有甜味，腰膝酸软，疲劳乏力，头晕耳鸣，口干唇燥，皮肤干燥，全身瘙痒，舌质红、少苔。

○**脉沉细无力**　多为阴阳两虚所致。症见小便频数，混浊如膏，甚至饮一溲一，面容憔悴，耳轮干枯，腰膝酸软，四肢欠温，畏寒怕冷，男人阳痿或妇女月经不调，舌质淡、苔白而干。

【中医简易治疗】

○**单方验方**　①西瓜皮、冬瓜皮各15克，天花粉12克。上药加水煎取，每次浓煎至半杯口服，每日2剂。适用于糖尿病口渴、尿浊。②乌梅10克，天花粉12克，黄芪30克，黄精15克，黄连3克。上药水煎，分2次服用，每日1剂。适用于糖尿病病情反复，并发冠心病、高血压症、皮肤瘙痒症及白内障等病证。③何首乌、棉花根、糯稻根各30克，玉竹5克。上药水煎，分2次服用，每日1剂。适用于消渴各种证型。④黑豆、天花粉各等份，共研细末，泛水丸如梧桐子大，每次服50丸，以黑豆汤送服，每日2次。适用于消渴，证属肾虚型者。

【自疗要点】

○糖尿病早期，可应用饮食控制和适当运动改善病情，中药单方和复方制剂对降低血糖、尿糖均有一定效果，常用人参、黄芪等益气药，和生地黄、玄参、枸杞子、麦门冬、石斛等补阴药配伍，可有效降低血糖；和天花粉、生地黄或乌梅配伍，有降低尿糖的作用。

○糖尿病晚期合并多种并发症时，宜在益气养阴或辨证施治基础上加用活血祛瘀药以提高疗效，因为此期多与"血不活，有瘀滞"相关。活血化瘀药对阴虚型疗效较好，与滋阴药有互补作用，我们常用六味地黄丸与复方丹参滴丸配伍运用，对稳定血糖，延缓并发症产生有积极的作用。

【预防调护】

○控制饮食，三餐定时、定量、定性，忌辛辣燥热之物。

○适当增加有氧运动，如游泳，登山、散步、打太极拳、做体操等，节制房事。

○保持乐观的情绪，避免五志过极，正确对待疾病。

○糖尿病为终生性疾病，应长期用药治疗，规则服用降糖药或注射胰岛素，避免自行随意增减药量或停药。

○如出现恶心、呕吐，腹痛、呼吸困难、嗜睡、呼吸深大而快，呼气有烂苹果味，为酸中毒表现，应尽早就医；若出现头晕、心悸、汗出、手抖、饥饿感等症状，为低血糖反应，应立即食糖。

五、积聚

积聚是由于正气亏虚，脏腑失和，气滞、血瘀、痰浊蕴结于腹，以腹内结块，或胀或痛为主要临床特征的一种病证。

该病证可见于西医学的腹部肿瘤、肝脾大以及增生型肠结核、胃肠功能紊乱、不完全性肠梗阻等病证。中医一般将积聚分为积证和聚证。积证以血瘀为主要病变，聚证以气滞为主要病变；积证的病变部位主要见于胃和肝部。右胁腹内积块伴见胁肋刺痛、黄疸、纳呆、腹胀等症状者，病在肝；胃脘部积块伴见反胃、呕吐、呕血、便血等症状者，病在胃；右腹积块伴腹泻或便秘、消瘦乏力以及左腹部积块伴大便次数增多、便下脓血者，病在肠。积证一般初期正气未至大虚，邪气虽实却不甚，表现为积块较小、质地较软，虽有胀痛不适，而一般情况尚可。中期正气渐衰而邪气渐甚，表现为积块增大、质地较硬、疼痛持续，并有饮食减少，倦怠乏力，形体渐瘦等症状。末期正气大虚而气实甚，表现为积块较大、质地坚硬、疼痛剧烈，并有饮食大减，神疲乏力，面色萎黄或黧黑，明显消瘦等症状。积证病程较长，病多在血分，病情较重。聚证则无积块，腹中气时聚时散，发有休止，痛无定处，病情较短，多属气分，一般病情较轻。其脉象表现：聚证多为弦、弦滑；积证多为弦、弦滑或细涩、弦细或细数。

1. 聚证

【脉象辨析】

○**脉弦**　多为肝气郁滞所致。症见腹中气聚，攻窜胀痛，时聚时散，脘胁之间时有不适，病情常随情绪而起伏，舌质淡、苔薄白。

○**脉弦滑**　多为食浊阻滞所致。症见腹胀或腹痛，便秘，食欲缺乏，时有如条状物聚起在腹部，重按则胀痛更甚，舌质淡、苔腻。

2. 积证

【脉象辨析】

○**脉弦** 多为气滞血阻所致。症见积证初起，积块软而不坚，固着不移，胀痛并见，舌质淡、苔薄白。

○**脉弦滑或细涩** 多为气结血瘀所致。症见腹部积块渐大，按之较硬，痛处不移，饮食减少，体倦乏力，面黯消瘦，时有寒热，妇女或见经闭不行，舌质青紫，或有瘀点、瘀斑。

○**脉弦细或细数** 多为正虚瘀结所致。症见积块坚硬，疼痛逐渐加剧，饮食大减，面色萎黄或黧黑，消瘦脱形，舌质淡或紫色，苔灰糙或光滑无苔。

【中医简易治疗】

○**药茶疗法** 生何首乌20克，决明子、生山楂各15克。上药以白开水冲泡后，代茶水频饮，每日1剂。适用于脂肪肝。

○**单方验方** ①生黄芪、红花各20克，莪术30克，炒白术15克，醋柴胡、土鳖虫、生甘草各10克，白矾2克。上药水煎，分2次服用，每日1剂。适用于肝硬化早、中期。②山楂30克，泽泻15克。上药水煎，分2次服用，每日1剂。适用于脂肪肝。

【自疗要点】

（1）肝硬化

○本病主要侵犯肝、脾、肾三脏，在本为肝肾不足、脾胃虚弱，在标为血瘀水结。治疗应根据病情的缓急用药。

○病急属实证，以行气、利水、祛瘀为主，调肝健脾固肾为辅；病缓属虚证，以调肝健脾固肾为主，行气、利水、祛瘀为辅。

○著名中医岳美中之专方"芪丹鳖甲汤"（黄芪30克，白芍10克，丹参30克，鳖甲30克，茯苓30克等），经临床治疗观察，疗效良好。

○鳖甲30克，大蒜15克，加水煎煮，勿入盐，每日1剂，长期服用对肝硬化腹水有较好的疗效。

○中药六味地黄丸、灵芝片有调补肝肾的作用，中草药筋骨草（苦草）每日10克煎服，有较好的控制肝硬化及腹水进展的作用。

○严格来说，目前尚无治疗肝硬化的特殊药物，治疗重点在于保护和恢复肝功能及预防并发症两方面，某些患者盲目认为多吃所谓"肝脏保护药"就一定有利于肝脏的恢复，这一观点是不正确的。我们应该明白，大部分药物必须经过肝脏代谢，服用药物太多或服用时间太长，显然会加重肝脏的负担，所以肝硬化患者必须在专业医务人员的指导下用药，这样才是安全可靠的。

○凡患有本病者，要加强自我情志的调节，不要自寻烦恼，"既来之，则安之"，以平静的心态对待，要乐观、开朗，树立战胜疾病的信心；而亲友也应该多关心患者，多疏导劝慰，心情的愉快与情绪的稳定，将有利于肝病的恢复。肝硬化早期（代偿期），如果肝功能正常，体征不明显者，可以参加较轻松的工作，但要避免疲劳；中晚期（失代偿期）时，原则上应全休。

○本病经治疗后，当肝硬化或腹水症状已经稳定，在休养期间，除定期到医院复查外，一旦出现下列情况，应及早到医院治疗，切不可轻视：①极度乏力，纳差。②出现黄疸。③肝区疼痛痛加剧，消瘦。④呕血或黑便。⑤腹胀、腹水。⑥无尿或尿少。⑦突然行为异常、意识障碍。

（2）高脂血症

○要以预防为先，从幼年开始，做好广泛的健康教育宣传，养成良好的生活习惯，不大吃大喝，禁烟戒酒，保持心情舒畅，劳逸结合。

○调整饮食结构，控制食量及体重，以清淡并且符合机体营养需求的食物为主。

○不间断地进行医疗体育锻炼。

○中医中药对本病的治疗有较强的优势，不仅疗效高，而且不良反应小，适合长期服用。但须注意，用药期间1~2个月复查1次肝功能，以保证用药安全。

【预防调护】

（1）肝硬化

○预防肝炎，避免接触各型肝炎患者。

○戒酒。宜食新鲜蔬菜、瘦肉、鱼、鸡蛋、香菇及豆制品等营养丰富而少脂食品。烹调食物时不宜过咸，肝硬化腹水患者尤需低盐饮食。避免食用生硬带刺的食物。

○生活调摄主要注意两个方面：一是意志坚强，情绪稳定；二是休息得宜，动静结合。

（2）高脂血症

○不少高脂血症患者是由于饮食不当或继发于糖尿病等疾病而发生的，所以如能及早注意，可防止本病的发生。

○治疗的同时，尤其强调控制饮食限制糖类及总热量，减轻体重，给高蛋白、新鲜蔬菜、水果为主，低脂肪饮食，保证营养即可。

○注意适当体力活动，切不可完全依赖药物而忽视控制饮食和医疗体育锻炼活动。

六、肥胖

肥胖是由于先天禀赋因素、过食肥甘以及久卧久坐、少劳等引以气虚痰湿偏盛为主，体重超过标准体重20%以上，并伴见头晕乏力、神疲懒言、少动气短等症状的一类病证。

本病证相当于西医学的肥胖症（包括单纯性肥胖症中体质性肥胖症及获得性肥胖症）。该病证可见于任何年龄，但多见于40~50岁的中壮年，尤以女性为多。其临床症状主要为体肥，气短，神疲，倦怠，自汗，怕热或畏寒，纳多，腹胀，便溏或腹泻，肢肿，心悸，头昏，月经失调，腰腿疼痛等；舌象为舌淡胖，边有齿痕，或舌红、苔薄，或苔白腻；脉象多表现为弦、濡，或沉细、弱、滑、滑数等。

【脉象辨析】

○**脉弦滑** 多为胃热滞脾所致。症见多食，消谷善饥，形体肥胖，脘腹胀满，面色红润，口苦口干，心烦头昏，胃脘灼痛嘈杂，得食则缓，舌质红、苔黄腻。

○**脉濡细** 多为脾虚湿困所致。症见肥胖臃肿，神疲乏力，身体困重，胸闷脘胀，四肢轻度水肿，晨轻暮重，劳累后更为明显，饮食如常或偏少，既往多有暴饮暴食史，小便不利，便溏或便秘，舌质淡胖、舌边有齿痕、苔薄白或白腻。

○**脉滑或濡** 多为痰湿内盛所致。症见身形盛大、体胖，身体沉重，肢体困倦，胸膈痞满，痰涎壅盛，头晕目眩，呕不欲食，口干而不欲饮，嗜食肥甘醇酒，神疲嗜卧，苔白腻或白滑。

○**脉沉迟无力** 多为脾肾阳虚所致。症见形体肥胖，颜面虚浮，神疲嗜卧，气短乏力，腹胀便溏，自汗气喘，动则更甚，畏寒肢冷，下肢水肿，尿昼少夜频，舌质淡胖、苔薄白。

○**脉沉弦或涩** 多为气滞血瘀所致。症见体形丰满，面色紫红或黯红，胸闷胁胀，心烦易怒，夜不能寐或夜寐不安，大便秘结，舌质黯红或有瘀点、瘀斑，或舌下有瘀筋。

【中医简易治疗】

○**药食疗法** 赤小豆、生山楂各15克，大枣5枚。上3味药置于锅内煮粥顿服，每日1次，4周为1个疗程。适用于肥胖症、高血压症等。

○**单方验方** ①何首乌、当归、鸡血藤各30克，茯苓20克。上药水煎，分2次服用，每日1剂。适用于肥胖症。②三七3克，补骨脂12克，番泻叶（后下）、大黄（后下）各10克。上药水煎，分2次服用，每日1剂。适用于肥胖症。③何首乌20克，枸杞子、山楂、黄精、草决明（决明子）各15克。上药水煎，分2次服用，每日2次，连服1个月。适用于肥胖症。④虎杖根15～30克，水煎，分2次服用，每日1剂。适用于肥胖症。

【自疗要点】

○**中成药自疗**　①痰湿型者，可选用六君子丸合平胃丸（散）等。②湿热型者，可选用龙胆泻肝丸、防风通圣丸等。③肝郁型者，可选用逍遥丸、舒肝丸、四制香附丸等。④阳虚型者，可选用济生肾气丸、桂附理中丸、金匮肾气丸等。

○**药食自疗**

痰湿型者：①苏子、莱菔子各10克，白芥子6克，以水煎后，代茶水饮用。②白术10克，枳实6克，干荷叶10克，以水煎后，代茶水饮用。

湿热型者：①炒决明子30克，以水煎后，代茶水饮用。大便秘结者尤为适宜。②泽泻、玉米须、冬瓜皮各10克，以水煎后，代茶水饮用。

肝郁型者：①厚朴花、代代花、佛手花各3克，干荷叶10克，以沸水冲泡后，代茶水饮用。②香附、苏叶各10克，以水煎后，代茶水饮用。

阳虚型者：①黄芪10克，防己6克，以水煎后，代茶水饮用。②茯苓、白术、陈皮各10克，以水煎后，代茶水饮用。

○**耳穴自疗**　取胃、脾、心、肺、内分泌、神门、饥饿点穴区，每次选2～3穴，做耳穴压豆自疗。

○**按摩自疗**　患者仰卧，依次揉按前胸、腹部、两臀部、大腿等部位，每次10～15分钟，按摩时宜配合使用减肥霜或减肥乳。按摩完毕后，用手指依次按压曲池、足三里、太溪、关元等穴。每日1次，30次为1个疗程。疗程间相隔5日。

○**气功自疗**　患者取端坐或平卧位，闭目内视丹田，周身放松，舌尖抵上齿龈，做腹式深呼吸，同时意想腹围在缩小。每次30分钟，每日1～2次。收功时以双手按顺时针方向揉腹36圈，然后睁目，缓缓（坐）起来，再散步20分钟后结束。

【预防调护】

○肥胖症应以预防为主，首先必须使患者自己了解肥胖的危害性，认识到合理治疗的重要性，必须有信心、耐心，主动地配合治疗。

○饮食结构宜低糖、低脂、低盐饮食，提倡多纤维饮食，适当补充蛋白质和维生素等必要的营养物质。忌暴饮暴食及零食。食量能少不多，尤以晚餐不宜多食，进食时宜细嚼慢咽。饮食宜清淡，多以素食为主，少食甜食厚味，睡前忌进食，宜戒酒类、咖啡等饮料，夏季少食甜冷饮。

○还可针对不同的病情，配合药膳治疗。

○生活要有规律，起居有常，切忌睡眠过多，保持精神愉快。

○配合运动减肥，以增加耗能，有利于脂肪的消耗代谢，如做健美操、跳舞、跑步、爬山、旅游、做广播体操等。

第七节 经络、肢体病证

一、头痛

头痛即指由于外感与内伤，致使脉络绌急或失养，清窍不利所引起的以患者自觉头部疼痛为特征的一种常见病证。

该病证相当于西医学的血管神经性头痛、偏头痛等。该病可见于任何年龄，首次发病以 20～30 岁为多，女性多见。起病突然，反复发作，每于疲劳、失眠、月经期间、情绪激动、天气变化等情况下而诱发。每次发作的性质过程极为相似。头痛呈发作性，多偏于一侧、偶可见及两侧，以额颞为主，每日至数周发作 1 次，每次持续数小时至数日，头痛剧烈，呈搏动性疼痛、涨痛、锥钻痛、裂开样痛等，发作前可有眼前闪光、畏光、眼胀，视物模糊，烦躁等症状，发作时可有恶心，呕吐，畏光，怕响声，出汗，面色苍白或潮红，失眠多梦，记忆力减退，思维不能集中及腹胀腹泻等症状。其脉象表现多为浮紧、浮数、濡滑、沉弦有力、沉细无力、沉细而弱、沉弦或沉滑、沉细或细涩等。

【脉象辨析】

○脉浮紧　多为风寒犯头所致。症见头痛起病较急，其痛如同破裂，连及项背，恶风畏寒，遇风尤为剧烈，口不渴，舌质淡、苔薄白。

○脉浮数　多为风热犯头所致。症见头痛而涨，甚则头痛如同开裂，发热或见恶寒，口渴欲饮，面红耳赤，便秘尿黄，舌质红、苔黄。

○脉濡滑　多为风湿犯头所致。症见头痛如裹，肢体困重，胸闷纳呆，小便不利，大便或溏，舌质淡、苔白腻。

○脉沉弦有力　多为肝阳上亢所致。症见头涨痛而眩，心烦易怒，胁间疼痛，夜眠不宁，口苦口干，舌质红、苔薄黄。

○脉沉弦或沉滑　多为痰浊上犯所致。症见头痛昏蒙，胸脘满闷，呕恶痰涎，舌体胖大、舌边有齿痕、苔白腻。

○脉沉细或细涩　多为瘀阻脑络所致。症见头痛经久不愈，其痛如刺，固定不移，或头部有外伤史，舌质紫黯或有瘀斑、瘀点，苔薄白。

【中医简易治疗】

○**单方验方** ①当归（酒洗晒干炒），白芍（炒黄），煨石膏、炒牛蒡子各120克。上4味药共研细末，备用。用时，每次取服药末9克，加白糖3克，睡卧时以陈酒冲服，量饮取汗。适用于偏头痛。②白芷、荆芥、人参（党参加倍用量）各30克，川芎15克。先将白芷洗净，炼蜜为丸（都梁丸），如弹子大。每服以荆芥煎汤调服。适用于头风痛及虚头痛。③生白芍20克，钩藤、川芎各30克，细辛15～18克，生石决明（先煎）50克。上药水煎，分2次服用，每日1剂。适用于偏头痛。④全蝎、蜈蚣、僵蚕各等份，共研细末，备用。用时，每次取服2克，每日3次。适用于瘀血阻络型头痛。

【自疗要点】

○对于偏头痛，用中医单方验方治疗，缓解疼痛效果一般较好。在分型施治中应注意根据不同的疼痛特点选择药物，如以搏动样疼痛为主的，中药可加用伸筋草、丝瓜络；以钻刺样疼痛为主的，可加全蝎、三七末等。

○应用中药的正离子导入法治疗功能性头痛，效果亦颇为佳。

○中药熏蒸法更简单易行，可采用川芎15克，晚蚕沙30克，僵蚕20只，香白芷15克，共入砂锅内，加水5碗，煎至3碗，用厚纸将砂锅糊封，视疼痛部位大小，于纸中心开一孔，患者将头痛部位对准纸孔，以热药气熏蒸，每次熏10～15分钟。每日1剂，每剂药可用2次，获效显著。但在进行熏蒸时，应注意避免被蒸汽烫伤。

【预防调护】

○对因情绪紧张、焦虑所诱发的头痛患者，要耐心地进行安慰、解释病情，尽量避免诱发头痛的心理因素。

○避免受寒，忌辛辣肥腻食物，戒除烟酒。

○避免不合理的生活方式，可以进行太极拳、五禽戏、气功等医疗体育锻炼，以增强体质，防止复发。

二、痹证

痹证是指因风寒湿邪入侵人体，导致气血凝滞，经络痹阻，以关节和肌肉疼痛，酸楚，麻木，重着，屈伸不利，或关节肿大变形等为主要临床表现的肢体疾病。

该病证相当于西医学的风湿热、风湿性关节炎、类风湿性关节炎、强直性脊柱炎、骨性关节炎、风湿性肌炎等病证。该病多有风寒湿邪外感史，或长期工作、居处于寒湿之地。常见四肢关节和（或）肌肉疼痛，酸楚，麻木，肿胀，气候变化时症状加重，部分初期可见发热、汗出、咽痛、心悸等症状。体征常见受累关节肿胀，屈伸不利，甚则关节红肿热痛、结节、红斑出现。脉象表现多为浮紧或沉紧、沉迟而弦或沉弦而紧、弦滑、滑数、沉细无力或沉虚而缓。

【脉象辨析】

○**脉浮紧或沉紧** 多为风胜行痹所致。症见肢体关节酸痛，游走不定，不拘上、下、左、右肢体关节，病或数时，或1~2日，或3~5日，日轻夜重，急性期者亦红亦肿，触之热感，恶风或恶寒，喜暖，颜面淡清而两颧微红，舌质红、苔白微厚。

○**脉沉弦而紧或沉迟而弦** 多为寒胜痛痹所致。症见肢体关节剧痛不移，局限一处，遇寒则痛更甚，得热则痛缓和，甚至关节屈伸不利，皮色不红，关节不肿，触之不热，舌质红润、苔白而薄腻。

○**脉弦滑** 多为湿胜着痹所致。症见肢体关节沉重酸胀，疼痛不已，重则关节肿胀，重着不移，但却不红，甚则四肢活动不便，颜面苍黄而润，舌质红、苔白厚而腻。

○**脉滑数** 多为热邪阻痹所致。症见肢体关节疼痛，痛处焮红灼热，肿胀疼痛剧烈，得冷稍舒，筋脉拘急，日轻夜重，患者多兼见发热、口渴、心烦、喜冷恶热，烦闷不安等症状，舌质红、苔黄燥。

○**脉沉虚而缓** 多为气虚血亏所致。症见四肢乏力，关节酸沉，绵绵作痛，麻木尤甚，汗出畏寒，时见心悸，食滞纳呆，颜面微青而白，形体虚弱，舌质淡红欠润滑、苔黄或薄白。

○**脉细涩** 多为肾虚寒凝所致。症见肢体关节疼痛，屈伸不利，关节肿大、僵硬、变形，甚则肌肉萎缩，筋脉拘紧，肘膝不得而伸，或尻以代踵、脊以代头而成废人，舌质黯红、苔薄。

【中医简易治疗】

○**中药贴敷疗法** 鲜透骨草60克，捣烂成泥状，贴敷于患处，每日1次。适用于风湿性关节炎。

○**单方验方** ①苍术（米泔水浸一宿，盐炒），黄柏各15克（去粗皮，酒浸一日夜，炙焦）。上药加水1000毫升，煎至500毫升，食前服用，每日2~3次，每日1剂。适用于一切风寒湿热，足膝腰臀疼痛。②千年健、钻地风各30克，防风15克。上药水煎，分2次服用，每日1剂。适用于风寒湿痹型。③柳枝30~60克，水煎，分2次服用，每日1剂。适用于热邪阻痹型。

【自疗要点】

○风湿性关节炎，多因风寒、湿热之邪乘虚侵袭人体，引起气血运行不畅，经络阻滞而发病，还和气候条件、生活环境有密切的关系。所以预防本病，首先应当注意防寒、防潮，还应注意保持个人生活环境的清洁干燥。

〇急性疼痛发作期，应卧床休息，减少剧烈活动。

〇中医治疗本病以"通"为基本法则，"通则不痛"，可选择秦艽、桑枝、丝瓜络、姜黄、海桐皮、络石藤、千年健等药舒筋通络。风寒湿痹，当辛而温之，可选用羌活、独活、防风、桂枝、苍术、当归、红花、干姜、细辛；风热湿痹，当清而化之，可选用知母、黄芩、白芍、石膏、豨莶草、西河柳、忍冬藤等；虚人久痹，当调补阴阳、调和气血、补益肝肾，可选用独活寄生汤、黄芪桂枝五物汤加当归治疗。

【预防调护】

〇疼痛急性发作时，应卧床休息，抬高患肢。宜进食富有营养的食物，以提高抵抗力。

〇避免过度劳累、紧张、受寒及关节损伤。

〇出汗时，不宜洗澡。

〇缓解期，应适当进行关节功能的锻炼，如关节的内旋、外展、上举等。

三、痿证

痿证是指肢体筋脉弛缓，软弱无力，日久不用，引起肌肉萎缩或瘫痪的一种病证。

该病证相当于西医学的感染性多发性神经根神经炎、运动神经元病、重症肌无力、肌营养不良等疾病。该病多有感受外邪与内伤积损的病因，有缓慢起病的病史，也有突然发病者。以下肢或上肢、一侧或双侧筋脉弛缓，痿软无力，甚至瘫痪日久，肌肉萎缩为主要症状。其脉象表现多为细数、细数而濡、沉细或沉弱、沉细数等。

【脉象辨析】

〇**脉细数** 多为肺热津伤所致。症见初始发热，或热退后突然肢体软弱无力，皮肤枯燥，心烦口渴，咽干咳呛少痰，小便短赤，大便秘结，舌质红、苔黄。

〇**脉细数而濡** 多为湿热浸淫所致。症见四肢痿软无力，身体困重，或微肿麻木，尤多见于下肢，或足胫热蒸，或发热，胸脘痞闷，小便赤涩，舌质红、舌体大、苔黄厚腻。

〇**脉沉细或沉弱** 多为脾胃亏虚所致。症见肢体痿软无力日重，食少纳呆，腹胀便溏，面浮不华，气短气浅，神疲乏力，舌质淡、舌体胖大、苔薄白。

○**脉沉细数** 多为肝肾亏损所致。症见起病缓慢，下肢痿软无力，腰脊酸软，不能久立，或伴眩晕、耳鸣，男性遗精早泄，或妇女月经不调，甚则步履全废，腿胫大肉渐脱，舌质红、苔少。

○**脉涩滞无力** 多为气虚血瘀所致。症见四肢软弱无力，麻木不仁，甚者萎枯不用，肢体刺痛且有定处，或见皮肤青紫，神疲气短，舌紫唇青或舌见瘀点，苔薄白。

【中医简易治疗】

○**单方验方** ①玄参、麦门冬各30克，熟地黄60克，牛膝6克。上药水煎，分2次服用，每日1剂。适用于痿证，症见双足无力，卧床不能即起。②鸡血藤、桑枝各30克，钩藤、海风藤、络石藤各15克，威灵仙、木瓜各10克。上药水煎，分2次服用，每日1剂。适用于多发性神经炎。③大青叶、紫花地丁、金银花、蒲公英各50克，知母、黄柏、赤芍、紫草各15克，牡丹皮9克，黄芩12克。上药水煎，分2次服用，每日1剂。适用于脊髓炎及脊髓结核，证属热性痿病。

【自疗要点】

○**肺热伤津型** 可取桑叶12克，石膏（先下）30克，杏仁9克，甘草6克，麦门冬12克，人参15克，阿胶（烊冲）9克，炒胡麻仁24克，炙枇杷叶12克。上药水煎分服，每日1剂。或取沙参12克，麦门冬9克，生地黄15克，玉竹12克，冰糖9克。上药水煎分服，每日1剂。亦可选用中成药自疗，待肺热津伤有所控制，后期调养时或冬令之时，可酌情选用参贝北瓜膏，若兼有咳嗽者，可选川贝枇杷膏。还可选用药食自疗，取海带50克，绿豆100克。将海带用水发开，洗净，切丝，绿豆洗净，用清水浸泡20分钟下锅同煮，煮熟后服食。

○**湿热浸淫型** 可取黄柏9克，苍术12克，当归15克，牛膝15克，防己12克，萆薢15克，龟甲15克。苍术12克，黄柏9克，牛膝15克，薏苡仁30克。上药水煎分服，每日1剂。亦可选用中成药自疗，病情较轻者，可用二妙丸或四妙丸。还可选用药食自疗，取大麦（去皮）60克，薏苡仁60克，土茯苓90克，加清水适量，同煎成粥，煮熟后去土茯苓，常服。

○**脾气下陷型** 可取黄芪30克，党参30克，白术12克，升麻6克，柴胡6克，当归12克，陈皮6克，炙甘草6克。上药水煎，分2次服用，每日1剂。或取党参9克，茯苓12克，白术9克，桔梗6克，山药24克，甘草6克，白扁豆12克，莲子肉9克，砂仁（后下）6克，薏苡仁30克。上药水煎，分2次服用，每日1剂。亦可采用中成药自疗，可选用补中益气丸，如兼有血虚者可选用归脾丸。并可采用药食自疗，取黄芪50克，猪脊骨适量，水煎，食盐少许调味后服食。还可采用推拿自疗，上肢，拿肩井筋，揉捏臂臑、手三里、合谷部肌筋，点肩髃、曲池等穴，搓揉臂肌来回数遍；下肢，拿阴廉、承山、昆仑筋，揉捏伏兔、承扶、殷门部肌筋，点腰阳关、环跳、足三里、委中、犊鼻、解溪、内庭等穴，搓揉股肌来回数遍。

○**肝肾阴虚型**　可取熟地黄15克，龟甲20克，锁阳12克，白芍12克，黄柏6克，知母6克，陈皮9克，干姜3克，虎骨10克（狗骨代，量加大）。或取熟地黄24克，怀山药12克，山茱萸12克，牡丹皮9克，泽泻9克，茯苓9克。上药水煎，分2次服，每日1剂。并可选用中成药自疗，可选用虎潜丸，或健步丸等。若久病阴损及阳，阴阳两亏，则可选用鹿角胶丸或加味四斤丸等。若选用药食自疗，可取烤干牛骨髓粉300克，黑芝麻300克，略炒香后研为细末，加白糖适量合拌，每次服9克，每日2次。

【预防调护】

○谨适气候居处，避免六淫为患。

○保持精神乐观，避免七情过极。

○做到劳逸结合，避免劳倦太过。

○注意节慎房事，避免损耗肾精。

四、腰痛

腰痛是指腰部感受外邪，或因外伤或由肾虚而引起的气血运行失调，脉络绌急，腰府失养所致的以腰部一侧或两侧疼痛为主要症状的一种病证。

该病证相当于西医学的腰肌劳损类疾病。多有腰部感受外邪，外伤、劳损等病史。以一侧或两侧腰痛为主要症状。或痛势绵绵，时作时止，遇劳则剧，得逸则缓，按之则减；或痛处固定，胀痛不适；或如锥刺，按之痛甚。其脉象表现多为沉紧或沉迟、濡数或弦数、弦涩或细数、沉细或弦细数等。

【脉象辨析】

○**脉沉紧或沉迟**　多为寒湿腰痛所致。症见腰部冷痛重着，转侧不利，逐渐加重，每遇阴雨天或腰部感寒后加剧，痛处喜温，体倦乏力，或肢末欠温，食少腹胀，舌质淡、舌体胖大、苔白腻而润。

○**脉濡数或弦数**　多为湿热腰痛所致。症见腰髋弛痛，牵掣拘急，痛处伴有热感，每于热天或腰部着热后痛剧，遇冷痛减，口渴而不欲饮，尿色黄赤；或午后身热，微汗冒出，舌质红、苔黄腻。

○**脉弦涩或细数**　多为瘀血腰痛所致。症见痛处固定，或胀痛不适，或痛如锥刺，日轻夜重，或持续不休，活动不利，甚则不能转侧，痛处拒按，面晦唇暗，舌质隐青或有瘀点、瘀斑，病程迁延，常有外伤、劳损病史。

○**脉细** 多为肾虚腰痛所致。症见腰痛以酸软为主，喜按喜揉，腿膝无力，遇劳更甚，卧则减轻，常反复发作。偏阳虚者，则少腹拘急，手足不温，气短乏力，舌质淡，脉沉细；偏阴虚者，则不寐心烦，口燥咽干，面色潮红，手足心热，舌质红、苔少。

【中医简易治疗】

○**药酒疗法** 当归、红花、川牛膝各3克，生桃仁7粒，威灵仙1.5克。上药加水200毫升煎煮，再加老黄酒200毫升混匀后口服。适用风湿性腰痛。

○**单方验方** ①白术40～120克，薏苡仁30～90克，芡实30～60克，川续断、桑寄生各20克。上药水煎，分2次服用，每日1剂。适用于非腰椎本身器质性病变所致的腰痛。②杜仲（炒去丝），木香各120克，官桂30克。上药共研细末，每次取服6克，空腹时以温酒调下。适用于寒性腰痛。③茅山苍术（盐水炒）、炙黄柏各15克。上药水煎，分2～3次服用。适用腰臀腿膝疼痛不已。④川芎2.4克，当归4.5克，赤芍、杜仲、香附各3克，红花2.4克。上药水煎，空腹时服用。适用于瘀血腰痛，症见日轻夜重，脉涩。

【自疗要点】

○**外感腰痛** 多因居处潮湿，汗出当风、冒雨受凉，感受暑湿等引起，多属实证。①寒湿腰痛，可取干姜12克，甘草6克，丁香3克，苍术10克，白术10克，橘红6克，茯苓12克。寒甚痛剧者，加附子6克，肉桂3克；湿盛者，加藿香10克，薏苡仁30克；兼有风邪、痛处不定者，加桂枝10克，独活10克，羌活10克。若肾气不足，感受寒湿者选用独活寄生汤。上药水煎，分2次服用，每日1剂。或取独活9克，桑寄生12克，杜仲15克，牛膝9克，细辛3克，茯苓15克，防风9克，川芎9克，当归9克，白芍9克，熟地黄12克，甘草6克。上药水煎，分2次服用，每日1剂。亦可采用中成药自疗，可选用祛风舒筋丸或小活络丹。并可选用温熨自疗，可取食盐炒热或坎离砂熨患处，适用于寒湿腰痛及肾虚腰痛。②湿热腰痛，可取黄柏12克，苍术12克，防己12克，萆薢12克，当归12克，牛膝12克，薏苡仁12克。湿重者，加茯苓15克，木瓜10克；热重者，加栀子15克，生石膏30克，知母10克；兼风者，加柴胡9克，黄芩9克，僵蚕9克。上药水煎，分服，每日1剂。并可采用中成药自疗，可选用豨桐丸或新癀片。

○**内伤腰痛** 多因先天不足，久病体虚、年老体弱、房室不节等引起，病多属虚（肾虚）。①瘀血腰痛，可取当归9克，川芎6克，桃仁9克，红花9克，没药6克，五灵脂6克，地龙6克，香附3克，牛膝9克。瘀重者，加乳香6克，鸡血藤30克；肾虚者，加杜仲10克，川续断15克，桑寄生15克；跌仆闪挫者，加青皮9克，豨莶草15克。上药水煎，分2次服用，每日1剂。并可采用中成药自疗，选用舒筋活血片，跌仆闪挫者可选用三七伤药片。药敷疗法：可选用阿魏膏、红花油外涂，速效跌打膏外敷。针法：在委中穴四周，细脉管上放血；或针刺水沟、委中、阿是穴。②肾虚腰痛，可取熟地黄24克，怀山药12克，山茱萸9克，枸杞子9克，菟丝子12克，杜仲12克，当归9克。上药水煎，分2次服用，每日1剂。或取熟地黄24克，怀山药12克，枸杞子12克；山茱萸12克，川牛膝9克，菟丝子12克，鹿角胶12克，龟甲胶12克。上药水煎，分2次服用，每日1剂。并可取杜仲24g，补骨脂12g，核桃仁15g，大蒜12g。上药水煎，分2次服用，每日1剂。偏阳虚者选用右归丸；偏阴虚者选用左归丸；无明显的阴阳偏虚者，可用青娥丸。并可采用中成药自疗，可选用益肾蠲痹丸，或强力天麻杜仲胶囊。还可采用药食自疗，可取桑寄生15克，桑枝50克，薏苡仁30克，粳米30克。先将桑寄生、桑枝煎30分钟，取汁，再将薏苡仁、粳米加水和药汁煮粥后服食。或取羊肉250克，巴戟天20克，生姜3片，粳米150克，食盐适量。先将巴戟天煎汤代水，再将切成小块的羊肉、粳米、生姜、食盐放入锅里同煮成粥，趁热温服。

【预防调护】

○避免外感，一旦感受外邪，及时饮姜糖水等驱风散寒。

○保持良好的生活习惯，适当运动，起居有常，避免房劳纵欲，以顾护肾精，防止内伤，注意活动腰部，自我按摩，打太极拳，松弛腰部肌肉。

○量力而行，避免外伤，注意劳动保护，避免腰部负重，慢性腰痛除应用适当的药物治疗外，应注意保护腰部不受损伤，保暖，或加用腰托。

五、颤震

颤震，又称"颤振"或"振掉"，是指以头部或肢体摇动、颤抖为主要临床表现的一种病证。

该病证相当于西医学所称某些锥体外系疾病所致的不随意运动，如帕金森病（震颤麻痹）、舞蹈病、手足徐动症等。该病多发于中、老年人，男性多于女性。起病隐匿，渐进发展加重，不能自行缓解：以头部及肢体摇动、颤抖，甚至不能持物为其共同证候特征，轻者头摇肢颤，重者头部震摇大动，肢体震颤不已，不能持物，食则令人代哺；继见肢体不灵，行动迟缓，表情淡漠，神情呆滞，口角流涎等症状。其脉象表现多为弦紧、沉弦无力或弦细而紧、沉弱无力或沉细、脉沉滑或沉弱等。

【脉象辨析】

○**脉弦紧** 多为风阳内动所致。症见眩晕头涨，面部发红，口干舌燥，情绪不稳、易怒，腰膝酸软，睡有鼾声，渐见头摇肢颤，不能自主，舌质红、苔薄黄。

○**脉沉弦无力或弦细而紧**　多为髓海不足所致。症见头晕目眩，耳鸣耳聋，记忆力差或善忘，头摇肢颤，二便不利，寤寐颠倒，重则神志呆滞，啼笑反常，言语失序，舌质淡红、舌体胖大、苔薄白。

○**脉沉濡无力或沉细**　多为气血亏虚所致。症见头晕目眩，心悸而烦，动则气短懒言，头摇肢颤，食少纳呆，全身乏力，畏寒肢冷，时常汗出，二便失常，舌质淡红、舌体胖大、苔薄白而滑。

○**脉弦滑或沉濡**　多为痰热动风所致。症见头晕目眩，头痛不已，肢体颤震抖动，手不能持物，甚至四肢不知痛痒；胸闷泛恶，甚则呕吐痰涎，咳喘，痰涎如缕似丝，吹拂不断，舌质红、舌体胖大有齿痕、苔厚腻或白或黄。

【中医简易治疗】

○**单方验方**　①生地黄、桑寄生、白芍、牡蛎（先煎）各15克。上药水煎，分2次服用，每日1剂。适用于颤震，证属风阳内动型者。②大黄10克，黄连3克，地龙12克，钩藤15克。上药水煎，分2次服用，每日1剂。适用于壮热颤震。③生地黄、枸杞子、制首乌、龟甲（先煎）各20克。上药水煎，分2次服用，每日1剂。适用于颤震，证属肝肾阴虚型者。

【自疗要点】

○**阴虚阳亢型**　①炙甘草9克，生地黄15克，白芍9克，麦门冬9克，阿胶（烊化）9克，火麻仁9克，生牡蛎（先煎）30克，鳖甲（先煎）12克，龟甲（先煎）12克。上药水煎，分2次服用，每日1剂。②白芍9克，阿胶（烊化）9克，龟甲（先煎）12克，生地黄15克，火麻仁9克，五味子（后下）6克，生牡蛎（先煎）30克，麦门冬9克，炙甘草6克，鸡子黄2枚，鳖甲（先煎）12克。上药水煎，分2次服用，每日1剂。③血虚、盗汗明显者，可用中成药自疗，常用天麻钩藤颗粒；头晕耳鸣者，可选用杞菊地黄丸。④药食自疗，则取枸杞子10克，白菊花6克，泡开水后，当茶饮用。

○**气血亏虚型**　①党参9克，白术9克，茯苓9克，当归6克，川芎6克，白芍9克，熟地黄12克，炙甘草6克，天麻9克，钩藤（后下）15克，珍珠母（先煎）30克。上药水煎，分2次服用，每日1剂。②中成药自疗，可选用十全大补丸合天麻钩藤颗粒；眩晕明显者常合用全天麻胶囊。③药食自疗，取当归9克，黄芪15克，粳米100克。先将当归、黄芪煎水取汁，再加入水及粳米，煮成稀粥后，服食。

○**髓海不足型**　①鹿角片（先煎）9克，龟甲（先煎）9克，枸杞子12克，党参15克。上药水煎，分2次服用，每日1剂。②党参15克，白术9克，茯苓12克，朱茯神12克，石菖蒲6克，远志12克，麦门冬9克，酸枣仁9克，龙眼肉9克。上药水煎，分2次服用，每日1剂。③中成药自疗，常用杞菊地黄丸。髓海不足偏于阴虚者常用左归丸，偏于阳虚者常用右归丸。④药食自疗，取猪腿骨500克打碎，冬瓜300克切片，熬后饮服。

○**痰热动风型**　①法半夏9克，胆南星6克，枳实9克，茯苓9克，橘红9克，炙甘草6克，生姜3克。上药水煎，分服，每日1剂。痰黄者，加黄芩9克，夏枯草15克；胸脘痞闷重者，可酌加瓜蒌皮9克，厚朴9克。水煎分服，每日1剂。②采用中成药自疗，常用礞石滚痰丸，震颤较重者，可加用羚羊角粉。③药食自疗，可取牛蒡子6克，鲜橙子1枚切开，用沸水冲泡后，当茶水饮用。

○**血瘀动风型**　①赤芍9克，川芎9克，桃仁9克，红花9克，通天草9克，老葱15克，生姜6克，大枣6克。上药水煎，分2次服用，每日1剂。②中成药自疗，可选用血府逐瘀口服液。③药酒自疗，可取桃仁500克，天麻100克，入黄酒2500毫升中浸泡，每次饮服20毫升，每日2次。

【预防调护】

○生活要有规律，注意起居有节，夏日做好防暑降温，冬日做好防冻保暖。

○保持稳定情绪，避免过分激动。

○注意饮食卫生，合理搭配膳食，忌烟戒酒。

○注意劳逸结合，防止过度疲劳。

○尽量避免使用酚噻嗪类、抗抑郁类及利舍平（利血平）等药物。

○多参加户外体育锻炼，如打简易太极拳等。

第八节　妇产科病证

一、月经先期

月经周期提前7日以上，或每月两潮，并连续2个月经周期以上，称为月经先期。

该病证相当于西医学的月经频发。其病机主要是血热和气虚。血热则热扰冲任，血海不宁，迫血妄行，月经提前；气虚则统摄无权，冲任不固，月经先期而至。其脉象主要表现多为滑数、弦数、细数、缓弱等。

【脉象辨析】

○**脉滑数**　多为阳盛实热所致。症见经期提前，经血量多，血色紫红，血质黏稠；心烦口渴，小便色黄，大便秘结，身热面赤，舌质红、苔黄。

○**脉弦数** 多为肝郁血热所致。症见经期提前，经量或多或少，血色紫红，质稠有块。经前乳房、胸胁、少腹胀痛，精神抑郁，烦躁易怒，口苦咽干，舌质红、苔黄。

○**脉细数** 多为阴虚内热所致。症见经期提前，经血量少，色红质稠。两颧潮红，五心烦热，口燥咽干，舌质红、苔少。

○**脉缓弱** 多为中气不足所致。症见经期提前，经血量多，血色淡、质稀；神疲体倦，少气懒言，脘闷纳呆，食少纳呆，大便溏薄，舌质淡、苔薄。

【中医简易治疗】

○**药食疗法** 芹菜、荠菜各90克。将芹菜、荠菜拣洗干净，切成条状，备用。将清水下锅烧开后，倒入芹菜、荠菜，煮沸后捞起，拌适量猪油、精盐、味精即可服食。一般服7～10剂有效。适用于月经先期，证属热证型者。

○**中药贴敷疗法** 益母草60克，夏枯草30克。捣烂炒热后，外熨于丹田处。适用于月经先期，证属血瘀或血热型者。

○**单方验方** ①鹿衔草、金樱子各30克，上药水煎，分2次服用，连续服3～4剂。适用于少女月经先期，证属脾肾虚弱型者。②党参15克，当归20克，黄芪30克，甘草9克。上药水煎，分2次服用，每日1剂。适用于月经先期，证属气虚型者。

【自疗要点】

○**脾气虚弱型** ①人参（或党参量倍）12克，黄芪15克，甘草3克，当归10克，陈皮6克，升麻6克，柴胡6克，白术10克。上药水煎，分2次服用，每日1剂。②中成药自疗，可选用归脾丸。

○**阴虚内热型** ①生地黄20克，玄参15克，白芍15克，麦门冬12克，阿胶（烊化）10克，地骨皮12克。上药水煎，分2次服用，每日1剂。②中成药自疗，可选用知柏地黄丸或二至丸。前者主治肾阴不足、阴虚内热或相火妄动的病证，后者用于证属肝肾阴虚引起的病证。

○**阳盛血热型** ①牡丹皮10克，地骨皮10克，白芍12克，生地黄15克，青蒿10克，茯苓10克，黄柏6克，黄连4.5克，黄芩9克，黄柏9克，贯众12克。上药水煎，分2次服用，每日1剂。适用于阳盛血热所致月经先期、量多。②中成药自疗，肝郁化火，胸胁胀痛，心烦闷躁，颊赤口干，食欲不振或有潮热者，用丹栀逍遥丸；阴虚血热，月经先期、量多，色紫黑，赤白带下者，用固经丸。

○**肝瘀血热型** ①牡丹皮6克，栀子6克，柴胡6克，当归10克，白芍12克，白术10克，茯苓12克，甘草6克，薄荷（后下）3克。上药水煎，分2次服用，每日1剂。适用于月经先期，乳胀，郁闷不欢，舌质偏红，脉细弦。先期量多者，加白薇9克，墨旱莲15克，侧柏叶9克，生地榆12克；先期腹痛加延胡索12克，川楝子9克，青皮、陈皮各4.5克。上药水煎，分2次服用，每日1剂。②中成药自疗，可选用丹栀逍遥丸。

【预防调护】

○注意营养调节，经期前后忌食生冷饮食及辛燥之品。

○注意劳逸结合，按时起睡，勿过度疲劳及思虑劳心，保持脾强健，冲任调和。

○经期，产后要注意个人卫生，做好预防工作，防止生殖道上行感染。

二、月经后期

月经周期延后7日以上，甚至3～5个月一行，称为月经后期。

该病证相当于西医学中的月经稀发。其发病机制有虚实不同，虚者由精血不足；实者多由血寒、气滞、痰湿引起经脉气机受阻，使血海不能按时满溢，遂致月经后期。其脉象表现多为细无力、沉迟无力、沉紧、弦、滑等。

【脉象辨析】

○**脉细无力**　多为血虚所致。症见月经周期延后，量少色淡而质稀；或小腹绵绵作痛，头昏目眩，心悸不寐，面色苍白或萎黄，舌质淡、苔薄白。

○**脉沉迟无力**　多为虚寒所致。症见月经周期延后，量少色淡而质稀，小腹隐隐作痛，喜暖喜按，腰膝酸软，性欲淡漠，小便清长，面白无华，舌质淡、苔白。

○**脉沉紧**　多为实寒所致。症见月经周期延后，量少色黯有块。经行时小腹冷痛，得热痛减，畏寒肢冷，或面色青白，舌质黯，苔白。

○**脉弦**　多为气滞所致。症见月经周期延后，量少或正常，血色紫黯有块，小腹胀痛，精神抑郁，胸胁、乳房胀痛，舌质淡、苔薄白。

○**脉滑**　多为痰湿所致。症见月经周期延后，量少色淡质稀，身形肥胖，心悸气短，胸闷呕恶，带下量多，舌质淡、舌体胖、舌边有齿痕、苔腻。

【中医简易治疗】

○**药食疗法**　山楂50克，红糖30克。山楂煎汤去渣，冲入红糖搅匀后温服，每日2次。适用于月经后期，证属血寒瘀滞型。

○**单方验方**　①黄芪、党参、当归各25克，羊肉500克。上药用布包好，与羊肉同放入砂锅内加水适量，以文火煮2小时。月经过后，每日1次，连服3～5日。适用于月经后期，证属气血两虚型。②干姜、大枣、红糖各30克，上药水煎，分2次服用，每日1剂。适用于月经后期，证属实寒型。

【自疗要点】

○**血虚型** ①人参6克，炒山药12克，熟地黄12克，炒杜仲10克，枸杞子10克，当归10克，山茱萸10克，炙甘草6克。上药水煎，分2次服用，每日1剂。②中成药自疗，可选用当归调经颗粒。亦可施以灸疗，取脾俞、胃俞、足三里、血海、阴陵泉穴施灸。③耳穴自疗，取子宫、卵巢、内分泌、肾区等穴，施以贴压法。

○**血寒型** ①川芎9克，当归10克，白芍12克，莪术6克，人参（或党参，剂量加倍）10克，牛膝9克，肉桂3克，丹皮10克，炙甘草6克。或取炒当归10克，生地黄、熟地黄各10克，川芎10克，白芍10克，桂枝3克，淡吴茱萸2.5克，鹿角霜（先煎）10克，怀牛膝10克，香附10克，熟女贞子10克，艾叶5克。小腹胀者，加乌药6克；腰酸者加川续断9克，炒杜仲9克。上药水煎，分2次服用，每日1剂。②中成药自疗，可选用艾附暖宫丸。

○**气滞型** ①乌药10克，香附12克，木香6克，当归10克，甘草6克，当归15克，川芎9克，赤芍9克，桃仁15克，红花9克，五灵脂9克，生蒲黄（包）15克，延胡索9克。上药水煎，分2次服用，每日1剂。适用于月经后期血瘀证。②中成药自疗，兼有瘀血内阻，头痛或胸痛，内热瞀闷，失眠多梦者，可选用血府逐瘀胶囊；月经不调，气血不畅，行经腹痛者，可选用妇科调经片；血瘀气滞引起的月经不调，行经腹痛，量少色暗，午后发热，产后瘀血不净者，可选用复方益母草膏。

○**肾阳虚型** ①熟地黄24克，山茱萸9克，枸杞子6克，山药12克，杜仲6克，甘草6克，肉桂6克。上药水煎，分2次服用，每日1剂。②中成药自疗，可选用八珍鹿胎膏。月经延后，量少，色黯有血块，小腹冷痛，畏寒肢冷，血寒者，可选用当归丸，当归流浸膏，当归红枣颗粒等。

○**肾阴虚型** ①熟地黄9克，山茱萸6克，枸杞子6克，山药6克，茯苓5克，甘草3克，仙灵脾10克，仙茅10克，紫河车（吞）10克，山茱萸10克，女贞子20克，当归10克，香附10克。适用于治疗肝肾阴亏引起的月经后期，量少，闭经等。兼气虚者，加生黄芪12克，党参12克；兼气滞者，加柴胡6克，青皮6克；兼痰湿者，加半夏9克，益母草15克。②中成药自疗，可选用左归丸。

○**痰阻胞脉型** ①制半夏9克，橘红9克，茯苓15克，炙甘草5克，川芎9克，当归10克。上药水煎，分2次服用，每日1剂。适用于治疗痰湿壅滞所致的月经期延后。白带多，加椿白皮15克；经量减少，加鸡血藤12克，丹参12克；水肿者去甘草，加鹿角胶12克；多囊卵巢者，加皂角刺12克，三棱10克，莪术12克；纳差脘闷者，加山楂12克，砂仁（打）6克。上药水煎，分2次服用，每日1剂。②中成药自疗，可选用苍附导痰丸。伴瘀血内停者，可选用大黄䗪虫丸。③推拿自疗：摩中脘、建里穴3~5分钟；横擦左侧背部及腰骶部，以透热为度。

【预防调护】

○适当锻炼身体，保持情绪稳定，精神愉快。

○注意摄生，防止风寒湿邪侵袭，忌食过于寒冷酸凉之物。

○做好计划生育工作，减少不必要的流产和手术损伤，预防生殖道感染。

○因全身疾病而致月经后期，应积极治疗全身性疾病；若因服用不明疗效的减肥药所致，应停服该药，并积极治疗。

三、月经先后不定期

月经周期或提前或延后7日以上，连续3个月经周期以上，称为月经先后无定期。

该病证相当于西医学月经失调中的月经不规则。其主要病机多为肝肾功能失调，冲任功能紊乱，血海蓄溢失常。其脉象表现多为沉细、弦等。

【脉象辨析】

○脉沉细　多为肾虚所致。症见经行或先或后，量少、色淡、质稀，头晕目眩，耳鸣耳聋，腰膝酸软，小便频数，舌质淡、苔薄。

○脉弦　多为肝郁所致。症见经行或先或后，经量或多或少，经色黯红，有血块，或经行而不畅，胸胁、乳房、少腹胀痛，精神抑郁，时欲叹息，嗳气不息，少食纳呆，舌质淡、苔薄白或薄黄。

【中医简易治疗】

○药茶疗法　①玫瑰花、月季花、杭菊花各10克，冰糖适量。共加水煎汤代茶水饮用。适用于月经先后不定期，证属肝郁型。②车前草、鹅儿草、阎王刺根各12克，陈艾10克。上药加水煎后，当茶水饮用，每日数次。适用于月经先后无定期。

○药食疗法　枸杞子15~30克，乌骨鸡1只。鸡清理干净肠脏与毛，鸡肉切块，加水及葱、姜、白胡椒等少许调味料，与枸杞子同入砂锅内，以小火隔水炖煮至烂熟。取食适量，每日2次。适用于月经先后不定期，证属肾虚血亏型。

○单方验方　生地黄15克，地骨皮、玄参各12克，牡丹皮、白芍、黄柏、麦门冬、阿胶（烊化）、墨旱莲各10克。兼血瘀者，加蒲黄10克，丹参12~15克；热象不明显者，可将旱莲草易为益母草；兼心烦不寐者，加炒酸枣仁10

克。上药水煎2次，合药汁分2次服用，每日1剂。具有清热凉血，滋阴固经的功效。适用于月经紊乱，先后无定期，月经量多。

【自疗要点】

○**肝郁气滞型**　①柴胡10克，当归12克，白芍12克，白术12克，茯苓12克，甘草6克。上药水煎，分2次服用，每日1剂。②中成药自疗，可选用逍遥丸。

○**肾气不足型**　①人参3克，熟地黄15克，山药12克，山茱萸10克，炙远志6克，炙甘草6克，制五味子9克，菟丝子12克，补骨脂9克。上药水煎，分2次服用，每日1剂。②中成药自疗，可选用左归丸。

【预防调护】

○行经期间，经行前后避免思虑过度，采取听音乐等方式放松心情，切忌暴怒忧郁，损伤肝脾，扰及冲任致月经失调。

○行经期间，应适劳逸，按时作息。

○经期注意保暖，不涉水，冒雨，游泳。

四、月经过多

月经周期正常，经行血量明显多于正常，称为月经过多。

该病证相于西医学的排卵性月经失调引起的月经过多、宫内节育器所致的月经过多。该病常有素体虚弱，或情志不遂，或嗜食辛辣，或工作、生活环境过于燥热，或病发于宫内节育器或人工流产术后病史。其主要病机为冲任损伤、经血失于制约。其脉象表现多为缓弱、滑数、涩等。

【脉象辨析】

○**脉缓弱**　多为气虚所致。症见月经量多，色淡、质稀，神疲肢倦，小腹空坠，气短懒言，纳少食滞，大便溏薄，面色无华，舌质淡红、苔薄白。

○**脉滑数**　多为血热所致。症见月经量多，血色深红、质黏稠，心烦面赤，口渴饮冷，尿黄便秘，舌质红、苔薄黄。

○**脉涩**　多为血瘀所致。症见月经过多，经血紫黯而有块，经行小腹疼痛拒按，舌质紫黯或有瘀点、瘀斑。

【中医简易治疗】

○**药茶疗法**　金银花、菊花、白茅根各15克。上药水煎后，代茶水频饮。适用于月经过多，证属血热型者。

○**药食疗法**　黄芪60克，乌骨鸡250克（去毛与内脏）。黄芪与乌骨鸡同放于锅内，加清水适量，先以武火煮沸，再改用文火慢煮2~3小时至烂熟，调味后服食，连服3~5日，每日1次。适用于月经过多，证属气虚型者。

○**单方验方**　红藤30克，益母草25克，茜草、赤芍、白芍各15克，当归12克，川芎、五灵脂、生蒲黄、生地黄、红花各10克。上药水煎，分2次服用，每日1剂。具有活血化瘀的功效。适用于人流后月经过多。

【自疗要点】

○**气虚型**　①生黄芪20～30克，白术15克，煅龙骨（先煎）30克，煅牡蛎（先煎）30克，山茱萸15克，杭白芍12克，海螵蛸12克，茜草根10克，棕榈炭6克，五倍子1.5克。上药水煎，分2次服用，每日1剂。②中成药自疗，可选用三七总苷片。伴脾肺气虚者，可加用补中益气丸；气血两虚者，可加用宁坤丸；心脾两虚，食少体倦，面色萎黄，健忘失眠，心悸及各种出血者，可加用归脾丸。

○**血热型**　①生地黄12克，熟地黄12克，白芍12克，山药12克，续断12克，地榆12克，黄芩10克，黄柏10克，甘草6克。上药水煎，分2次服用，每日1剂。②中成药自疗，血热者，可选用止血片；阴虚血热者，可选用固经丸。

○**血瘀型**　①炒蒲黄（另包）12克，五灵脂10克。当归24克，川芎9克，桃仁9克，甘草6克，干姜炭6克，益母草15克。上药水煎，分2次服用，每日1剂。②中成药自疗，可选用云南白药或三七片。

【预防调护】

○调畅情志，心境平和则经期如常。

○经期勿受凉饮冷，勿食辛辣刺激饮食。

○经期注意调摄，经行之际勿过度劳累，持重，注意卧床休息。

○放置节育环的妇女，应定期检查节育环的位置正常与否。经期严禁房事与坐浴。注意外阴卫生。

○注意月经的期、量、色、质，积极配合治疗。

五、经期延长

月经周期基本正常，行经时间超过7日以上，甚或14日方净，称为经期延长。

该病证相当于西医学的排卵性功能失调性子宫出血病的黄体萎缩不全、盆腔炎、子宫内膜炎、上环术后引起的经期延长。该病可有盆腔炎病史，或有饮食、情志失调史，或有上环手术史。其病机常有虚实之别，实者多因气滞血瘀，寒凝血瘀或气虚血行迟滞，以致瘀血阻滞冲任，新血不得归经；虚者多由阴虚内热，虚火妄动，扰动血海，以致血海不宁；或因气虚冲任不固，经血失于约制而使经期延长。其脉象表现多为弦涩、细数、缓弱等。

【脉象辨析】

○**脉弦涩**　多为血瘀所致。症见经血淋漓，8～10余日方净，量少或量多，血色紫黯有块，小腹疼痛拒按，舌质紫黯或有瘀斑、瘀点。

○**脉细数** 多为虚热所致。症见月经持续 8～10 日，量少色红质稠，咽干口燥，或有颧红潮热，或见五心烦热，舌质红而少津、苔少或无。

○**脉缓弱** 多为气虚所致。症见经行过期不止，量多、色淡、质稀，倦怠乏力，气短懒言，小腹空坠，面白无华，舌质淡、苔薄。

【中医简易治疗】

○**单方验方** ①党参、川续断、白术、山药各 15 克，生黄芪 20 克，阿胶 10 克（烊化）。上药水煎，分 2 次服用，每日 1 剂。适用于经期延长，证属气虚型者。②龟甲、白芍、黄柏、椿根白皮各 15 克，香附 6 克。上药水煎，分 2 次服用，每日 1 剂。适用于经期延长，证属虚热型者。③生蒲黄、白术各 10 克，桃仁 15 克，红花 6 克，三七末 3 克（另吞）。上药水煎，分 2 次服用，每日 1 剂。适用于经期延长，证属瘀阻胞宫型者。④人参、熟地黄、山药、山茱萸、菟丝子、炙远志、五味子、补骨脂各 9 克，炙甘草、附子、肉桂各 6 克。上药水煎，分 2 次服用，每日 1 剂。具有益肾扶阳的功效。适用于经期延长，证属肾气亏虚、冲任失调型者。

【自疗要点】

○**气虚型** ①白术 10 克，茯神 12 克，黄芪 12 克，薏苡仁 10 克，人参 9 克（或党参 12 克），木香 9 克，当归 3 克，远志 3 克，甘草 6 克，生姜 3 片，大枣 2 枚。上药水煎，分 2 次服用，每日 1 剂。②中成药自疗，可选用归脾丸、归脾膏、阿胶三宝膏等。

○**脾肾阳虚型** ①禹余粮 15 克，鹿角胶（烊化）9 克，紫石英 12 克，川续断 9 克，赤石脂 12 克，熟地黄 15 克，川芎 6 克，干姜 6 克，黄芪 20 克，艾叶 6 克，侧柏叶 12 克，当归 9 克，党参 15 克，茯苓 12 克。上药水煎，分 2 次服用，每日 1 剂。②中成药自疗，可选用右归丸。

○**阴虚内热型** ①黄柏 10 克，龟甲 15 克，白芍 12 克，黄芩 9 克，椿根白皮 15 克，香附 9 克，生地黄 15 克，墨旱莲 15 克。熟地黄 20 克，川续断 15 克，菟丝子 20 克，制首乌 30 克，党参 20 克，黄芪 20 克，白术 15 克，岗稔根 30 克，阿胶（烊化）12 克，牡蛎（先煎）30 克，山茱萸 15 克，炙甘草 10 克。上药水煎，分 2 次服用，每日 1 剂。适用于治疗阴道出血已减缓，仍有点滴不尽者。②中成药自疗，可选用二至丸合固经丸。肝肾两亏，阴虚血少，头晕目眩，耳鸣咽干，午后潮热，腰腿酸痛，脚跟疼痛者，可选用归芍地黄丸；肺肾不足，骨蒸劳热，腰膝酸软者，可选用全龟胶囊。

○**湿热蕴结型** ①苍术 15 克，黄柏 12 克，薏苡仁 15 克，牛膝 9 克，茜草 15

克，地榆 12 克，茵陈 10 克，金银花藤 12 克。上药水煎，分 2 次服用，每日 1 剂。②中成药自疗，可选用龙胆泻肝丸等。

○**气滞血瘀型**　①桃仁 6 克，红花 6 克，当归 12 克，川芎 8 克，白芍 10 克，熟地黄 15 克。蒲黄炭（另包）12 克，炒五灵脂（另包）12 克，制大黄 6 克，炮姜炭 6 克，茜草 12 克，益母草 12 克，仙鹤草 15 克，桑螵蛸 12 克，海螵蛸 12 克，三七粉（另吞）2 克。上药水煎，分 2 次服用，每日 1 剂。②中成药自疗，可选用失笑散；伴肝郁者，可选用逍遥丸或七制香附丸。

【预防调护】

○经期不宜过劳或剧烈运动，过则易伤脾气，使生化不足，统摄无权。

○注意节欲，月经未净禁忌性生活。

○月经期长者，要积极治疗，防止发展成崩漏。

○月经期延长，中药治疗后效果不显，应转入上级医院，采取中西医结合诊治。

六、崩漏

崩漏是指经血非时而至，或暴下不止，或淋漓不尽；前者称崩，后者称漏下。二者常交替出现且病因病机相同，故统称崩漏。

该病证相当于西医学生殖内分泌失调引起的无排卵型功能失调性子宫出血。其主要病机为冲任二脉损伤，不能制约经血，子宫藏泄失常。多因脾虚、肾虚、血热、血瘀所致。其临床表现为月经周期紊乱，经期长短不一，经量多少不等，常见无规律和较长时间的阴道出血，多无下腹部疼痛症状。发病前可停经数周或数月以上；发病时可有类似正常月经的周期性出血；或呈淋漓状、点滴出血，不易自止，劳累后加剧；或出血量过多，因大出血而致四肢厥逆，脉搏微弱欲绝等气血俱脱之危候。其脉象表现多为沉弱或沉细无力、细数、滑数、洪数、沉弦有力或涩等。

【脉象辨析】

○**脉细弱**　多为脾虚所致。症见经来全无定期，量多如崩，或淋漓不断，血色淡而质稀，神疲乏力、气短面白，四肢不温，纳呆少食，舌质淡、舌体胖、苔薄白。

○**脉细数**　多为肾阴虚所致。症见经血非时而下，量多或淋漓不断，经色鲜红，血质稍稠，头晕耳鸣，腰膝酸软，五心烦热，舌质红、苔少。

○**脉沉细**　多为肾阳虚所致。症见经行无期，经量多或淋漓不断，血色淡、质稀薄，面色晦暗，畏寒肢冷，腰膝酸软，小便清长，大便稀溏，舌质淡黯、苔薄白。

○**脉洪数或滑数** 多为血热所致。症见经血非时突然大下，或淋沥日久难止，血色深红，质黏稠，口渴烦热，大便秘结，小便色黄，舌质红、苔黄。

○**脉涩** 多为血瘀所致。症见经血非时而下，量时多时少，时出时止，或淋沥不尽，血色紫黯有块，少腹疼痛拒按，舌质紫黯、苔薄白。

【中医简易治疗】

○**药茶疗法** 炒鸡冠花、红糖各30克。以水煎后，代茶水饮用。适用于血热出血。

○**单方验方** ①乌梅炭、地榆炭各60克，广三七、侧柏叶各30克。上药共研细末，每次以白开水冲服10～20克，每隔0.5～2.0小时服1次，连服数次，至出血大减为止。适用于功能性子宫出血。②仙鹤草、血见愁、墨旱莲各30克。上药水煎，分3次服用。适用于阴道出血量多。③马齿苋、益母草各30克。上药水煎，分3次服用。适用于功能性子宫出血，刮宫后出血，盆腔炎所致的阴道出血。④乌贼骨适量，研末后吞服，每次服1.0～1.5克。适用于脾虚、肾虚出血。

【自疗要点】

○**阴虚内热型** ①生地黄24克，熟地黄24克，白芍12克，山药12克，续断12克，黄芩9克，黄柏9克，甘草9克。上药水煎，分2次服用，每日1剂。②中成药自疗，肝肾阴虚，眩晕耳鸣，咽干鼻燥，腰膝酸痛，月经量多者，可选用二至丸；阴虚潮热，骨蒸盗汗，腰膝酸软，血虚萎黄者，可选用龟甲胶颗粒；肝肾两亏，阴虚血少，头晕目眩，耳鸣咽干，午后潮热，腰腿酸痛，脚跟疼痛者，可选用归芍地黄丸。

○**血热妄行型** ①地骨皮9克，生地黄24克，龟甲（先煎）9克，牡蛎（先煎）24克，阿胶（烊化）9克，山栀子9克，地榆12克，黄芩12克，藕节12克，棕榈炭9克，甘草6克。上药水煎，分2次服用，每日1剂。②中成药自疗，可选用清热固经丸或止血片。

○**肾阳虚衰型** ①熟地黄24克，山药12克，山茱萸9克，枸杞12克，鹿角胶12克（烊化），菟丝子12克，杜仲12克，制附子4克，黄芪24克，覆盆子10克，赤石脂12克。上药水煎，分2次服用，每日1剂。②中成药自疗，对于精神疲乏，腰腿酸软，头晕目眩，肾亏精冷，性欲减退，夜多小便，健忘失眠者，可选用龟鹿补肾丸或龟鹿补肾口服液；对于畏寒无力，血虚眩晕，腰膝痿软，虚寒血崩者，可选用鹿茸口服液等。

○**脾虚失摄型** ①熟地黄30克，炒白术30克，黄芪9克，黑姜6克，人参9克，当归10克。上药水煎，分2次服用，每日1剂。或取黄芪15克，党参30

克，山药20克，续断15克，白术10克，黄芩10克，山茱萸l0克。上药水煎，分2次服用，每日1剂。适用于治疗崩漏日久。②中成药自疗，对于脾肺气虚者，可选用补中益气丸；对于心脾两虚者，可选用归脾合剂等。

　　○瘀阻胞脉型　①当归10克，川芎8克，白芍12克，熟地黄12克，五灵脂（另包）6克，炒蒲黄（另包）6克。上药水煎，分2次服，每日1剂。②中成药自疗，可选用益母草颗粒或宁坤丸等。

　　【预防调护】

　　○平时应注意避免过度精神刺激，保持心情舒畅。

　　○注意劳逸结合，不可过于劳累，出血量多时宜卧床休息，避免疲劳、剧烈运动，以免加重病情。

　　○注意饮食卫生，避免暴饮暴食，忌食辛辣助火之品。

　　○经期应注意保暖，避免淋雨、感冒。

　　○注意卫生，保持外阴清洁，勤换月经垫及内裤，经期禁行房事。

　　○平时可做适当的体育运动，运动量宜小，可以散散步或轻微地活动手脚和四肢关节，经期要停止运动。

　　○做好计划生育，少生优生，避免多次流产。

七、闭经

　　女人年逾16周岁，月经尚未来潮；或已行经又中断6个月以上，称为闭经。前者称"原发性闭经"，后者称"继发性闭经"。

　　西医学所指的原发性闭经，主要见于子宫、卵巢的先天异常或无子宫等。继发性闭经主要见于多囊卵巢综合征、阿谢曼综合征、席汉综合征、闭经-溢乳综合征、卵巢早衰、生殖道结核以及精神心理因素引起的中枢神经及丘脑下部功能失常。其病机不外虚实两种。虚者可因禀赋素弱，或多产房劳，以致肝肾不足；或饮食劳倦损伤脾胃，化源少，营血亏，以致气血虚弱；或素体阴亏，或久病，或失血伤阴，阴虚内热，虚火灼津，以致阴虚血燥，均可导致冲任亏损，精血不足，血海空虚，无血可下；实者多由情志不畅，气滞血瘀；或外感、内伤寒凉，寒凝血瘀；或肥胖之人，多痰多湿，或脾虚失运，湿聚成痰等，均可导致邪气阻隔，冲任不通，经血不得下行。临床表现为月经停闭6个月以上，或超过16周岁月经尚未来潮，可伴有腰酸腿软，或头晕心悸，或五心烦热，或腹痛拒按等。其脉象表现多为沉弦细、细而无力、细数、沉弦或弦涩、沉滑等。

　　【脉象辨析】

　　○脉沉弦细　多为肝肾亏虚所致。症见年逾16岁而尚未行经，或月经周期延后，经量过少，渐至经闭。兼见形体瘦弱，面色憔悴，肌肤不荣，头晕耳鸣，腰膝酸软，阴中干涩，阴毛、腋毛稀疏脱落，舌质淡红、少苔。

○**脉细而无力** 多为气血亏虚所致。症见月经周期延迟，经血量少，色淡质稀，终至经闭不行，且兼见面色萎黄，神疲肢倦，头晕目眩，心悸气短，舌质淡、苔薄白。

○**脉细数** 多为阴虚血燥所致。症见月经延后，量少、色红、质黏稠，渐至停闭不行，五心烦热，两颧发红，口唇干燥，骨蒸劳热，盗汗不止，干咳少痰或痰中带血，舌质红、少苔。

○**脉沉弦或弦涩** 多为气滞血瘀所致。症见月经数月不行，少腹胀痛拒按，胸胁乳房胀痛，精神抑郁，烦躁易怒，舌质紫黯，有瘀点、瘀斑。

○**脉沉滑** 多为痰湿阻滞所致。症见月经稀发，色淡量少，渐至闭经，形体肥胖，胸胁满闷，呕恶多痰，神疲倦怠，纳食减少，大便溏薄，带下量多，舌质淡白、舌体胖大，苔白腻。

【中医简易治疗】

○**药食疗法** 鸡血藤60克，益母草、山楂各30克，红糖12克。先将前3味药加水煎煮，再入红糖冲服，每日3次。适用于闭经，证属血瘀型者。

○**药酒疗法** ①当归尾9克，没药6克，红花3克。上药用绍酒浸好，温热后饮用，每日1服。适用于室女经闭。②丝瓜络60克，枸杞子、红花各12克，桃仁8克。将上药用白酒浸泡后，每日饮用1次。适用于闭经，证属血瘀、血虚型者。

○**单方验方** ①山楂60克，鸡内金、红花各9克，红糖30克。上药水煎，分2次服用，每日1剂，每月连服7剂。适用于闭经，证属气滞血瘀型者。②仙灵脾15～30克，杜仲12克，菟丝子、枸杞子、制何首乌、生酸枣仁各15克，当归、柏子仁、胎盘、川牛膝、红花、桃仁、肉桂各9克，丹参30克。气虚血瘀者，加台参、黄芪；寒凝血瘀者，加肉桂、附子；气滞血瘀者，加香附、乌药。上药水煎，分2次服用，每日1剂。具有益肾、活血、化瘀的功效。适用于人工流产后闭经。

【自疗要点】

○**中成药自疗** 可分以下5型进行：①气血亏虚型者，可取八珍丸、十全大补丸，早、晚各1丸，温开水送服。或八宝坤顺丹，每次6克，早晚各1次，温开水送服。②阴虚血亏型者，可取六味地黄丸，早晚各1丸，淡盐水或温开水送服。③气滞血瘀型者，可取女宝胶囊口服，每次4粒，每日3次。或取当归浸膏丸，口服每次4～6片，每日3次，以温开水送下。亦可取妇康宁片，口服每次8

片，每日2～3次。还可取桂枝茯苓丸，每日2次，每次1丸，以温开水送下。④寒湿凝滞型者，可取金匮温经丸，每次6～9克，每日2次口服。或取女宝胶囊口服，每次4粒，每日3次，以温开水送下。亦可取鹿胎膏，每服10克，每日2次。⑤痰阻冲脉型者，可取苍附导痰丸，早、晚各服6克，以温开水送下。

○**耳穴贴压自疗**　取子宫、内分泌、卵巢、皮质下、神门、交感等穴。每次选2～3穴，用王不留行贴压，小块胶布固定，每日按压2～4次。

【预防调护】

○月经后期、月经过少未及时治疗，逐渐发展严重而致闭经，对于已婚妇女，又可导致不孕症，因此应积极治疗，以免病情加重，使治疗相对困难。

○闭经是月经病中较为严重疾病之一，需较长时间治疗方可恢复，因此患者要有信心，消除焦虑紧张等精神因素，保持心情舒畅，配合医生治疗。

○加强营养，调节饮食，既不可过分节食（减肥），以免造成营养不良引发闭经；又不可暴饮暴食，以免肥胖而引发闭经。

○注意生活起居，生活要有规律，劳逸结合，寒温适宜，经期注意保暖，禁食生冷瓜果等寒凉酸冷食物，临经勿淋雨涉水，以免阴寒内盛，凝滞气血。

○加强体育锻炼，以增强体质。做好避孕工作，以免经常药流、人流伤及子宫，耗气伤血，造成闭经。

八、痛经

凡在经期和经行前后，出现周期性小腹疼痛，或痛引腰骶，甚至剧痛晕厥的，称为痛经。

该病证相当于西医学的痛经。西医学将痛经分为原发性痛经和继发性痛经两类，前者又称功能性痛经，是指生殖器官无明显器质性病变者，多见于青少年女性；后者则多继发于生殖器官某些器质性病变，如盆腔子宫内膜异位症、慢性盆腔炎、子宫肌腺症、妇科肿瘤、宫颈口粘连狭窄等。多见于育龄期妇女。本病常有虚、实之分，实者多由气滞血瘀，寒湿凝滞，湿热蕴结，以致气运行不畅，冲任阻滞，不通则痛；虚者多由肝肾亏损，气血虚弱，精亏血少，冲任失养，不荣则痛。其临床表现为以下腹部疼痛伴随经周期反复发作为特征。疼痛时间多在经期前后7日内或行经1～2日内或整个经期。疼痛程度以影响工作及生活质量为度，痛甚者可致昏厥。疼痛可波及腰骶、肛门、阴道、大腿内侧；并可伴见面色苍白、冷汗淋漓、恶心呕吐，腹泻或乳房胀痛、胸胁胀满、周身倦怠、头晕头痛等症状。膜样痛经者，经血中有大块子宫内膜，排出前腹痛加重，排出后腹痛减轻，其脉象表现多为弦或弦涩有力、沉紧、滑数或濡数、细弱等。

【脉象辨析】

○**脉弦或弦涩有力**　多为气滞血瘀。症见经前或经期小腹胀痛拒按，经行不畅，色黯有块，块下痛减，胸胁、乳房胀痛，舌质紫黯，或有瘀点、瘀斑。

○**脉沉紧**　多为寒湿凝滞所致。症见经前或经期小腹冷痛或绞痛，得热痛减，经行量少，色黯有块，畏寒肢冷，面色青白，带下量多，舌质黯、苔白或白滑。

○**脉滑数或濡数**　多为湿热蕴结所致。症见经前或经期小腹胀痛拒按，痛连腰骶，经行量多或经期延长，经色紫红，质稠有块，平素带下量多，黄稠臭秽，小便黄赤，舌质红、苔黄腻。

○**脉细弱**　多为肝肾亏损所致。症见经期或经后小腹隐痛，喜按喜揉，行经量少，血色黯淡、质稀，头晕目眩，耳鸣耳聋，或有潮热时作，腰骶酸痛，舌质淡、苔薄白或薄黄。

○**脉细弱**　多为气血虚弱所致。症见经期或经后，小腹隐痛，喜按喜揉，或小腹及阴部空坠痛，月经量少，色淡、质稀，神疲乏力，头晕心悸，失眠多梦，面色无华，舌质淡、苔薄。

【中医简易治疗】

○**药食疗法**　①红花10克，红糖30克。水煎，经来即服，每日1次，连服3日。适用于痛经，证属虚寒型者。②益母草30克，延胡索20克，鸡蛋2枚。上3味加水500毫升同煮，待蛋熟去壳再煮片刻，食蛋饮汤，每日1剂。于经前连服5~7日。适用于痛经，证属气滞血瘀型者。③桂皮、山楂肉各10克，红糖30克。先将前2味药加水500毫升同煮，滤取药汁后加红糖调服，于月经来潮当日温服，早晚各1次，连服3日。适用于痛经，证属寒凝血瘀型者。

○**单方验方**　①五灵脂10克，酒制香附15克。上药水煎至300毫升，分早晚2次服用，每日1剂。适用于经前腹痛。②黄连（炒）、黄芩各6克，香附15克，延胡索20克，赤芍12克，甘草10克。上药水煎，分2次服用，每日1剂。适用于痛经，证属湿热用。

【自疗要点】

○痛经的主要病因是气血运行不通畅所致，因此平时的调理是关键，可多用药食疗法，在经前10日开始连续服用单方、验方。

○痛经发作时，可配合外用敷贴、涂抹等方法温经止痛，使气血通畅，经血自然排出，痛经自愈。

○若痛经剧烈伴冷汗者，需找医师诊治，万不可自服止痛片，以免引起其他病证。

【预防调护】

○平时要保持心情舒畅，乐观豁达，防止肝郁致痛，消除经前恐惧心理。

○学习生理卫生知识，正确认识和对待月经来潮。

○注重经期及产后的摄生保健，经前期及经期忌生冷饮食，慎起居，游泳、涉水，防止寒邪入侵，并保持外阴清洁。

○节制房事，搞好计划生育，防止房劳多产，损伤肝肾。

○月经期避免妇科检查，以免感染或发生子宫内膜异位。

○热性痛经忌服辛辣刺激性食物。

九、带下病

妇女带下量增多，色、质、气味发生异常，或伴见局部、全身症状的，称为带下病。

该病证相当于西医学的多种生殖系统炎症及肿瘤导致道分泌物的异常，如各种阴道炎、宫颈炎、盆腔炎及妇科肿瘤等。其主要病因是湿邪为患，伤及任、带二脉，使任脉不固，带脉失约而致。临床表现为带下量多，色白或黄，或黄绿如脓，或浑浊似米泔水，或赤白相间，或杂色带；其质稀薄，或呈黏稠状，或呈泡沫状，或如豆渣样；其气无味，或腥臭，或秽臭难闻，可伴见外阴瘙痒，阴部灼热疼痛等；或兼见尿频、尿痛、小腹痛、腰骶部痛等局部或全身症状。其脉象表现多为缓弱、沉弱、细数、滑数等。

【脉象辨析】

○**脉缓弱** 多为脾虚湿困所致。症见带下量多，色白或淡黄，质稀薄，或如涕如唾，无气味，面白无华，四肢不温，腹胀不适，食少纳呆，大便溏薄，四肢困倦，或肢体水肿，舌质淡、舌质胖、苔白腻。

○**脉沉弱，两尺尤甚** 多为肾阳虚所致。症见带下量多，清冷如水，绵绵不断，腰膝酸软冷痛，形寒肢冷，小腹冷感，面色晦暗，小便清长，或夜尿增多，大便溏薄，舌质淡、苔白润。

○**脉细数** 多为阴虚夹湿所致。症见带下量或多或少，色黄或赤白相兼，其质黏稠，有臭气，阴部干涩不适，有灼热或瘙痒感，腰膝酸软，头晕耳鸣，五心烦热，咽干口燥，不寐多梦，或面部烘热，舌质红、少苔或黄腻。

○**脉滑数** 多为湿热下注所致。症见带下量多，色黄或呈脓性，其质黏稠，有臭味，或带下色白质黏，如豆渣状，外阴瘙痒，小腹作痛，脘闷纳呆，口苦口腻，小便短赤，舌质红、苔黄腻。

○**脉滑数** 多为热毒蕴结所致。症见带下量多，黄绿如脓，或赤白相兼，或五色杂下，其质黏稠，质臭秽，小腹疼痛拒按，腰骶酸痛，口苦咽干，大便干结，小便短赤，舌质红、苔黄或黄腻。

【中医简易治疗】

○**药食疗法**　荷叶30克，青皮石榴1个，鸡冠花12克，凤尾草20克。上药加水煎后，再入红糖冲服，每日3次。适用于带下病，证属湿热型者。

○**中药坐浴疗法**　①蛇床子、地肤子各30克，黄柏15克。上药水煎后坐浴。适于带下病，带呈黄色者。②川椒10克，土槿皮15克。上药水煎后坐浴。适用于带下病，带呈白色者。

○**单方验方**　①苍术15克，黄柏6克，夏枯草15克，白芷8克。上药水煎，分2次服用，每日1剂。适用于带下病，证属湿热型者。②鸡冠花30克，金樱子15克，白果10枚。上药水煎，分2次服用，每日1剂。适用于带下病。

【自疗要点】

○**脾虚湿困型**　①人参3克（或党参12克），白术9克，白芍12克，怀山药12克，苍术9克，陈皮6克，柴胡9克，黑荆芥9克，车前子（包煎）15克，生甘草3克。上药水煎，分2次服用，每日1剂。②中成药自疗，可选用健脾丸或参苓白术丸；伴月经错后，胸胁胀痛，小腹冷痛者，可选用七制香附丸；湿注带下，月经不调，头晕眼花者，可选用温经白带丸。③中药外洗自疗，可取肤阴洁洗液15毫升，加温开水300毫升坐浴，每日1～2次，1周为1个疗程。或取洁尔阴洗液，用10%浓度洗液（即取本品加温开水至100毫升混匀），擦洗外阴，或坐浴。每日1次，7日为1个疗程。

○**肾阳失固型**　①干地黄12克，山药12克，山茱萸9克，泽泻12克，茯苓15克，牡丹皮9克，桂枝3克，附子30克。上药水煎，分2次服用，每日1剂。②中成药自疗，子宫虚寒，月经不调，经来腹痛，腰酸带下者，可选用艾附暖宫丸；月经先期量多色紫黑、赤白带下者，可选用固经丸；阳虚畏寒，精神疲乏，气血不足，腰膝酸软者，可选用参鹿补膏。③灸疗，取带脉、隐白、气海、神阙、三阴交、脾俞穴，配以中极、关元、白环俞、次髎、肾俞、足三里等穴。

○**阴虚夹湿型**　①熟地黄12克，山茱萸9克，山药12克，牡丹皮9克，茯苓15克，泽泻12克，知母9克，黄柏9克。上药水煎，分2次服用，每日1剂。②中成药自疗，阴虚火旺者，可选用知柏地黄丸；妇女血亏，阴虚日久，月经不调，过期不止，行经腹痛，白带时下者，可选用养荣百草丸。③外洗自疗，可取洁阴灵洗剂30毫升，加10倍温开水稀释后外洗或坐浴，每日2次，5日为1个疗程。或取青柏洁身洗液，加10倍量温开水稀释后外洗或坐浴，每日2次。

○**湿热下注型**　①猪苓12克，茯苓9克，车前子（包煎）20克，泽泻12

克，茵陈6克，赤芍9克，牡丹皮9克，黄柏9克，山栀9克，怀牛膝6克。上药水煎，分2次服用，每日1剂。②中成药自疗，可选用抗妇炎胶囊，一清胶囊，黄连上清丸等。③中药外洗自疗，取蛇床子15克，苦参15克，百部15克，明矾10克，花椒10克。上药加水2000毫升，煮沸10分钟后去渣取汁、热熏，待药汁温和时外洗坐浴。早晚各洗1次，每次10分钟，5日为1个疗程。最多使用3个疗程，经期停用。并可采用阴道坐药自疗，取妇炎灵泡腾片，睡前洗净双手及阴部，取本品置于阴道内，每次1片，每日1次。

【预防调护】

○平素保持外阴清洁干燥，穿宽松透气的棉织内裤，并注意裤的勤洗、勤换、勤晒。注意经期卫生，禁用盆浴。

○勿冒雨涉水和久居阴湿之地，以免感受寒湿之邪。

○注意性生活卫生，对具有交叉感染的带下病，在治疗期间需禁止性生活，性伴侣应同时接受治疗，以免久治不愈。

○注意饮食卫生，避免饥饱无度，过食肥甘或辛辣生冷之品，以免损伤脾胃或滋生湿热。

十、妊娠恶阻

妊娠早期，反复出现严重恶心呕吐，头晕畏食，甚则食入即吐的，称为妊娠恶阻。

该病证相当于西医学的妊娠剧吐。其发病根本是素体胃虚，发病诱因是孕后血聚胞宫以养胎，冲脉气盛，冲气上逆犯胃所致。临床表现为妊娠早期频繁呕吐或食入即吐，甚则呕吐苦水或夹血丝，精神萎靡不振，身体消瘦无力，目眶下陷，严重者可出现血压降低，体温升高，黄疸，少尿，嗜睡或昏迷等危重症状。其脉象表现多为缓滑无力、弦滑、滑、细滑数无力等。

【脉象辨析】

○**脉缓滑无力**　多为脾胃虚弱所致。症见妊娠早期，恶心呕吐清水、清涎或饮入食物，甚或食入即吐，神疲思睡，食欲缺乏，大便溏薄，舌质淡，苔白润。

○**脉弦滑**　多为肝胃不和所致。症见妊娠早期，呕吐酸水或苦水，胸胁胀痛，嗳气叹息，心烦口苦，舌质红、苔黄。

○**脉滑**　多为痰湿阻滞所致。症见妊娠早期，呕吐痰涎，胸脘满闷，口中淡腻，不思饮食，舌质淡、苔白腻。

○**脉细滑数**　多为气阴两亏所致。症见妊娠早期，呕吐剧烈，甚至呕吐咖啡色或血性分泌物，精神萎靡不振，身体消瘦无力，目眶下陷，发热口渴，唇舌干燥，小便减少，大便秘结，舌质红而无津、苔薄黄而干或花剥苔。

【中医简易治疗】

○**药茶疗法**　①干姜、姜半夏各6克，党参10克。上药水煎，服用时，取生姜汁10滴溶于药液内，频频饮服。每日1剂，适用于妊娠剧吐。②熟附子、焦白术各6克，潞党参9克，干姜、炙甘草各3克。上药水煎，频频饮服，每日1剂。适用于血寒恶阻。

○**单方验方**　①枇杷叶15克，伏龙肝60克，生姜5片。上药水煎，分2次服用，每日1剂。适用于妊娠2个月后剧吐。②制半夏、茯苓各20克，生姜15克。先约400毫升冷水将上药浸泡1小时，再加水煎40分钟左右，取药汁约150毫升，分2次服用，每日1剂。适用于妊娠早、中期恶心呕吐。

【自疗要点】

○**脾胃虚弱型**　可取人参3克（或党参10克），白术9克，茯苓9克，甘草3克，陈皮9克，姜半夏9克，砂仁（打）3克，广木香3克，生姜3片。上药水煎，分2次服用，每日1剂。若采用中成药自疗，可选用香砂六君丸，养胃舒颗粒。

○**肝胃不和型**　可取苏叶10克，黄连6克。上药水煎，分2次服用，每日1剂。或取香菜一把，苏叶3克，藿香3克，陈皮6克，砂仁6克。上药水煎，分2次服用，每日1剂。适用于妊娠剧吐。或采用中成药自疗，可选用左金丸或加味左金丸。

○**痰湿阻滞型**　可取姜半夏10克，茯苓10克，生姜3片。上药水煎，分2次服用，每日1剂。

○**气阴两虚型**　可取人参15克，麦门冬15克，五味子10克，生地黄10克，玄参10克。上药水煎，分2次服用，每日1剂。或采用中成药自疗，可选用生脉饮。

【预防调护】

○孕妇要注意休息，保证睡眠，注意口腔卫生。

○饮食宜清淡，避臭秽，大便保持通畅。

○室内要经常通风，使空气清新；要避开诱发呕吐的气味及不良因素的刺激。

○为帮助止呕，增进食欲，可口含话梅、盐金枣等开胃止呕的食品。

十一、产后缺乳

产妇在哺育期内，乳汁甚少或全无的，称为缺乳。

该病证相当于西医学的产后缺乳。常有产妇体质素来虚弱；或产时、产后出血过多；或产后脾胃功能不足，食欲缺乏；或产后情志不畅等病史。其主要病机是气血化源不足或肝郁气滞，乳汁运行受阻。临床表现为哺育期中，乳汁量少，甚或全无，不能满足婴儿需要。其脉象表现多为细弱、弦或弦数等。

【脉象辨析】

○脉细弱 多为气血虚弱所致。症见产后乳少，甚或全无，乳汁清稀，乳房柔软而无胀感，面白无华，神疲体倦，食滞纳呆，舌质淡，苔薄白。

○脉弦或弦数 多为肝气郁滞所致。症见产后乳汁排出不畅，乳汁浓稠，乳房胀硬或疼痛，胸胁胀闷，食欲缺乏，纳食减少，或身有微热，舌质正常或黯红、苔薄黄。

【中医简易治疗】

○**药食疗法** ①猪蹄1对，通草9克。加水煎煮熟后，食肉饮汤，分2次服用，每日1剂。适用于产后乳汁缺少。②炮山甲32克（捣烂），公猪肉丝125克。上料加水煮熟，1次服完，盖被卧床，使乳房周围微微出汗。适用于乳汁不通、乳汁缺少。③大葱适量，陈醋100毫升，食用油适量。将油加热后，泡葱于醋中，每餐吃饭时饮2汤匙，连服2～3次即能见效。适用于缺乳症。

○**单方验方** 党参、白术、当归、鸡血藤、熟地黄各15克，通草、桔梗各10克。上药水煎，分2次服用，每日1剂。适用于产后缺乳。

【自疗要点】

○产后乳汁缺少的根本原因是产妇的体质差，因此着重于增加营养，多食有利于乳汁分泌的食物，所以单方验方、饮食疗法属首选的方法。

○如属于气血不足者，可选猪蹄花生汤；属于肝郁气滞者，可选丝瓜桃仁糖浆，并增加水分的摄取，如多喝牛奶、豆浆等。

【预防调护】

○注意卧床休息，保证充足的睡眠，以助产妇机体功能迅速恢复，有利于乳汁分泌。

○适当活动，注意劳逸结合，促使气血流通，使乳汁正常分泌。

○加强精神护理，畅情志，避恼怒，忌忧郁，保持平和的心境，使乳汁畅行。

○注意保持良好的个人卫生习惯，保持乳头清洁，每次哺乳前用温开水清洗乳头，预防乳腺炎。

十二、不孕症

生育期妇女，婚后夫妇同居两年，配偶生殖功能正常，未避孕而未怀孕者，或曾受孕过，而两年未再怀孕者，称为不孕症。

该病证相当于西医学的卵巢功能障碍性不孕，输卵管性不孕，免疫性不孕，子宫内膜异位症性不孕及原因不明性不孕等。其病机有虚、实两类。虚者因冲任、胞宫失于濡养与温煦，难以成孕；实者多因肝郁、痰湿和瘀血，胞脉受阻，不能摄精受孕。临床表现为久不怀孕，可伴见月经不调，或周期不定，或量色异常；也可伴见下腹部疼痛，腰骶部疼痛，白带异常；也可伴见明显不适。其脉象表现多为沉细或沉迟、细数、弦、滑、细弦等。

【脉象辨析】

○**脉沉细或沉迟**　多为肾阳虚所致。症见婚久不孕，月经延后，量少色淡，或闭经，白带量多，质清稀，面色晦暗，腰膝酸痛，性欲淡漠，畏寒肢冷，小便清长，大便不实，舌质淡，苔白。

○**脉沉细或细数**　多为肾阴虚所致。症见婚久未孕，月经提前，经量较少，色红，无血块，形体消瘦，头昏目眩，耳聋耳鸣，五心烦热，不寐多梦，腰腿酸软，舌质偏红、少苔。

○**脉弦**　多为肝郁所致。症见多年不孕，经期先后不定，量或多或少，经色黯淡，有小血块，经前经期乳房、小腹胀痛，精神抑郁，喜善叹息，或烦躁易怒，舌质正常或黯红、苔薄白。

○**脉滑**　多为痰湿所致。症见婚久不孕，形体肥胖，经行后期，量少，甚或闭经，带下量多，其质黏稠，面白无华，头晕头昏、心悸不安，胸闷泛恶，舌质淡、苔白腻。

○**脉细弦**　多为血瘀所致。症见婚久不孕，月经后期，量少，色紫黯，有血块，或痛经，块下痛减，平素可有少腹作痛、拒按，舌质紫黯或舌边有瘀点、瘀斑。

【中医简易治疗】

○**单方验方**　①白芍、香附、牡丹皮、茯苓、天花粉各10克。上药水煎，分2次服用，每日1剂。适用于不孕症。②川芎、白术、半夏、香附各30克，茯苓、神曲各15克，橘红、炙甘草各6克。上药共研细末，以米汤粥和成药丸，每次取服6克，每日3次。适用于肥胖型不孕症。③柴胡、香附、王不留行、红花各15克、桃仁、三棱、牛膝各20克，莪术30克。上药水煎，分2次服用，每日1剂。适用于输卵管阻塞性不孕症。④生晒参、炙远志各9克，熟地黄、菟丝子、五味子、炙甘草各15克，怀山药20克，山茱萸10克。上药水煎，分2次服用，每日1剂，30日为1个疗程。适用于免疫性不孕症。

【自疗要点】

○不孕症患者，宜重视心理疏导。

○夫妻双方应同时检查，以明确病因，及时治疗。女性不孕检查，可按先简后繁顺序进行，首先要排除生理器官畸形。

○盆腔炎不孕，应中西医结合治疗盆腔炎，若输卵管不通，粘连不孕者，除配合手术外，可用中药保留灌肠法、物理微波治疗法；宫颈炎者，可局部上药或激光、冷冻治疗。

○免疫性不孕，应使用避孕套避孕半年，同时口服中、西药，使抗精子抗体效价降低或消失。

○内分泌失调、排卵功能障碍性不孕，除按上述中医临床表现进行治疗外，还可中西医结合治疗。目前多采用中药周期疗法治疗，即经期、排卵期、黄体期、经前期4个阶段，分别采用活血化瘀、补肾养肝、补肾活血、养血调经四法，结合临床症状，辨证治疗，以提高受孕率，治疗3～6个月，可获得满意疗效。

○不孕症患者应配合医生监测基础体温，在两次月经中间进行B超监测卵泡，以寻找最佳受孕期。

【预防调护】

○保持心情舒畅、心境平和是治疗不孕症的首要条件，消除紧张情绪，不能因求子心切而导致内分泌紊乱，抑制排卵而致不孕。

○实行计划生育，采取有效避孕措施。反复人工流产、药物流产会使子宫内膜损伤及内分泌失调而引起月经过少、继发性闭经、子宫内膜异位而不孕，且手术时消毒不够严密或因用具不洁，带来继发感染，引起盆腔炎及输卵管炎症，发生粘连，亦可导致继发性不孕。

○注意经期卫生，经期禁房事，避免游泳、坐浴、盆浴等，以预防盆腔炎的发生。每日以温开水清洗外阴，不可随意冲洗阴道，破坏阴道的自然防御功能。

○经期忌食生冷食物，以免寒邪阻滞，气血运行不畅，有目的地增加营养，如肾阳虚者，常服羊肉、猪腰等；肾阴虚者，常服鳖、乌贼、黑木耳等；肝郁者，可用佛手花、玫瑰花、绿萼梅煎汤代茶；痰湿重者或肥胖者，忌食脂肪、油腻食物。

○夫妻双方均应戒酒、戒烟，以免干扰或破坏卵巢正常功能，降低精子活动力和密度，使生育能力降低。

○加强体育锻炼，增强体质，保持适当体重，提高免疫功能。

十三、癥瘕

妇女下腹部胞中有结块，伴有或痛或胀或满，甚或出血的，称为癥瘕。

该病证相当于西医学的子宫肌瘤、卵巢囊肿、盆腔炎性胞块、陈旧性宫外妊娠及子宫内膜异位症结节包块等。其主要病机是气血运行不畅，久而结成癥瘕。气血运行不畅的原因主要有气滞、血瘀、痰湿或湿热等。其临床表现以包块为主要症状，由于包块的大小、性质、部位的不同而有各种不同的症状，可出现月经过多过少、腹部胀满或疼痛、闭经、血崩、漏下不止、带下增多、堕胎、小产、不孕等。其脉象表现多为沉弦、沉涩、沉滑或弦滑、弦滑数等。

【脉象辨析】

○**脉沉弦**　多为气滞所致。症见小腹部有包块，积块不坚，推之可移，时聚时散，痛无定处，小腹胀满，胸闷不舒，精神抑郁，月经不调，舌质黯红，苔薄润。

○**脉沉涩**　多为血瘀所致。症见小腹部有包块，积块坚硬，固定不移，疼痛拒按，面色晦暗，肌肤乏润，口干而不欲饮，月经量多，色黯，夹有血块，甚则崩中漏下，或月经延后，量少，重则闭经，舌质紫黯，或舌边有瘀点、瘀斑。

○**脉沉滑或弦滑**　多为痰湿所致。症见小腹部包块，按之不坚，或如囊肿，固定不移，时或作痛，带下量多、色白、质黏稠，形体肥胖，胸脘痞闷，泛恶欲吐，经期延后，甚则闭而不行，舌质淡、舌体胖、苔白腻。

○**脉弦滑数**　多为湿热所致。症见小腹包块，带多色黄、臭秽无比，少腹及腰骶部疼痛而胀，经期加重，小便短少、色黄，可伴见经期延长或月经过多，舌质红、苔黄腻。

【中医简易治疗】

○**中药灌肠疗法**　红藤、蒲公英、败酱草、赤芍各30克，上药水煎，浓缩至100毫升，做保留灌肠。每日1次，10~15次为1个疗程。适用于癥瘕，证属血瘀型者。

○**中药热敷疗法**　穿山甲（代）20克，当归尾、白芷、赤芍、丹参、小茴香、生艾叶各30克。上药装入纱布袋内，先用水浸泡30分钟，再隔水蒸15分钟，温热后置于小腹部，并可加置热水袋保温。每次20~30分钟，每日2次，每日1剂，10日为1个疗程。用于癥瘕，证属血瘀型者。

○**单方验方**　石见穿、穿山甲（代）、地鳖虫各10克，丹参、三棱、莪术、昆布、夏枯草各15克，炙鳖甲（先煎）、白花蛇舌草各25克。上药水煎，分2次服用，每日1剂。腹胀者，加香附、青皮；腹痛者，加乳香、没药、延胡索；湿热偏甚，带黄量多者，加苍术、黄柏；体虚者，加党参、黄芪。具有活血化瘀，软坚散结的功效。适用于子宫肌瘤。

【自疗要点】

○由于气滞是子宫肌瘤的起始因素，因此调畅情志是防护子宫肌瘤的重要方面，可运用心理疗法治疗。

○发现少腹胀痛，阴道不规则出血，应立即就诊，尤其是在绝经前后更应必要的检查，以防恶变。子宫肌瘤患者不宜放置节育环，不宜口服避孕药。

○定时复查子宫肌瘤的大小、活动度及发展趋向。若肿块发展迅速，预后大多不良，宜尽早手术，对于黏膜下肌瘤突出宫颈及阴道者，宜手术为佳，以防大量出血及感染。子宫肌瘤大于5厘米，且伴阴道出血量多者，宜手术治疗，子宫肌瘤小于5厘米者，可建议射频消融术治疗，或中药治疗，但不可过于攻伐，应顾护气血，以免损伤气血。

【预防调护】

○出血多者应注意休息，勿劳累，可参加轻微活动，禁止剧烈活动，体质虚弱经常头昏、贫血较重者，应卧床休息，必要时绝对卧床。

○汤药宜温服，服化瘀消癥药时，应注意观察服药时有无腹痛及胃肠道不适等反应，有剧烈疼痛应及时治疗。尤其血瘀患者，服化瘀消癥药后，不可随意外出，以免阴道突然出血，发生意外。

○消除忧虑，稳定情绪，保持心情舒畅，以利癥瘕消除。

○增加营养，增强体质，适当运动，还须多进食活血化瘀、消积除癥之品，如海带、鳖、海蜇、木耳、山楂等，贫血病人多进食铁及蛋白质含量较高的食物，忌生冷、辛辣、酸涩之品，以免损脾凝血。

○发现肌瘤宜定期复查，一般3~6个月检查1次，包括妇科检查及B超检查。

○由于子宫肌瘤常有阴道出血表现，因此应注意保持外阴清洁，预防感染。

第九节　儿科病证

一、水痘

水痘是由感受时行邪毒引起的急性出疹性时行疾病。临床表现以发热，皮肤及黏膜分批出现斑丘疹、疱疹、结痂为主要特征。

该病证相当于西医学的水痘。多在冬、春季节发生，常为易感儿童，起病

2～3周前有水痘接触史，初起发热，流涕，咳嗽，不思饮食等症状，发热大多不高。发热1～2日，头面、发际及全身他处出现红色丘疹，以躯干较多，四肢部位较少。皮疹初为红色斑丘疹，很快变为疱疹，椭圆形，大小不一，内含透明浆液，周围红晕，壁薄易破，有瘙痒感，继而干燥结痂，然后痂盖脱落，不遗留疤痕，起病后皮疹分批出现，此起彼落，参差不齐，同一时期，斑丘疹、疱疹、结痂常同时存在。皮疹呈向心性分布，主要位于躯干，其次为头面部，四肢远端较少。口腔、咽喉、眼结膜、外阴黏膜亦可见疱疹，且疱疹易破，形成溃疡。其脉象表现多为浮数、洪数有力等。

【脉象辨析】

○**脉浮数**　多为邪郁肺卫所致。症见轻度发热，鼻塞流涕，喷嚏，咳嗽，痘疹稀疏，疹色红润，疱浆清亮，根脚红晕显著，舌质淡、苔薄白腻，指纹浮紫。

○**脉洪数有力**　多为气营两燔所致。症见壮热不解，烦躁不安，口渴欲饮，面红唇赤，痘疹稠密，颜色紫黯，疱浆混浊，根脚红晕显著，大便干结，小便黄赤，舌质红绛、苔黄厚，指纹紫滞。

【中医简易治疗】

○**中药洗涤疗法**　苦参30克，浮萍15克，芒硝30克。前2味煎汤，芒硝冲入搅匀，待温后洗涤患处，每日2次。适用于水痘。

○**中药擦涂疗法**　煅赤石脂、煅炉甘石、煅石膏各3克。上药共研细末，外擦患处。适用于水痘化脓溃烂。

○**单方验方**　①海金砂根30克，野菊花根9克，栀子3克。上药水煎，分2次服用，连服2～3日。适用于水痘。②紫花地丁、腊梅花各9克，甘草3克，土茯苓15克。上药加水两碗，煎存大半碗，服时不拘。适用于水痘或兼发热咳嗽。

【自疗要点】

○绿豆、乌豆、赤小豆，俗称"三豆汤"，有清热解毒利湿之功效，是治疗水痘的便捷、效验之剂。

○病情稍重者，可加金银花、腊梅花等，以增强清热解毒作用。

○水痘溃破者，必须配合外用药如青黛散等，外擦治疗。

【预防调护】

○水痘传染性很强，患儿一经发现应立即隔离，直至全部疱疹结痂。

○水痘流行期间，未患过水痘的儿童应少去公共场所。接触水痘患儿后，应留检3周。被患儿呼吸道分泌物或皮疹内容物污染的被服及用具，应利用暴晒、煮沸、紫外线照射等方法消毒。

○室内空气要流通，注意避风寒，防止复感外邪。

○患儿宜给予易消化的清淡饮食，忌油腻及姜椒辣物，多喝开水，或胡萝卜、甘蔗等煎水代茶。

○不要搔破皮肤，以防继发感染。若被搔破感染者，应施以外用药。

○患儿禁用肾上腺皮质激素，正在应用激素的患儿应立即减量或停用。

二、痄腮

痄腮是由感受风温时毒引起的急性时行疾病。临床表现以发热，耳下腮部漫肿疼痛为主要特征。

该病证相当于西医学的流行性腮腺炎。该病多发于冬春季节，常为易感患儿近期有接触史或当地有本病发生或流行。初起常有发热、头痛、咽痛等，待1~2日后，热度增高，耳下腮部肿胀，通常先见于一侧，继而波及至另一侧，也有两侧同时肿大或始终限于一侧者。腮部以耳垂为中心的漫肿，边缘不清楚，表皮不红，触之微热并有轻压痛及弹性感。肿胀部位疼痛，咀嚼时疼痛加重。腮腺管口红肿，挤压腮体时无脓液溢出。腮腺肿大3~4日达高峰，热度最高，以后逐渐消退，若无并发症，整个病程1~2周。其脉象表现多为浮数、洪数、弦数等。

1. 常证

【脉象辨析】

○**脉浮数** 多为瘟毒在表所致。症见发热，微恶风寒，或头痛、咽痛一侧或两侧耳下腮部温肿疼痛，张口不利，咀嚼不便，舌质红、苔薄白或薄黄。

○**脉洪数** 多为热毒蕴结所致。症见高热不退，烦躁口渴，咽红肿痛，或头痛、呕吐，两侧腮部显著肿胀疼痛，坚硬拒按，张口、咀嚼困难，舌质红、苔黄。

2. 变证

【脉象辨析】

○**脉弦数** 多为邪窜睾腹所致。症见腮肿渐消，发热未退，一侧或两侧睾丸肿痛，或见少腹疼痛，舌质红、苔黄。

○**脉弦数** 多为邪陷心肝所致。症见在腮肿的同时，高热不退，烦躁不安，头痛项强，呕吐不断，嗜睡神昏，四肢抽搐，舌质红、苔黄。

【中医简易治疗】

○**中药贴敷疗法** ①活蚯蚓1条，白糖适量。将活蚯蚓与等量白糖搅拌，约30分钟后，便出现似蜂蜜的浸出液，滤过后备用。或加入2~3倍的凡士林，加热调成软膏，外敷患处，每日6次或更多次。适用于急性腮腺炎。②七叶一枝花、金银花、菊花（将上药按1:1:1的比例称取，烘干燥后，共研细末，贮瓶备用）。用时，将药末加米醋适量，调成药饼，贴敷肿胀腮部，外以纱布覆盖、固定，每日2次。适用于流行性腮腺炎。③鲜蒲公英20克，捣烂后加1枚鸡蛋清，与白糖少许调成糊剂，外敷于患处，每日换药1次。适用于急性腮腺炎。

○**单方验方** 板蓝根、玄参各30克，薄荷6克。上药水煎，分2次服用，每日1剂。适用于腮腺炎、中耳炎、扁桃体炎。也可用仙人掌，取仙人掌肉适量，外敷，每日2次，可消肿止痛。

【预防调护】

○腮腺炎流行期间，应少去公共场所，以避免传染。

○发现腮腺炎患儿应立即予以隔离治疗，直至腮肿消退后5日左右为止。

○患病期间饮食宜清淡，并以进食流质或半流质饮食为宜，禁食辛辣、肥腻、坚硬及酸性食品。

○重症患儿要卧床休息，居室保持空气流通，避免加重病情。

○注意口腔护理，保持清洁。

○注意观察病情，若出现头痛剧烈、喷射性呕吐等危重症，应及时送医院救治。

三、顿咳

顿咳是由感受时行邪毒引起的急性时行疾病。临床表现以阵发性痉挛性咳嗽，咳后伴有特殊的鸡鸣样吸气性吼声为主要特征。

该病证相当于西医学的百日咳。多发于冬、春季节，常为易感儿童近期有接触史，或当地有本病发生或流行。临床表现可分为3期，①初咳期：从起病至发生痉咳，1～2周。类似于感冒咳嗽，待2～3日后，其他症状逐渐消失，咳嗽日渐加重，趋向阵发，并日轻夜重。②痉咳期：2～6周，阵发性痉挛性咳嗽为本期的特点。痉咳为一连串不间断的短咳，咳十几声或几十声后，作深长吸气时发出鸡鸣样吼声，然后发下一次痉咳，如此反复发作多次，直至吐出痰液为止。轻者每日数次，重者每日数十次，以夜间为甚。间歇期无特殊。患儿仍可嬉戏。痉咳日久，可见面目水肿、眼睛出血、咯血、衄血、舌下生疮、二便失禁等症状。咳嗽虽重，无并发症者肺部无明显阳性体征。年幼体弱的患儿，常无典型痉咳，缺乏鸡鸣样吼声，表现为阵发性憋气、青紫甚则窒息、惊厥。③恢复期：2～3周。阵发性痉咳减轻，次数减少，鸡鸣样吸气性吼声消失，渐至正常。其脉象表现多为浮而有力、滑数、细弱、细数等。

【脉象辨析】

○**脉浮而有力** 多为邪犯肺卫所致。症见咳嗽，喷嚏，流涕清或浊，或有咽红，发热，待 2 ～ 3 日后，咳嗽逐渐加重，日轻夜重，痰液稀白或稠黄，舌质红、苔薄白或薄黄，指纹浮红或浮紫。

○**脉滑数**　多为痰火阻肺所致。症见阵发性痉咳，伴吸气性鸡鸣样吼声，吐出痰涎及食物而止，入夜尤甚，痰液黏稠，可伴呕吐、胁痛、舌下生疮、眼睛出血、咯血、衄血、二便失禁等，舌质红，苔薄黄或黄腻，指纹紫滞。

○**脉细弱或细数**　多为气阴耗伤所致。症见痉咳缓解，鸡鸣样吼声消失，或见咳声无力，痰白清稀，神倦乏力，气短懒言，食欲缺乏，纳呆食滞，自汗或盗汗，大便不实，舌质淡、苔薄白。

【中医简易治疗】

○**药食疗法**　白前、制百部各 9 克，白梨 1 个（用清水洗净，连皮切碎）。加水同煎，可加入少量白糖，每天服 2 ～ 3 次（去渣饮汤），连服 5 ～ 6 日。适用于小儿顿咳。

○**药茶疗法**　鲜芦根、鲜白茅根各 30 克，冬瓜仁 15 克。上药水煎，当茶水饮用，每日 1 剂，可连服数日。适用于小儿顿咳。

○**单方验方**　款冬花、前胡、白前 50 克，百部、车前子、紫菀、白及各 50 克。上药共研细末，备用。1 ～ 3 月婴儿，每服 0.3 克；1 周岁以内婴儿，每服 1 克；4 岁以内幼儿，每服 2 ～ 3 克；4 ～ 8 岁小儿，每服 5 ～ 6 克，每日服 3 ～ 4 次，以白开水冲服（或煎服）。适用于百日咳，证属风寒型者。

【自疗要点】

○**中成药自疗**　可分 3 期进行：①初咳期，可用复方川贝片、杏仁止咳糖浆、川贝枇杷露等。②痉咳期，可用羊胆丸、清肺抑火片、橘红丸、婴儿保肺散等。③恢复期，可用四君子丸、人参健脾丸等。阴虚型，治宜滋阴润肺。可用二冬膏、养阴清肺丸、百合金丸等。

○**药食自疗**

（1）初咳期：①生姜 50 克，麦芽糖 100 克，加水 2 碗，煎煮 30 分钟，取汁热饮。②杏仁 20 粒，白粳米 50 克，白糖少许。粳米煮粥时加入杏仁，煮熟后入白糖调味即可服食。③猪心 1 具，食盐适量。猪心洗净，入铁锅放少许清水，用食盐覆盖，用文火炖 1 小时左右，然后抖去食盐，切片服食。

（2）痉咳期：①丝瓜花 10 克，蜂蜜适量，冲服。或取秋梨、白藕各 100 克。秋梨去皮核，藕去节一起切碎，用纱布挤汁服用。②川贝母 5 克，粳米 60 克，白糖适量，熬粥服食。

（3）恢复期：①百合 10 克，杏仁 6 克，赤小豆 60 克，白糖少许，共煮粥服食。②饴糖 1 汤匙，豆浆 1 碗。滚沸的浓豆浆放入饴糖，搅匀即成，分餐饮用。

③芡实、薏苡仁、白扁豆、莲子肉、山药、红枣、桂圆、百合各6克。共入砂锅中加水适量煎煮40分钟，入粳米150克，煮烂成粥后调入白糖适量，即可食用。

○**耳穴压丸自疗** 可选用支气管、肾上腺、肺、交感、枕等穴，用王不留行贴压。

【预防调护】

○住室宜安静、温暖，日光充足，空气新鲜流通，避免一切不良刺激。年长儿童到户外适当活动，可减少发作，保持患儿精神愉快。患儿注意充分休息，尤其要保证夜间的睡眠。幼小婴儿尽不惹其哭闹，较大的患儿，发作前应加以安慰，消除其恐惧心理。发作时可助患儿坐起，轻轻拍打背部，随时将口鼻分泌物和眼泪擦拭干净。

○阵咳发作常致胃口不佳，应选择营养高易消化较黏稠的食物，取少量多次的方法，如吐出，则应随时重喂。吐后即时做口腔清洁。

○**控制传染源** 患儿是主要传染源，自发病起隔离40天，或自痉咳起隔离4周。

○**保护易感儿** ①预防接种：接种百、白、破三联疫苗。②药物预防：取鱼腥草10克，水煎，每日3次口服；或取棕树叶10克，水煎，分3次口服；③该病流行期间，口服大蒜，或用大蒜液滴鼻，均有预防效果。

四、惊风

惊风是小儿时期常见的一种以抽搐伴神昏为特征的证候，又称"惊厥"，俗称"抽风"。

该病证相当于西医学的小儿惊厥。该病任何季节都会发生，一般以1～5岁的小儿最为多见，年龄越小，发病率越高。其临床表现可归纳为八候，即搐、搦、颤、掣、反、引、窜、视。根据惊风的病性不同，一般将惊风分为急惊风与慢惊风两大类。

1. 急惊风 急惊风来势急骤，多以高热伴抽风为临床特征。其原因以感受风邪温热疫疠为主。临床表现为发热，呕吐，烦躁，摇头弄舌，时发惊啼，或昏迷嗜睡等先兆症状，但为时短暂，或不易察觉。发病时的主要特点，常有身体壮热，痰涎壅盛，四肢拘急，筋脉牵掣，项背强直，目睛上视，牙关紧急，唇口焦干，抽搐昏迷，常痰、热、惊、风四证并见。其脉象表现多为浮数、数、滑数、脉乱不齐等。

【脉象辨析】

○**脉浮数** 多为感受风邪所致。症见发热、咳嗽、流涕、咽赤、烦躁、惊惕、痉厥，舌质红、苔薄黄，指纹青紫显于风关。

○**脉数**　多为温邪内闭所致。症见高热不退，烦躁口渴，突然肢体抽搐，两目上蹿，神志昏迷，面色发青，甚则肢冷脉伏，舌质红、苔黄腻。

○**脉数**　多为气营两燔所致。症见病来急骤，高热，抽风，昏迷不醒，颈项强直，剧烈头痛，狂躁不安，皮肤发疹、发斑，或见深度昏迷，壮热无汗，呼吸不利，喉间痰多，二便俱闭，舌质红、苔薄黄。

○**脉滑数**　多为湿热疫毒所致。症见高热持续，频繁抽搐，神志昏迷，谵妄烦躁，腹痛拒按，呕吐不止，大便黏腻或夹有脓血，舌质红、苔黄腻。

○**脉乱不齐**　多为暴受惊恐所致。症见发病较急，暴受惊恐后突然抽搐，神志不清，惊惕不安，面色乍青、乍赤、乍白，四肢厥冷，舌质淡、苔薄白。

【中医简易治疗】

○**中药贴敷疗法**　鲜地龙适量，捣烂如泥状，加蜂蜜少许搅匀后，摊于纱布上，盖贴于囟门处，每日换药1次，以解痉定惊。

○**中药鼻饲或灌肠疗法**　茵陈6克，茯苓、泽泻、白术、桂枝、炒栀子、黄芩各3克，甘草、青黛（冲）各1克，牛黄（兑服）0.05克。上药除青黛外水煎，一般用鼻饲法及灌肠法给药。具有利湿退黄，活血通窍的功效。适用于新生儿惊厥，证属胎黄动风型者。

○**单方验方**　蝉蜕6克，钩藤（后下）、杭白芍8克，甘草3克，珍珠母（先煎）、炒酸枣仁各10克，栀子4克，黄连、防风、青黛（冲）各3克。上药除青黛外水煎20分钟，每剂煎2次。将2次药汁混合后，分3次服用，早、中、晚各服1次。第1周每日1剂，连服7剂；第2、3、4周，隔日1剂，连服3周，共调理4周。可预防发热惊厥，反复发作。

2. **慢惊风**　慢惊风多由大病、久病而致。有呕吐、腹泻、急惊风、解颅、佝偻病等病史。多起病缓慢，病程较长，临床表现为面色苍白，嗜睡无神，意识蒙眬，抽搐无力，时作时止，或两手颤动，肢体拘挛。其脉象表现多为沉弱、沉微、细弦数等。

【脉象辨析】

○**脉沉弱**　多为脾虚肝亢所致。症见形神疲惫，面色萎黄，嗜睡露睛，四肢欠温，阵阵抽搐，大便清稀水样或带绿色，时有腹鸣，舌质淡、苔白腻。

○**脉沉微**　多为脾肾阳虚所致。症见精神萎弱，面白无华，额汗津津，四肢逆冷，嗜睡昏沉，手足蠕动，大便澄清，舌质淡、苔白。

○**脉细弦数**　多为阴虚风动所致。症见身热，消瘦，手足心热，肢体拘挛或强直，时或抽搐，虚烦疲惫，大便干结，舌质绛而少津、苔光剥。

○**脉沉弱** 多为肾精亏损所致。症见由解颅、佝偻病等病导致，伴见肢体抽搐，斜视凝视，一时性失言、失聪或局部颤动，抽搐过后，恢复正常，舌质淡、舌体嫩。

【中医简易治疗】

○**单方验方** ①蕲蛇适量，研细末，吞服，每次1.5克，每日2次。适用于慢惊风，证属土虚木亢型者。②地龙、僵蚕、乌梢蛇、当归、木瓜、鸡血藤各15克。上药水煎，分2次服用，每日1剂。适用于慢惊风，症见肢体强直、瘫痪。

【自疗要点】

○**中成药自疗** 可分以下3型进行：①外感惊风型者，可用牛黄镇惊丸、保幼化风丸、小儿急惊粉、万应锭等。②痰热惊风型者，可用小儿清热丸、化风丹、牛黄镇惊丸、牛黄抱龙丸等。③惊恐惊风型者，可用远志丸、琥珀抱龙丸、朱珀保婴丸。

○**药食自疗**

（1）外感惊风：①薄荷5克，芦根25克，加水适量煮沸，去渣滤液饮服。②生姜4克，连须葱白6克，米醋12毫升，粳米75克，放入砂锅内，加水煮沸成粥服用。亦可取紫苏叶10克，白粳米50克，煮沸成粥，趁热服食。③金银花15～30克，蜂蜜30克。金银花煎汁（加水）约2杯，与蜂蜜冲匀后，代茶水饮用。

（2）痰热惊风：①鲜芦根30克，粳米50克。鲜芦根以文火取汁1000毫升，放入粳米煮成粥后服食。②生石膏120克，细粳米50克。生石膏以文火取汁1000毫升，入粳米煮成粥后服食。③鲜竹沥水100克，粳米50克，同入铝锅内，加水适量，以武火烧沸，用文火熬成粥后服食。

（3）惊恐惊风：①酸枣仁15克，茯苓10克，小麦30克，甘草6克，大枣10枚。将上述各味加清水煮汤，沥去残渣后，代茶水饮用。②炒酸枣仁10克，柏子仁10克，红枣5枚，红糖适量，粳米50克。先将酸枣仁、柏子仁、红枣共煎取汁，入粳米同煮成粥后，调入红糖即可服食。③黄芪20～30克，粳米100克。黄芪煎汁，同粳米加适量清水以文火煮粥服食。

○**按摩自疗** 治宜开窍镇惊。①基本手法：A.掐人中、拿合谷、掐端正、掐十宣，各穴轮换操作，以清醒为度。B.拿肩井、拿委中、拿承山，各穴轮换操作，以搐止为度。C.清肺经，推揉膻中、天突、中脘穴各30～50次，D.按揉足三里，点按丰隆穴各1～3分钟。②急惊风型在基本手法上再加用：A.拿风池30～50次。B.推天柱骨：即用拇指或食、中指沿脊柱自上而下直推，或用边口圆润汤匙边蘸水边自上而下刮动100～300次。C.清天河水（用食、中指面自腕推向肘）、退六腑（用拇指或食、中指面自肘推向腕部）各100次。

【预防调护】

○注意居室清洁，温湿度适宜，空气流通。发作患儿应平卧，头偏向一侧，用纱布包裹压舌板置于上、下白齿之间，防止舌咬伤，并及时清除呼吸道分泌物。保持呼吸道通畅。抽搐较重的患儿，面色发绀者，应立即给氧，以减少缺氧对脑细胞造成的损害。超过39℃以上者，应立即给予降温处理。注射退热药物或行物理降温，头置冰袋或冷湿敷，用冰水或30%～50%乙醇擦浴。发作后的患儿应卧床休息，积极行病因治疗。

○高热惊厥的患儿惊厥时禁食。发作后应先给流质饮食、母乳喂养，强调高蛋白、高营养，以防止引起食积、消化不良和体质虚弱而再次引起惊厥的发生。注意少食多餐。

○注意婴幼儿保暖，防止受凉感冒。

○注意饮食卫生，防止引起菌痢。

○不宜带孩子到公共场合去，以防止感染传染性疾患。

五、畏食

畏食，又称厌食，是指小儿较长时期见食不贪，食欲缺乏，甚至拒食的一种病证。以1～6岁的儿童多见，其发病原因主要由于饮食喂养不当，导致脾胃不和，受纳运化失健。患儿一般除食欲缺乏外，其他情况良好。但若长期不愈，可日渐消瘦而形成疳证。其脉象表现多为滑、缓无力、细数等。

【脉象辨析】

○**脉滑**　多为脾胃不和所致。症见食欲缺乏，甚则厌恶进食，多食或强迫进食可见脘腹饱胀，形体略瘦，面色欠华，精神良好，舌质红、苔薄白或白腻，指纹红紫。

○**脉缓无力**　多为脾胃气虚所致。症见食少纳呆，懒言乏力，面色萎黄，大便不实，夹有不消化食物残渣，舌质淡、苔薄白。

○**脉细数**　多为脾胃阴虚所致。症见食欲缺乏、少食纳呆，口舌干燥，喜冷饮，面色萎黄而无光泽，皮肤干燥，便秘或大便干结，小便黄赤，舌红而少津、苔少或花剥。

【中医简易治疗】

○**单方验方**　①黄芪、炙鸡内金、焦白术、五谷虫各6克，炒山药10克。上药共研细末，以糖开水调后，每日服用3次，每日1剂。适用于小儿畏食。②白扁豆、怀山药、白术、鸡内金各10克，砂仁5克，山楂、炒麦芽各7.5克。上药烘干后，共研细末，装入空心胶囊内，备用。用时，每次2粒，每日2次。适用于小儿畏食。③炒白术、云茯苓、佛手片各10克，广陈皮6克，春砂仁3克，焦三仙8克。上药水煎2次，分4次温服，每日1剂。适用于小儿畏食证。

【自疗要点】

○中医治疗畏食症，以调和脾胃为中心，我们习用苍术、白术、怀山药、茯苓、扁豆、麦芽、鸡内金、稻香陈等。推崇苍术与白术同用，前者运脾，后者补脾，可用于脾胃不和、脾气虚弱型畏食。

○食疗也是治疗畏食症的有效方法之一，取怀山药、茯苓、莲子、芡实、粳米五味，磨粉炖糊佐餐，甘平之味以健脾，不温不燥，正合所宜，且口感好，小儿乐于接受。

○现代实验研究表明，调理脾胃的中药能增强小肠的吸收功能，还能增加肠道对锌等微量元素的吸收。

○捏脊疗法能调整阴阳，理气血，通经络，培元气，有强健身体作用。新近研究表明，其可提高小肠吸收功能，确系一种既经济又有效的方法。

【预防调护】

○预防畏食，首先要掌握正确的喂养方法，饮食要定时、定量，纠正不良的饮食习惯，饭前不让小孩吃零食，少吃肥甘、油腻食物。

○要提倡母乳喂养，婴幼儿要合理添加辅食。保持均衡的膳食结构，要按照儿童的年龄给予品种多样、富含多种营养成分、容易消化的食物。

○应积极防治慢性病，小儿患有哮喘、泄泻等疾病时，要渐次增加恢复期饮食的质量和数量，对于食欲缺乏的患儿要及时给予调胃、开胃之品。

○注意精神护理，让小儿保持良好的情绪，以增进食欲。小孩几顿不爱吃饭，不要哄、骂、压，也不要强迫进食，以免让小孩认为吃饭是一种沉重的精神负担。此外，学校宜减负以减轻学生的心理压力。

○畏食患儿必要时可检测血微量元素锌。

六、积滞

积滞是由于乳食喂养不当，乳食停聚于脘部，积而不化，气滞不行而形成的一种脾胃病证。临床表现以不思乳食，脘腹胀满，嗳腐吞酸，甚至吐泻酸臭乳食或便秘为主要特征。可伴见烦躁不安，夜间哭啼，小便色如米泔水或黄浊等症状。

该病证相当于西医学的消化功能紊乱。其脉象表现多为弦滑、细而滑等。

【脉象辨析】

○**脉弦滑** 多为乳食内积所致。症见伤乳者呕吐乳片，口中有乳酸味，不欲吮乳，腹满胀痛，大便酸臭，或便秘，伤食者则呕吐酸馊食物残渣，腹部胀痛拒按，烦躁哭叫，食欲缺乏或拒食，小便短少色黄或黄浊，或可伴见发热，舌质红、苔腻，指纹紫滞。

○**脉细而滑**　多为脾胃虚弱所致。症见面色萎黄，形体消瘦，体倦乏力，夜寐不安，不思乳食，腹满而喜伏卧，大便稀溏，唇舌淡红、苔白腻，指纹淡红。

【中医简易治疗】

○**单方验方**　①车前子6克，泽泻、茯苓、怀山药各5克，甘草3克。上药水煎，分2次服用，每日1剂。适用于婴幼儿单纯性消化不良。②姜半夏、黄芩、党参各6克，黄连、陈皮、甘草各3克，大枣9克。上药水煎，分2次服用，每日1剂，3日为1个疗程。1.5岁以下者，剂量减半。适用于小儿消化功能紊乱。③炙鳖甲、炒山甲、炒鸡内金、麸炒槟榔各15克，砂仁6克，番泻叶2克。上药共研细末，备用。常用量，每周岁1次0.3~0.6克，每日2次，以温开水冲后，用文火煮沸，去渣服用。适用于积滞证，症见久病消化不良，择食，形体消瘦。

【自疗要点】

○**食滞脾胃型**　中成药可选用保和丸，用于伤食所致积滞证。枳实导滞丸，用于积滞较重而化热者。香砂六君丸，用于脾虚不运的积滞证。理中丸，用于脾胃虚寒的积滞证。并可选用外治自疗，可取桃仁，杏仁，栀子各等份，研末，加冰片、樟脑少许混匀。每次15~20克，以鸡蛋清调拌成糊状，干湿适宜，敷于双侧内关穴，用纱布包扎，不宜太紧，待24小时解去。每3日可用1次。用于积滞较轻者。或取玄明粉3克，胡椒粉0.5克，共研细末。置于脐中，外盖油布，胶布固定，每日换药1次，病愈大半则停用。用于积滞较重者。并可取神曲、麦芽、山楂各30克，槟榔、生大黄各9克，芒硝20克。以麻油调上药敷于中脘、神阙穴，先热敷5分钟，后继续保持24小时，隔日1次，3次为1个疗程。用于食积腹胀痛者。或采用药食自疗，取鸡内金30克，白糖适量。研细末，每服1~2克，每日2次。或采用推拿自疗，对乳食内积者，推板门，清大肠，揉板门，揉按中脘，揉脐，按揉足三里各50次，下推七节50次，配合捏脊。

○**食积不化，湿热中阻型**　中成药与食滞脾胃型相同。外治自疗与同食滞脾胃型相同。推拿自疗，对乳食内积者，推板门，清大肠，揉板门，揉按中脘，揉脐，按揉足三里各50次，下推七节50次，配合捏脊。

○**脾虚夹积型**　中成药与食滞脾胃型相同。外治自疗与食滞脾胃型相同。药食自疗，可取莲子肉、山药、芡实、神曲、炒麦芽、炒扁豆、焦山楂各15克，粳米200克，前7味药煮30分钟，去渣，再放粳米熬煮成粥，服食时加白糖适量即可。推拿自疗，可补脾土，运水入土，下推七节，揉板门，揉中脘，揉外劳宫，揉足三里各50次，配合捏脊。

【预防调护】

〇提倡母乳喂养，乳食宜定时定量，不宜过饥过饱，食物的选择易于消化和富有营养。

〇随年龄及生长发育的需要，逐渐添加各种辅助食品，但要注意由一种到多种，由少到多，由稀到稠，务必使乳婴儿逐步适应。

〇饮食、起居有时，不吃零食，纠正偏食，少进肥甘及黏腻食物，更勿乱服滋补之品。

〇发现有积滞者，应及时查明原因，暂时控制饮食，给予药物调理，积滞好转后，饮食要逐步恢复。

七、疳证

疳证是由于喂养不当，或其他疾病的影响，致使脾胃功能受损，气液耗伤而逐渐形成的一种慢性病证。临床表现以形体消瘦，饮食异常，面黄发枯，精神萎靡或烦躁不安为特征。

该病证相当于西医学的营养不良。以5岁以下小儿多见，体重低于正常值15%～40%，面色不华，毛发稀疏枯黄。严重者，形体干枯羸瘦，体重可低于正常值40%以上。饮食异常，大便干稀不调，或有肚腹膨胀等明显脾胃功能失调的表现。并兼见精神不振，或好发脾气，烦躁易怒，或喜揉眉擦眼，或吮指磨牙等见症。其脉象表现多为细、细数、沉细等。

【脉象辨析】

〇**脉细**　多为疳气所致。症见形体消瘦，面色萎黄少华，毛发稀疏，食欲缺乏或消谷善饥，精神欠佳，易发脾气，大便或溏或秘，舌质淡、苔薄白或微黄。

〇**脉细数**　多为疳积所致。症见形体消瘦明显，肚腹膨胀，甚则青筋暴露，面色萎黄无华，毛发稀疏如穗，精神不振或易烦躁激动，睡眠不宁，或伴动作异常，食欲缺乏或多食多便，舌质淡、苔薄腻。

〇**脉沉细**　多为干疳所致。症见极度消瘦，皮肤干瘪起皱，面呈老人貌，大肉尽脱，皮包骨头，精神萎靡不振，目光毫无色彩，啼哭无力声嘶，毛发干枯，腹凹如舟，杳不思食，大便溏薄或清稀，时有低热，口唇干燥，舌质红嫩、少苔。

【中医简易治疗】

〇**药茶疗法**　鲜山楂20克，鲜白萝卜30克，鲜橘皮6克。上药水煎，加冰糖少量搅匀，代茶水饮用。适用于小儿疳证，证属积滞伤脾型。

○**单方验方**　①牵牛子、槟榔各30克，雄黄10克。上药共研细末，每次取服3～6克，以白开水送下，每日2次。适用于疳积，便干。②炙龟甲、炙鳖甲、穿山甲各12克，鸡内金6克。将前2味药用醋浸泡1小时后，置于炭火中烧黄，研成细末，穿山甲土炒后，研细末，鸡内金生用，研细末，再共研后过筛，装在有色玻璃瓶内，备用。每次取服2～3克，每日2次，1剂为1个疗程。适用于小儿疳积。③制白术、炒鸡内金各15克，猪脾脏30克。猪脾脏焙干，与上药共研细末，每次饭后服1.5～3.0克，以汤水咽服。适用于小儿疳积。

【自疗要点】

○本病往往合并消化不良、营养性贫血、各种微量元素及维生素缺乏。治疗首先要科学喂养，强调合理的膳食搭配，配合中药消积导滞、益气健脾，可以改善患儿的畏食、偏食等症状，促进胃肠道对营养物质的消化、吸收和利用。

○多种中药如苍术、黄芪、薏苡仁、砂仁、莪术等都含有锌、铜、锰、铁等多种人体必需的微量元素，而且调理脾胃的中药通过其促进消化系统吸收作用，还能促进食物中微量元素的吸收和利用，增强其体内代谢。

○针刺四缝穴是传统治疗疳证的外治法，该法可使患儿胃排空时间缩短，胃液酸度与酶活性均提高，可促进食欲，改善消化和吸收功能，纠正贫血，增强机体免疫功能。

【预防调护】

○提倡正确的喂养方法，添加辅食要遵循先稀后干、先少后多、先素后荤的原则。饮食宜定时、定量，注意纠正挑食，偏食等不良饮食习惯。

○经常到户外活动，多晒太阳，呼吸新鲜空气，增强体质。患有慢性疾病的要积极治疗。

○患儿要定期测量体重及身高，并适当控制饮食量，待食欲好转后逐渐增加。

八、佝偻病

佝偻病是指因先天不足或后天调养失当所致，以小儿发育迟缓，骨软变形为主要临床表现的疾病。

该病证相当于西医学的维生素D缺乏性佝偻病。该病主要见于婴幼儿，尤其是2岁以下的婴幼儿。主要临床表现有烦躁、夜啼、多汗、肌肉松弛、方颅、囟门迟闭、鸡胸、肋外翻、下肢弯屈等。其脉象表现多为细软无力、细弦、无力等。

【脉象辨析】

○**脉细软无力**　多为肺脾气虚。症见形体虚浮，肌肉松弛，面色少华，食滞纳呆，大便不调，多汗，睡眠不宁，囟门开大，头发稀疏而见枕秃，易反复感冒，舌质淡、苔薄白，指纹紫。

○**脉细弦**　多为脾虚肝旺所致。症见面色少华，多汗，头发稀疏而枕秃，神情萎靡不振，食滞纳呆，坐立行走无力，夜惊啼哭，甚至抽搐，舌质淡、苔薄白，指纹紫。

○**脉细无力**　多为脾肾亏损所致。症见面色苍白无华，头汗淋漓不断，肢软乏力，神情淡漠呆滞，出牙、坐立、行走皆迟缓，囟门不闭，头方大，鸡胸、龟背，或见漏斗胸、肋外翻，下肢弯曲，舌淡苔白，指纹紫黯。

【中医简易治疗】

○**单方验方**　①炙龟甲、骨碎补、潞党参各9克。上药水煎，分2次服用，每日1剂。适用于佝偻病。②醋炒鱼骨50克，胎盘末7克，炒鸡蛋壳18克，白糖25克。共研细末，备用。用时，每次取服0.5克，每日3次，宜久服。适用于佝偻病。③苍术9克，煅海螺壳、煅龙骨各30克，北五味子3克。上药共研细末，备用。用时，每次取服1.5克，每日3次，宜久服。适用于佝偻病。

【自疗要点】

○**肺脾气虚型**　可选用龙牡壮骨颗粒，以肺虚为主者也可选用玉屏风颗粒。若采用药食自疗，可取鸡蛋壳研末，炒至微黄，每次0.5克，每日2~3次。或取苍术每次6~9克，煎汤代茶水饮用，每日1剂。适用于该病苔白厚腻者。或采用推拿自疗，取八卦、四横纹、清胃、天河水，推拿次数视病情而定。

○**脾虚肝旺型**　可选用逍遥丸。若采用推拿自疗，可推上三关90次，补肝肾经各150次，运内八卦50次，揉三阴交90次，揉四神聪90次。每日1次，共1个月。

○**肾精亏损型**　可选用六味地黄丸、龟鹿二仙膏或左归丸；肾精亏虚伴气血不足者也可选用强骨生血口服液、天劲口服液。若采用推拿自疗，可取二马、补脾、平肝、天河水，连续2周后配合口服药物。

【预防调护】

○加强孕期保健，孕妇要有适当的户外活动，怀孕28周后可适当投用维生素D_3和钙剂。

○加强婴儿调护，提倡母乳喂养，及时添加辅食，多晒太阳，增强体质，早期补充维生素D_3。

○注意补充牛奶、鱼、虾皮、骨头等含钙量较高的食物，不养成挑食偏食的习惯。

○提倡儿童定期到医院进行体格检查，以期早期发现佝偻病，及早治疗。

○患儿不要久坐久站，不系过紧的裤带，提倡穿背带裤，防止或减轻骨骼畸形。

○每日适当进行户外活动，直接接受日光照射，同时防止受凉。

九、小儿遗尿

小儿5周岁以后睡中小便自遗、醒后方觉的不随意排尿，称为遗尿。其病因多为下元虚寒、肺脾气虚、肝经湿热，从而导致膀胱失约所致。临床主要表现为睡眠较深，不易唤醒，每夜或隔数日发生尿床，甚则一夜尿床数次。其脉象表现多为沉无力、沉细无力、弦数等。

【脉象辨析】

○**脉沉无力**　多为下元虚寒所致。症见睡中遗尿，醒后方觉，每晚尿床1次以上，小便清长，神疲乏力，面色苍白，肢凉怕冷，下肢乏力，腰疲腿软，倦卧而睡，舌质较淡、苔薄白。

○**脉沉细无力**　多为肺脾气虚所致。症见睡中遗尿，白天尿频，常患感冒，咳嗽屡作，气短自汗，面白少华，四肢乏力，食欲缺乏，大便溏薄，舌质淡、苔薄白。

○**脉弦数**　多为肝经湿热所致。症见睡眠时小便自遗，尿黄量少，性情急躁易怒，夜梦纷纭无序，或夜间龄齿，手足心热，面赤唇红，口渴饮水，甚或目睛红赤，舌质红、苔黄。

【中医简易治疗】

○**药食疗法**　党参、芡实各5克，怀山药、白扁豆各15克，猪瘦肉适量。同煲熟后食服，每日1剂，连服数日。适用于小儿遗尿。

○**中药贴敷疗法**　北五味子25克，肉桂5克，硫黄15克。上药共研细末，加米醋适量调匀，备用。用时，于每晚睡前1小时，用75%乙醇先消毒、清洗脐部，然后取调好的药糊，敷贴于患儿脐部中央，外以纱布覆盖，胶布固定。次日去除贴药，一般贴敷3次为1个疗程。适用于小儿遗尿，证属肺脾肾气虚型。

○**单方验方**　炙麻黄、北五味子、益智仁各10克。用清水适量浸泡上药30分钟，再煎煮30分钟，每剂煎2次，将次煎出的药液混合搅匀后，分2次温服，每日1剂。适用于小儿遗尿。

【预防调护】

○保证患儿有规律性的生活，培养良好的生活习惯。

○对患儿的学习进行耐心训练与帮助，不责骂或体罚。稍有进步，给予表扬、鼓励。

○保证患儿营养，补充蛋白质、水果及新鲜蔬菜。

○孕妇在妊娠期间应保持心情愉快，饮食清淡富有营养；避免七情刺激，戒烟酒、慎服药；定期做产前检查，及时纠正胎位，减少新生儿大脑受损的机会。

十、小儿疰夏

小儿疰夏是指小儿形气未充，入夏以后，不能适应外界炎热气候而引起。临床以夏季长期发热、口渴、多尿、无汗或少汗为主要表现的幼儿时行热性病。

西医学称该病为小儿夏季热。本病多见于我国南方地区夏季时节，6个月至2岁的体弱儿童及弱智儿，发病率随气温升高而增加。发热随气温降低或阴凉环境下能自行缓解。其脉象表现多为数、细数或沉细等。

【脉象辨析】

○**脉数** 多为暑伤肺胃所致。症见发热持续不退，热势多于午后升高，或稽留不退，气候愈热发热愈高，口渴引饮，头额较热，皮肤干燥灼热，无汗或少汗，小便频数而清长，精神烦躁，口唇干燥，舌质红、苔薄黄。

○**脉细数无力** 多为上盛下虚所致。症见精神萎靡不振或虚烦不安，面色苍白，下肢清冷，食欲缺乏，小便清长，频数无度，大便稀溏，身热不退，朝盛暮衰，口渴多饮，舌质淡、苔黄。

【中医简易治疗】

○**药茶疗法** 鲜盘龙参、地骨皮、鲜竹叶卷心各15克，鲜荷叶30克。上药煎2次合约1杯，待凉后加入适量蜂蜜，甜味以适口为度，即可多次分服或不定时当茶水饮用。每日1剂。适用于治疗小儿疰夏。

○**单方验方** ①鲜冬瓜60克，蝉蜕壳10克，生石膏20克。以上3味药放于陶瓷碗内，置于炊锅上蒸熟，取汁，加食糖少许，1日数次服完，7日为1个疗程。适用于小儿疰夏。②地骨皮、墨旱莲各12克，牡丹皮6克、白薇9克、青蒿3克，阴地蕨（独脚金鸡）6克。上药加水2碗，煎存1.5碗，不拘时间，随时饮服。适用于治疗小儿疰夏。

【自疗要点】

○夏季热多见于婴幼儿，食疗有一定的作用，如西瓜能清热解暑，有"天然白虎汤（清热重剂）"之美誉。

○其余如黄瓜、白萝卜、荸荠、百合等，既是风味食物，又是治病良药。

○病久体虚者，可选配鸭肉、海参、蟹肉等血肉有情之品，清暑补益并施，使婴幼儿食之有味。

【预防调护】

○居室保持清洁凉爽。使用风扇或"空调"时，风力要柔和适度，避免受凉。

○饮食宜清淡，富有营养。

○注意小儿体温变化，常用温水洗浴，可帮助发汗降温。

○诊断小儿夏季热要慎重，必要时应排除肺结核、泌尿道感染、肠伤寒等疾病，以免贻误病情。

第十节　辨脉诊治外感病

一、感冒

感冒，俗称"伤风"，是感受风邪，引起肺卫功能失调，临床出现鼻塞、流涕、喷嚏、恶寒、发热、头痛、全身不适等症状的一种外感性疾病。

该病证相当于西医学中的普通感冒、急性上呼吸道感染等。该病四季皆发，以冬、春两季最为多见，邪毒由口鼻或皮毛而入，病程较短，一般3~7日，不传变，部分患者病及脾胃，而表现为胸闷、恶心、呕吐、食欲减退、大便稀溏等症状。其脉象为：冬季夹寒多浮紧，春季夹热多浮数，夏季夹暑多濡数，秋季夹燥多浮弱等。

【脉象辨析】

○**脉浮数**　多为风热犯肺，肺卫功能失调所致。症见鼻塞喷嚏、流稠涕、发热或高热，微恶风、汗出口干、咽痛、咳嗽痰稠、舌苔薄黄。

○**脉浮紧**　多为风寒袭表，肺卫功能失调所致。症见鼻塞声重，喷嚏连连、时流清涕、恶寒、不发热或微热、无汗、周身酸痛、咳嗽痰白质稀、舌苔薄白。

○**脉濡数**　多为暑邪袭表，肺卫功能失调所致。症见发热、汗出热不解、鼻塞、时流浊涕、头昏重涨痛、身重倦怠、心烦口渴、胸闷欲呕、尿短赤、舌苔黄腻。

○**脉浮无力**　多为素体气虚，复感外邪所致。症见恶寒较重，或发热、热势不高、鼻塞流涕、头痛无汗、肢体倦怠乏力、咳嗽咳痰无力、舌质淡、苔薄白。

○**脉浮数有力**　多为风寒外束、表寒未解、入里化热所致。症见发热、恶寒、无汗口渴、鼻塞声重、咽痛、咳嗽气急、痰黄黏稠、尿赤便秘、舌苔黄白相兼。

○**脉细数**　多为阴虚津亏、感受外邪所致。症见身热、手足心热、微恶风寒、少汗、头昏心烦、口干、干咳少痰、鼻塞流涕、舌红少苔。

【中医简易治疗】

○**中药塞鼻疗法**　取大蒜2枚，捣计后拌面粉适量做成圆锥状，塞入鼻孔内，两侧鼻腔交替进行。每次留塞15分钟左右，每日4～5次。适用于风寒束表者。

○**中药吸鼻疗法** 鹅不食草15克，上药研细末，每次取适量吸入鼻内。适用于风寒或风热感冒。

○**中药热敷疗法** 生姜60克，淡豆豉、食盐各30克，葱白适量，上药捣烂成糊状，贴敷于脐部及两侧太阳穴（眉梢与目外眦之间向后约1寸处的凹陷中）处，先用塑料薄膜覆盖，再加盖纱布，用胶布固定，最后用热水袋熨敷，每日2次。适用于风寒感冒。

○**中药贴敷疗法** 鲜芭蕉根500克，栀子30克。先将栀子研成细末，芭蕉根捣烂，二者混合，每次取适量置于纱布上，贴敷于两侧涌泉穴（足心），外以胶布固定，每4小时换药1次。适用于风热感冒。

○**刮痧疗法** 先用热毛巾擦洗双肘窝、双腋窝、肋骨间隙、脊柱两旁、手心、双足心等准备划刮部位的皮肤，医者再以刮具蘸水或植物油后，由上向下，由内而外，顺同一方向划刮，使皮肤呈现紫红色痧点为止。适用于各种感冒。

○**单方验方** 紫苏叶、薄荷、藿香、防风、荆芥、苍术、黄芪各10克，金银花12克，甘草3克。上药为1剂量，煎2次，第1次用清水200毫升，浸泡30分钟，煎取药汁100毫升左右；第2次用清水约120毫升，煎取80毫升，去渣。两次药汁混匀后，分早、中、晚3次温服。咽喉肿痛者，加桔梗10克，僵蚕6克；咳嗽痰多稠者，加浙贝母10克；清稀者加半夏6克，陈皮9克；头痛者，加白芷、川芎各9克；夏季感冒、恶寒无汗者，加藿香6克；口渴汗出、小便短赤者，加滑石15克，石膏20克，荷叶15克。具有解邪固表的功效。适用于普通感冒。

【自疗要点】

○对易患感冒的老年人，可用艾条温和灸足三里、石门等穴，以强壮身体、抵御病邪，此法冬天尤为合适。

○用中药洗浴法治疗感冒，根据的是中医发汗解表的原理，但冬天要慎用，以免受凉。

○上呼吸道感染90%以上为病毒感染，因此不要常规使用抗生素。

○一些急性传染病（如麻疹、风疹、猩红热等）的早期可发现类似感冒的症状，应结合流行病史动态观察病情变化，如发现持续发热不退、皮疹、咳嗽、气促等症状，应及时到医院诊治，以免贻误病情。

【预防调护】

○注意居室的清洁卫生、保暖通风。

○根据气候变化而增减衣服。

○锻炼身体，增强体质，多参加户外活动，提高抗病能力。

○感冒流行期间应少去公共场所，避免感染。

○患病期间应多饮水，进食易消化食物。

二、中暑

中暑，是指夏季在高温或烈日下劳作，或处于气候火热湿闷的环境，暑热或暑湿秽浊之邪卒中脏腑、热闷心神，或热盛伤津、引动肝风，或暑闭气机所致以高热汗出、烦躁口渴、神昏抽搐，或呕恶腹痛、头痛为主要表现的时行性热病。其脉象表现大多为：洪大、濡数、弦数、滑数或沉、细数无力、弦或沉、数无力、细欲绝等。

【脉象辨析】

○**脉洪大** 多为暑热内郁所致。症见壮热烦躁，头痛头晕，口渴多饮，汗多体倦，面赤气粗，舌质红、苔黄而少津。

○**脉濡数** 多为暑湿袭表所致。症见身热少汗，微恶风，心烦口渴或黏腻，渴不多饮，肢体酸重或疼痛，鼻流浊涕，胸闷泛恶，小便短赤；舌苔薄黄而腻。

○**脉弦数** 多为暑热动风所致。症见壮热不退，躁动不宁或神昏，四肢抽搐，角弓反张，牙关紧闭，双目上视，面赤息粗，舌质红、苔黄少津。

○**脉滑数或沉** 多为热闭心神所致。症见发热口渴，神志躁扰不宁或昏迷，全身灼热，小便短赤，息粗气喘，面赤，舌质红、苔黄。

○**脉细数无力** 多为暑伤气阴所致。症见发热，汗多或无汗，口渴心烦，神疲思睡，气短乏力，小便短黄，大便干结；或见口燥咽干，五心烦热，四肢抽搐或痉挛性疼痛，肢体颤震，舌质红、苔黄而少津。

○**脉弦或沉** 多为暑闭气机所致。症见发热无汗，烦躁不适，胸闷脘痞，恶心呕吐，剧烈头痛或头痛而涨，甚或神昏，耳聋，肢厥，舌质红、苔黄。

○**脉数无力** 多为感受暑热，热伤肺络所致。症见咯血、衄血，身热，咳嗽气促，头目不清，舌质红、苔黄。

○**脉细欲绝** 多为气虚阳脱所致。症见冷汗淋漓，四肢厥冷，神志不清，尿少，面色苍白，呼吸浅促，舌质淡、苔白。

【中医简易治疗】

○**药茶疗法** 鲜藿香叶、青蒿各30克，绿豆60克，白糖适量，茶叶10克。将前3味药水煎，水冲茶叶、白糖，每次500毫升，分3次服用。适用于中暑，闷烦不安，倦怠懒食，亦可预防暑热症。

○**药食疗法** 薏苡仁30~60克，冬瓜500克，白糖（或食盐）适量。薏苡仁、冬瓜加水适量煎汤，加白糖或食盐调味后，即可食用。具有清热解暑，健脾渗湿的功效。可作为暑天清凉饮料饮用。

○**刮痧疗法** ①刮拭头部百会穴，从前头往后头方向连刮30次，或刮至头皮发热。②刮拭项背部大椎、胸夹脊穴，上肢曲泽、内关穴，直至出痧。③用点揉法点揉腹部神阙、关元穴及掌心劳宫穴，直至出现酸胀感为度。④刮拭下肢委中穴，直至出痧。⑤点揉足底涌泉穴30次。⑥每日1次，中病即止。

○**单方验方** ①鲜荷叶或鲜荷花适量，水煎服。适用于身热多汗、烦渴。②鲜荷叶1张，鲜竹叶60克。水煎服。适用于中暑身热。③韭菜汁（或姜汁）20毫升，灌下。适用于中暑神昏。④冰片1克，生石膏30克。共研细末，每取1.5克，以开水送服。适用于中暑发热、胸闷不适。

【自疗要点】

○发生轻度中暑时，可暂时离开高温环境，通风降温，口服一些防暑中成药，并多饮淡盐凉水，经适当休息后，即可恢复。

○对于中度以上的中暑，经上述方法处理后仍未恢复时，应考虑应用针灸、穴位注射疗法及其他治疗方法进行抢救治疗，以尽快消除患者的症状和体征，以免延误病情。

【预防调护】

○患者中暑后，应立即转移至通风阴凉处，解开上衣，让其迅速散热。

○采用必要的降温措施，对危重者要积极抢救。

○刮痧后，让患者喝一杯温开水，以补充消耗的体液。

○刮痧治疗后，会使汗孔扩张，30分钟内不要冲冷水澡，也不要凉风。但可洗热水澡，或边洗边刮。

三、痢疾

痢疾是因外感时邪疫毒，内伤饮食而致邪蕴肠腑，气血壅滞、传导失司，以腹痛腹泻、里急后重、排赤白脓血便为主要临床表现的具有传染性的外感疾病。

该病证可见于西医学中的细菌性痢疾、阿米巴痢疾以及溃疡性结肠炎等疾病。本病发病前常有不洁饮食史，多流行于夏秋之交季节。初期有食欲减退、恶心呕吐，继而腹部阵痛，痛而欲便，便而不爽。腹泻开始有稀溏粪便，尔后即见排出物呈白色胶冻状如鱼脑，或沾有"赤膜薄血"，随后为赤红色胶冻样物，每日大便次数10~20次不等，里急后重感显著，病情一般在2周。其脉象可表现为滑数、微细欲绝、濡缓、沉细而弱、濡软或虚数。

【脉象辨析】

○脉滑数　多为肠道湿热所致。症见腹痛阵阵、痛而拒按，便后腹痛暂缓，痢下赤白脓血、黏稠如胶冻、腥臭、肛门灼热、小便短赤、舌苔黄腻。

○脉滑数或微细欲绝　多为热毒蕴肠所致。症见起病急骤、高热、呕吐，继而大便频频，以致失禁，痢下鲜紫脓血，腹痛剧烈，里急后重感明显，更甚者津液耗伤、四肢厥冷、神志昏蒙，或神昏不清、呕吐频繁、惊厥频频、瞳仁大小不等、舌质红绛、舌苔黄燥。

○脉濡缓　多为肠道寒湿所致。症见腹痛拘急、痢下赤白黏冻，白多赤少，或纯为白冻，里急后重，脘胀腹满，头身困重，舌苔白腻。

○脉濡软或虚数　多为脾虚湿热所致。症见初痢、暴痢之后，长期迁延不愈，时发时止，腹胀食少，倦怠怯冷，常遇饮食不当、受凉、劳累而发，发作时大便次数增多，大便经常或间有赤白黏冻，舌质淡、苔腻。

○脉沉细而弱　多为脾胃虚寒所致。症见腹部隐痛，缠身不已，喜按喜温，痢下赤白清稀、无腥臭，或为白冻，甚则滑脱不禁，肛门坠胀，便后更甚；形寒畏冷，四肢不温，食少神疲，腰膝酸软，舌质淡、苔薄白。

【中医简易治疗】

○药食疗法　①黑木耳适量，用冷开水泡开，洗净后拌白糖少许，服食，每日2次。适用于噤口痢。②萝卜绞汁60毫升，生姜汁15克，蜂蜜30克，浓茶1杯。一起搅匀，放入锅内蒸煮，1次服完。适用于痢疾诸证型，赤痢尤宜。

○中药灌肠疗法　①30%黄连液200毫升，做保留灌肠20～30分钟，每日1次。适用于慢性痢疾。②5%～10%大蒜浸液100毫升，作保留灌肠20～30分钟，每日1次。适用于暴痢、疫毒痢。③白头翁、铁苋菜、苦参各30克，金银花、连翘各15克，加水500毫升，浓煎至150毫升，作保留灌肠20～30分钟，每日1次，适用于阿米巴痢疾。

○单方验方　①石榴皮30克，水煎分2次服用，每日1剂。适用于虚寒痢、阿米巴痢。②鸦胆子，每次10～15粒，装入胶囊或龙眼肉内吞服，每日3次，饭后服用，连服2～10日。适用于阿米巴痢疾。

【自疗要点】

○东汉张仲景治疗热痢的名方白头翁汤（白头翁、秦皮、黄连、黄柏），迄今已有1000多年的历史，疗效一直不衰。

○目前研究表明，许多中草药具有明显的抗痢疾杆菌作用，例如白头翁、黄连、地锦草、铁苋菜、凤尾草、辣蓼、黄芩、萹草、山楂、苦参、金银花等，可在辨证的基础上选用。

【预防调护】

○平时要养成良好的饮食习惯，不饮不洁生水，少食生冷瓜果，夏秋之际应注意食物的保鲜。

○饮食要适当控制，给予清淡有营养的半流质饮食，忌油腻、生冷及刺激性食物。

○居处应冷暖适宜，久泻之人尤不可冒风受寒，并应注意腹部的保暖，尤其要避免汗出当风。

○泄泻频作者，可嘱其每次大便后用软纸轻拭肛门，并用温水清洗，以免肛门染毒、溃破。

第十一节　辨脉诊治疫病

一、春温

春温，又称春瘟，是指因温热疫毒经口鼻而入，侵及营血，上犯于脑，扰乱神明所致。

以冬春季骤起高热、头痛、项强、呕吐、发斑、烦躁，继则神昏、惊厥为主要临床表现的疫病类疾病。

该病证相当于西医学的流行性脑脊髓膜炎、冬春季散发性脑炎。本病主要见于儿童，多数患者具有传染性和流行性，初起可见表证，短时间内骤起高热，头痛，呕吐呈喷射状，颈项强直，烦躁不安，皮肤黏膜有斑疹，甚至神昏谵语或惊厥抽搐，小儿前囟隆起，脑膜刺激征阳性。其脉象表现多为数、细数、沉而细数、滑数或弦数、沉而细数或洪数、细数或虚软而数、细数或细弱等。

【脉象辨析】

○**脉数**　多为热闭心包所致。症见全身灼热，神昏谵语，或昏聩不语，舌謇肢厥，舌质绛、苔黄。

○**脉细数**　多为营热炽盛所致。症见身热夜甚，心烦躁扰，甚或时有谵语，斑疹隐隐，咽干口燥而不甚渴，舌质绛、苔干。

○**脉细数**　亦可为热盛动血所致。症见身躁扰，昏昏谵语，斑色紫黑，显露成片成块，或吐衄便血，舌质深绛。

○**脉沉而细数**　多为邪留阴分所致。症见夜热早凉，热退无汗，能食形瘦，舌质红、苔少。

○**脉滑数或弦数**　多为卫气同病所致。症见发热微恶风寒，或寒战，头痛项强，面赤汗出，恶心呕吐，咽喉肿痛，口渴引饮，心烦嗜睡，小儿可见惊跳，舌质红、苔白或微黄。

○**脉沉而细数或洪数**　多为气血两燔所致。症见壮热口渴，头痛欲裂，颈项强直，手足抽搐，甚则角弓反张，婴儿前囟膨隆，烦躁不安，神昏谵语，干呕频作，或呕吐如喷，肌肤发斑，或吐血、衄血等，舌质绛、苔黄。

○**脉细数或虚软而数**　多为阴虚内热所致。症见身热，心烦不得卧，或烦闷不安，或低热不退，手足心热，咽干齿黑，或神倦耳聋，舌质绛、苔干。

○**脉细数或细弱**　多为内闭外脱所致。症见神昏谵语，或不语如尸，躁扰不安，气短息促，手足厥冷，冷汗自出，大便秘结，舌绛色黯、苔干起刺。

【中医简易治疗】

○**药食疗法**　莲子20克，生地黄、鲜藕节各3克，粳米40克。洗净后加水慢火煮熟烂，成稀薄粥状，加冰糖适量搅匀，等凉后服食。适用于疫疾热盛迫血。

○**单方验方**　①大青叶、金银花、野菊花各15克，板蓝根30克。水煎分2次服用，每日1剂。适用于气分热盛。②牡丹皮10克，生地黄、赤芍各15克，黄芩、山栀子各10克，当归6克，茜草根、槐花各15克，板蓝根20克。上药水煎服，每日2剂。适用于高热、肌肤发斑。③鲜葱白10克，苦桔梗6克，淡豆豉15克，焦山栀10克，薄荷6克，连翘9克，鲜淡竹叶12克。上药水煎服，每日1剂。适用于疫疾初起，里热而盛而有表证者。

【预防调护】

○早期发现患者，隔离治疗。

○流行期间，对易感人群可用0.3%呋喃西林消毒液喷咽喉，亦可用度米芬含片口含服，可有预防作用。

二、暑温

暑温，又称暑瘟，是指因暑热疫毒随蚊子叮咬而进入人体，上犯肺卫，扰乱神明所致。

以暑季骤起高热、头痛、呕吐、项强，其则神昏、抽搐为主要表现的疫病类疾病。

该病证相当于西医学的流行性乙型脑炎。多集中发生于夏至至处暑期间，呈季节性流行，好发于10岁以下的儿童。初起较少卫分过程，发病以高热、汗多、烦渴、脉洪等入气分的里热见证为典型表现。病程中变化较快，可有化火、生痰、生风等较多的病理变化，易见出现津气欲脱、内闭、动风等严重证候。其脉象表现多为滑、浮数、细数而涩、洪数或细数、弦细等。

【脉象辨析】

○**脉滑** 多为痰蒙心窍所致。症见疾病后期，痴呆失语，神志恍惚不清，智能减退，言语謇涩，喉间痰鸣，流涎，呼吸不畅，四肢拘急，舌质红、苔腻。

○**脉浮数** 多为卫气同病所致。症见壮热微恶风寒，头痛，汗出，神倦，嗜睡，心烦口渴，面赤气粗，或呕吐，小便短赤，舌质红、苔薄白或微黄。

○**脉细数而涩** 多为瘀热入络所致。症见低热不退，肢体痿软瘫痪，或失语、痴呆，口干咽燥，大便秘结，小便黄赤，舌质红或有苔点、少苔。

○**脉洪数或细数** 多为气营两燔所致。症见高热灼手，头痛呕吐，颈项强直，烦躁不安，嗜睡或昏迷不醒，时有谵语，甚至痉厥抽搐，汗多气粗，口渴欲饮，小便色黄，红质红绛、苔黄而干燥。

○**脉弦细** 多为肝肾阴虚所致。症见疾病后期，手足拘挛或搐搦，口舌颤震，舌强语謇，心悸，烦热，舌体萎、舌质绛而无苔。

【中医简易治疗】

○**单方验方** ①全蝎、僵蚕各9克，朱砂15克，牛黄1.8克，天麻12克，龙胆、甘草各6克。上药共研细末，每次取服2克，每日3次，用薄荷汤送服，儿童减半。适用于惊厥昏迷、头痛嗜睡。②板蓝根15克，全银花9克，酢浆草、鸭趾草、一枝黄花、蒲公英、紫花地丁各30克。早期即可服用。每日1剂，水煎分2次服用，直至痊愈。③大青叶、鲜藿香、鲜佩兰各30克，连翘12克，黄芩9克，玉枢丹（化冲）1粒，青蒿、金银花各12克。上药水煎，分2次服用，每日1剂。适用于流行性乙型脑炎暑湿期，症见头痛、项强、呕吐。

【预防调护】

○**预防措施** 防蚊，灭蚊，减少媒介蚊的密度，是预防乙脑的重要环节。

○**恢复期或后遗症期处理** 针对肢体瘫痪、手足震颤、呆痴、失语等后遗症采取不同的措施，一般采用针灸、理疗、中医中药等方法。

三、湿温

湿温，又称湿瘟。是因湿热疫疠之邪，经口鼻而入，蕴结于中焦，阻滞气机，湿热熏蒸弥漫所致。

以持续发热，脘痞腹胀，苔腻，脉缓，神情淡漠，玫瑰疹或白疹，左胁下痞块为主要表现的疫病类疾病。

该病证相当于西医学的伤寒及副伤寒。多见于夏秋两季，以儿童及青、壮年居多。起病较缓，初起时虽有恶寒发热，但热势不扬，且头身重痛，胸闷脘痞，舌苔垢腻，脉濡缓；传变较慢，病势缠绵，故病程较长，其中以湿热留恋气分阶段较长。病程中易见白痦，后期可见便血的严重证候。其脉象表现多为濡数、濡缓、细数、虚或濡数、濡滑而数、细数或弦数等。

【脉象辨析】

○**脉濡数**　多为气分湿热所致。症见高热，汗出而热不减，口渴而不欲饮，胸脘痞闷，恶心欲呕，大便溏泄，小便色黄，舌质红、苔黄滑腻。

○**脉濡缓**　多为湿郁卫分所致。症见恶寒少汗，身热不扬，午后热较甚，头痛而重，身重肢倦，胸脘痞闷，舌尖边红、苔白腻。

○**脉细数**　多为气血虚脱所致。症见大便下血量多，面色苍白或萎黄，汗出肢冷，神疲气短，小便短少，舌质淡、苔白。

○**脉虚或濡数**　多为正虚邪恋所致。症见身热汗多，低热不退，口渴喜饮，体倦短气，烦闷欲呕，虚烦少寐，舌质红、苔少。

○**脉濡滑而数**　多为湿热闭神所致。症见身热不扬，神志蒙眬，嗜睡，甚则神昏，谵语，大便溏而不爽，小便短赤，舌质红、苔黄。

○**脉细数或弦数**　多为热入营血所致。症见身热，神昏，烦躁谵语，大便下血或黑便如同柏油样，口渴唇燥，舌质红绛、苔少。

【中医简易治疗】

○**单方验方**　①蒲黄炭20克，牡丹皮炭15克，白及20克。上药水煎，分2次服用，每日1剂。适用于便血。②金银花、连翘、黄芩、黄柏、板蓝根、生地黄、地锦草、牡丹皮各12克，上药水煎，分2次服用，每日1剂。适用于邪在气分，热甚湿微者。③生石膏、生地黄、知母各30克，鲜芦根60克。上药水煎，分2次服用，每日1剂。适用于热邪内结，津液耗伤者。

【预防调护】

○发现患者后应及时按规定报告，并按肠道传染病隔离常规隔离患者。隔离期自发现日起至临床症状完全消失，体温下降正常15日后，经3次（隔日1次）粪便培养阴性为止。对此期内患者的排泄物及用具应实施随时消毒。

○患者周围的接触者，要医学观察二三日，注意查找或发现带菌者，并及时给予治疗。

○加强卫生宣教，养成良好的卫生习惯，提高自我防病能力。

○患者应卧床休息，供给足够营养，发热期以半流质或流质饮食。病程至第2周后期则以易消化无渣饮食供给，忌用易产气饮食。注意病情观察，做好皮肤和口腔护理，防止褥疮发生和其他继发感染。发热时可施以物理降温，不宜用大量退热药。毒血症严重时，可用少量肾上腺皮质激素，但有鼓肠者慎用。注意妥善处理便秘和腹泻症状，一般应禁用泻药。

四、肝热病

肝热病，是指因湿热疫毒之邪侵及中焦，郁蒸肝胆，肝失疏泄，脾失健运所致。以腹胀纳差，恶心厌油，右胁疼痛，肝大，或有黄疸为主要表现的疫病类疾病。

该病证相当于西医学的急性病毒性肝炎。本病发病前常有肝热病患者接触史，或近半年内接受过输血、注射史，或食用被湿热疫毒污染之饮食物。持续数日后出现无其他原因可解释的纳差厌油，脘痞腹胀，恶心欲呕，右胁疼痛等症状。可有身黄、目黄、尿黄，肝大，肝区有压痛或叩击痛等症状和体征。其脉象表现为弦浮或弦、濡或滑、滑缓或弦滑、弦数或滑数等。

【脉象辨析】

○**脉弦**　多为肝郁气滞或肝胃不和所致。症见右胁胀满或胀痛，脘腹痞闷，精神抑郁，或烦躁易怒，嗳气口苦，善太息，或纳呆厌油，恶心欲呕，舌苔薄白。

○**脉浮或弦**　多为湿热兼表所致。症见黄疸初起，白睛微黄，脘腹痞闷，恶心纳呆，伴恶寒发热，头痛身重，舌苔薄腻。

○**脉濡或滑**　多为湿困脾胃所致。症见胁肋隐痛，脘腹痞满，恶心欲吐，胃纳不佳，口淡而不欲食，身重肢倦，大便溏泻，或身目发黄，色不甚鲜明，小便短少，舌质淡、苔白腻。

○**脉濡缓或弦滑**　多为湿重于热所致。症见身目发黄，色较鲜明，尿黄如茶，无发热，或身热不扬，头重身困，嗜卧乏力，胸脘痞闷，纳呆呕恶，厌食油腻，口黏不渴，便稀不爽，舌苔厚腻而微黄。

○**脉弦数或滑数**　多为热重于湿所致。症见初起白睛发黄，迅速全身俱黄，色泽鲜明，尿黄如同浓茶，口渴欲饮，心中懊恼，右胁胀痛而拒按，恶心呕吐，纳呆食少，大便秘结，小便黄少，舌质红、苔黄腻或黄糙。

【中医简易治疗】

○**单方验方**　①田基黄、茵陈各30克，上药水煎，分2次服用，每日1剂。适用于湿热黄疸。②虎杖、茵陈、板蓝根、蒲公英各30克，陈皮10克。上药水煎，分2次服用，每日1剂。适用于湿热黄疸。③五味子适量，研成粉末，每次取服3克，每日服2~3次，30日为1个疗程。适用于转氨酶持续升高，有效后逐渐减量。④生大黄20克，生甘草10克。上药水煎，分2次服用，每日1剂。适用于黄疸，口臭便秘者。

【自疗要点】

○**药食自疗** 对于肝气郁滞，肝胃不和者，①取珍珠壳120克，煮汤，取汁煮鲫鱼熟后，食肉饮汤。②取泥鳅烘干，焙末，每次9克，每日3次，饭后服用。③取绿豆50克，大米10克，鲜猪肝100克。先煮绿豆，半熟时加入大米，将熟时加入切碎的猪肝，烂熟后服食。④取瘦猪肉、鸡骨草、山栀根各30克，鸡蛋2枚，共煮熟后，食肉吃蛋。对于肝胆湿热，蕴而发黄者，①取荸荠120克，煎汤代茶水饮用。②取甘薯50克，金针菜10克，煮汤后饮食。③取西瓜皮、赤小豆、白茅根各50克。上药水煎分服，每日1剂。④取鸡骨草60克，红枣10枚，水煎后服汁。或取鸡骨草60克，田螺400克，同煮服食。⑤取茵陈40克，先煎去渣取汁，加粳米100克，煮粥，加白糖搅匀后服食，每日2~3次，7~10日为1个疗程。或取茵陈15克，红糖60克，煎汤代茶水饮用。

○**点穴自疗** 将拇指置于阳池、巨阙、上脘、中脘、气海、关元、章门穴，手法大都由轻至重，向右揉转180度，行间、足三里穴由轻至重向左揉转120度。如为消化不良，加承满、梁门穴，手法由轻至重，向左揉按120度。每次30分钟，15日为1个疗程。

【预防调护】

○甲型肝炎隔离期自发病日起不少于21日；乙型肝炎应按其临床表现适当延长。乙型慢性肝炎患者，不能从事饮食、食品加工和从事幼教、保育特殊工种的工作，并切实注意养成良好的个人卫生习惯。甲型肝炎患者粪便应严格消毒，对甲型肝炎的密切接触者应进行医学观察。

○加强卫生宣传和健康教育，增强自我防病能力。加强饮水，饮食和粪便卫生管理。大力消灭苍蝇。所有医疗器具应严格按规定方法消毒。

○推广甲型肝炎疫苗接种。甲型肝炎流行时，可以用茵陈15~30克，栀子、板蓝根各9克水煎服，作预防性治疗。

○严格实施对新生儿进行乙型肝炎疫苗计划免疫，在条件许可地区可在学龄儿童中推广乙型肝炎疫苗接种，增强他们对乙型肝炎的抗病能力。

○急性肝炎应卧床休息，饮食以含维生素丰富的清淡易消化食物为主，少食多餐。慢性肝炎应增加蛋白质含量。重症肝炎应限制蛋白及脂肪摄入。

五、疟疾

疟疾是由于感受疟邪，邪正交争所致。以寒战壮热，头痛汗出，休作有时为特征的疫病类疾病。

该病证相当于西医学的疟疾。本病好发于南方，夏秋季节多见，有疟区生活、疟疾发作或输血史。典型的发作过程为发病急骤，首先表现恶寒战栗，面色苍白，肢体厥冷，虽盖厚被而不觉温热；继则壮热，面色潮红，头痛，口渴，虽近冰水而不见凉；最后，全身大汗，体温骤然降至正常，顿感轻松舒适，常能安然而睡。整个过程通常持续5~8小时。多数疟疾患者，间歇一日后，又出现类似症状发作，所以周期性及间歇性是本病临床表现的重要特点。其脉象表现多为弦数、弦迟、弦细或弦涩、沉细、洪或弦数等。

【脉象辨析】

○**脉弦数**　多为热炽气分所致。症见寒热休作有时，寒少热多，或但热不寒，汗出不畅，骨节烦疼，口渴引饮，头痛目赤，小便短黄，舌质红、苔黄。

○**脉弦数**　亦可为邪入少阳所致。症见寒战壮热，休作有时；先有恶寒，继则寒栗鼓颔，肢体酸痛，寒罢则内外皆热，头痛面赤，口渴引饮，终则遍体汗出，热退身凉，舌质淡红、苔薄白或薄黄。

○**脉弦迟**　多为寒湿阻滞所致。症见寒热定时而作，寒重热轻，头痛，汗出恶风，肢体疼痛，口不见渴，或渴喜热饮，胸膈痞闷，神疲体倦，舌质淡、苔白或白腻。

○**脉弦细或弦涩**　多为正虚邪恋所致。症见疟疾反复发作，日久不愈，遇劳则发，短气懒言，或夜热早凉，五心烦热，或胁下痞块，或胀或痛，舌质淡或有瘀斑、斑点，苔薄白或少苔。

○**脉沉细**　多为寒毒内闭所致。症见寒战较甚而热较微，胸闷呕吐，或神昏不语，面色苍白，四肢厥冷，舌质淡、苔白厚腻。

○**脉洪或弦数**　多为热毒内陷所致。症见寒战壮热，烦躁口渴，面红目赤，头痛呕吐，颈项强直，神昏谵语，或四肢抽搐，或皮肤黄染，小便短赤，舌质绛、苔焦黑。

【中医简易治疗】

○**中药敷脐疗法**　生甘草、生甘遂各10克，上药共研成极细末，于疟发前3小时左右，取药末0.5克，纳入脐内，用胶布固定，病愈后3日去药。适用于疟疾各证型。

○**中药贴敷疗法**　山大蒜、番薯叶各适量，共捣烂后，贴敷于桡动脉处，适用于疟疾各证型；或桃树叶10克，经捣烂后，于疟未发前，贴敷于寸口处，约贴烧一炷香时间，男左女右。适用于恶性疟疾。

○**单方验方**　①何首乌25克，甘草3克。上药浓煎2小时，分3次于食前服用。适用于各类疟疾。②马鞭草60克，水煎。分2次口服，于疟发前2小时、4小时各服1次，疟止后连服3日。适用于疟疾各证型。③鲜青蒿120克，或干品

50克。水煎15分钟，于疟发前3小时服下。适用于疟疾各证型。

【预防调护】

〇因地制宜地采用各种灭蚊措施，是消灭疟疾的重要环节。

〇发现疟疾患者及时进行根治，对近1年内有疟疾史者及疟原虫者，应给予全程抗复发治疗。

〇在疟疾流行区作业人员采用预防服药，同时做好个人防护，以防感染。

〇发作期卧床休息，高热时可采用物理降温。严重呕吐腹泻者应补液。贫血严重者，给予铁剂及高营养饮食。

【自疗要点】

〇**三棱针放血自疗**　取75%乙醇于双手指尖十宣穴消毒后，采用消毒三棱针点刺十宣穴使之出血，再用消毒棉球擦去血迹。亦可用同样方法点刺委中穴放血，能起到使疟疾停止发作的疗效。适用于病情初起的疟疾发作期。

〇**贴脐自疗**　①取阿魏15克，捣成末后置于脐部，外用胶布固定。另取常山、乌梅各10克，全蝎（虫）3克，水煎分服，每日1剂。②取甘草、甘遂各等份，共研细末，备用。用时，取药末1克，用棉花包裹呈球状，置于脐中，外用胶布固定，四周用胶布粘紧，勿使泄气，每次贴药2日。

附　录

一、濒湖脉学

七言脉诀

（一）浮（阳）

浮脉，举之有余，按之不足（《脉经》）。如微风吹鸟背上毛，厌厌聂聂（轻泛貌），如循榆荚（《素问》）。如水漂木（崔氏）。如捻葱叶（黎氏）。

（浮脉法天，有轻清在上之象，在卦为乾，在时为秋，在人为肺，又谓之毛。太过则中坚旁虚，如循鸡羽，病在外也。不及则气来毛微，病在中也。《脉诀》言：寻之如太过，乃浮兼洪紧之象，非浮脉也。）

【体状诗】浮脉惟从肉上行，如循榆荚似毛轻。三秋得令知无恙，久病逢之却可惊。

【相类诗】浮如木在水中浮，浮大中空乃是芤。拍拍而浮是洪脉，来时虽盛去悠悠。

浮脉轻平似捻葱，虚来迟大豁然空。浮而柔细方为濡，散似杨花无定踪。

（浮而有力为洪，浮而迟大为虚，虚甚为散，浮而无力为芤，浮而柔细为濡。）

【主病诗】浮脉为阳表病居，迟风数热紧寒拘。浮而有力多风热，无力而浮是血虚。

寸浮头痛眩生风，或有风痰聚在胸。关上土衰兼木旺，尺中溲便不流通。

（浮脉主表，有力表实，无力表虚，浮迟中风，浮数风热，浮紧风寒，浮缓风湿，浮虚伤暑，浮芤失血，浮洪虚热，浮散劳极。）

（二）沉（阴）

沉脉，重手按至筋骨乃得（《脉经》）。如绵裹砂，内刚外柔（杨氏）。如石投水，必极其底。

（沉脉法地，有渊泉在下之象，在卦为坎，在时为冬，在人为肾。又谓之石，亦曰营。太过则如弹石，按之益坚，病在外也。不及则气来虚数，去如数者，病在中也。《脉诀》言缓度三关，状如烂绵者，非也。沉有缓数及各部之沉，烂绵乃弱脉，非沉也。）

【体状诗】水行润下脉来沉，筋骨之间软滑匀。女人寸兮男人尺，四时如此号为平。

【相类诗】沉帮筋骨自调匀，伏则推筋着骨寻。沉细如绵真弱脉，弦长实大是牢形。

【主病诗】沉潜水蓄阴经病，数热迟寒滑有痰。无力而沉虚与气，沉而有力积并寒。

寸沉痰郁水停胸，关主中寒痛不通。尺部浊遗并泄痢，肾虚腰及下元痌。

（沉脉主里，有力里实，无力里虚。沉则为气，又主水蓄，沉迟痼冷，沉数内热，沉滑痰食，沉涩气郁，沉弱寒热，沉缓寒湿，沉紧冷痛，沉牢冷积。）

（三）迟（阴）

迟脉，一息三至，去来极慢（《脉经》）。

（迟为阳不胜阴，故脉来不及。《脉诀》言：重手乃得，是有沉无浮。一息三至，甚为易见。而曰隐隐、曰状且难，是涩脉矣，其谬可知。）

【体状诗】迟来一息至惟三，阳不胜阴气血寒。但把浮沉分表里，消阴须益火之原。

【相类诗】脉来三至号为迟，小驶于迟作缓持。迟细而难知是涩，浮而迟大以虚推。

（三至为迟，有力为缓，无力为涩，有止为结，迟甚为败，浮大而软为虚。黎氏曰：迟小而实，缓大而慢；迟为阴盛阳衰，缓为卫盛营弱，宜别之。）

【主病诗】迟司脏病或多痰，沉痼癥瘕仔细看。有力而迟为冷痛，迟而无力定虚寒。

寸迟必是上焦寒，关主中寒痛不堪。尺是肾虚腰脚重，溲便不禁疝牵丸。

（迟脉主脏，有力冷痛，无力虚寒。浮迟表寒，沉迟里寒。）

（四）数（阳）

数脉，一息六至（《脉经》）。脉流而薄疾（《素问》）。

（数为阴不胜阳，故脉来太过。浮、沉、迟、数，脉之纲领。《素问》《脉经》皆为正脉。《脉诀》立七表、八里，而遗数脉，止谓于心脏，其妄甚矣。）

【体状诗】数脉息间常六至，阴微阳盛必狂烦。浮沉表里分虚实，惟有儿童作吉看。

【相类诗】数比平人多一至，紧来如索似弹绳。数而时止名为促，数见关中动脉形。

（数而弦急为紧，流利为滑，数而有止为促，数甚为疾，数见关中为动。）

【主病诗】数脉为阳热可知，只将君相火来医。实宜凉泻虚温补，肺病秋深却畏之。

寸数咽喉口舌疮，吐红咳嗽肺生疡。当关胃火并肝火，尺属滋阴降火汤。

（数脉主腑，有力实火，无力虚火。浮数表热，沉数里热，气口数实肺痈，数虚肺痿。）

（五）滑（阳中阴）

滑脉，往来前却，流利展转，替替然如珠之应指（《脉经》）。漉漉如欲脱。

（滑为阴气有余，故脉来流利展转。脉者，血之府也。血盛则脉滑，故肾脉宜之；气盛则脉涩，故肺脉宜之。《脉诀》云：按之即伏，三关如珠，不进不退，是不分浮滑、沉滑、尺之滑也，今正之。）

【体状相类诗】滑脉如珠替替然，往来流利却还前。莫替滑数为同类，数脉惟看至数间。

（滑则如珠，数则六至。）

【主病诗】滑脉为阳元气衰，痰生百病食生灾。上为吐逆下蓄血，女脉调时定有胎。

寸滑膈痰生呕吐，吞酸舌强或咳嗽。当关宿食肝脾热，渴痢癫淋看尺部。

（滑主痰饮，浮滑风痰，沉滑实痰，滑数痰火，滑短宿食。《脉诀》言：关滑胃寒，尺滑脐似水。与《脉经》言关滑热，尺滑血蓄，妇人经病之旨相反，其谬如此。）

（六）涩（阴）

涩脉，细而迟，往来难，短且散，或一止复来（《脉经》）。参伍不调（《素问》）。如轻刀刮竹（《脉诀》）。如雨沾沙（《通真子》）。如病蚕食叶。

（涩为阳气有余，气盛则血少，故脉来寒滞，而肺宜之。《脉诀》言：指下寻之似有，举之全无。与《脉经》所云，绝不相干。）

【体状诗】细迟短涩往来难，散止依稀应指间。如雨沾沙容易散，病蚕食叶慢而艰。

【相类诗】参伍不调名曰涩，轻刀刮竹短而难。微似秒芒微软甚，浮沉不别有无间。

【主病诗】涩缘血少或伤精，反胃亡阳汗雨淋。寒湿入营为血痹，女人非孕即无经。

寸涩心虚痛对胸，胃虚胁胀察关中。尺为精血俱伤候，肠结溲淋或下红。

（涩主血少精伤之病，女人有孕为胎病，无孕为败血。杜光庭云：涩脉独见尺中，形散同代，为死脉。）

（七）虚（阴）

虚脉，迟大而软，按之无力，隐指豁豁然空（《脉经》）。

（崔紫虚云：形大力薄，其虚可知。《脉诀》言：寻之不足，举之有余。止言浮脉，不见虚状。杨仁斋言：状似柳絮，散漫而迟。滑氏言：散大而软，皆是散脉，非虚也。）

【体状相类诗】举之迟大按之松，脉状无涯类谷空。莫把芤虚为一例，芤来浮大似慈葱。

（虚脉浮大而迟，按之无力。芤脉浮大，按之中空，芤为脱血。虚为血虚，浮散二脉见浮脉。）

【主病诗】脉虚身热为伤暑，自汗怔忡惊悸多。发热阴虚须早治，养营益气莫蹉跎。

血不荣心寸口虚，关中腹胀食难舒。骨蒸痿痹伤精血，却在神门两部居。

（《经》曰：血虚脉虚。曰：气来虚微为不及，病在内。曰：久病脉虚者死。）

（八）实（阳）

实脉，浮沉皆得，脉大而长微弦，应指愊愊然（《脉经》）。

（愊愊，坚实貌。《脉诀》言：如绳应指来，乃紧脉，非实脉也。）

【体状诗】浮沉皆得大而长，应指无虚愊愊强。热蕴三焦成壮火，通肠发汗始安康。

【相类诗】实脉浮沉有力强，紧如弹索转无常。须知牢脉帮筋骨，实大微弦更带长。

【主病诗】实脉为阳火郁成，发狂谵语吐频频。或为阳毒或伤食，大便不通或气疼。

寸实应知面热风，咽疼舌强气填胸。当关脾热中宫满，尺实腰肠痛不通。

（《经》曰：血实脉实。曰：脉实者，水谷为病。曰：气采实强是谓太过。《脉诀》言尺实小便不禁，与《脉经》尺实小腹痛、小便难之说相反。洁古不知其谬，诀为虚寒，药用姜附，愈误矣。）

（九）长（阳）

长脉，不大不小，迢迢自若（朱氏）。如循长竿末梢为平；如引绳，如循长竿，为病（《素问》）。

（长有三部之长，一部之长，在时为春，在人为肝；心脉长，神强气壮；肾脉长，蒂固根深。《经》曰：长则气治，皆言平脉也。）

【体状相类诗】过于本位脉名长，弦则非然但满张。弦脉与长争较远，良工尺度自能量。

（实、牢、弦、紧皆兼长脉。）

【主病诗】长脉迢迢大小匀，反常为病似牵绳。若非阳毒癫痫病，即是阳明热势深。

（长主有余之病。）

（十）短（阴）

短脉，不及本位（《脉诀》）。应指而回，不能满部（《脉经》）。

（戴同父云：短脉只见尺寸，若关中见短，上不通寸，下不通尺，是阴阳绝脉，必死矣。故关不诊短。黎居士云：长短未有定体，诸脉举按之，过于本位者为长，不及本位者为短。长脉属肝宜于春，短脉属肺宜于秋。但诊肝肺，长短自见。短脉两头无，中间有，不及本位，乃气不足以前导其血也。）

【体状相类诗】两头缩缩名为短，涩短迟迟细且难。短涩而浮秋喜见，三春为贼有邪干。

【主病诗】短脉惟于尺寸寻，短而滑数酒伤神。浮为血涩沉为痞，寸主头疼尺腹疼。

（《经》曰：短则气病，短主不及之病。）

（十一）洪（阳）

洪脉，指下极大（《脉经》）。来盛去衰（《素问》）。来大去长（《通真子》）。

（洪脉在卦为离，在时为夏，在人为心。《素问》谓之大，亦曰钩。滑氏曰：来盛去衰，如钩之曲，上而复下。应血脉来去之象，象万物敷布下垂之状。詹炎举言如环珠者，非。《脉诀》云：季夏宜之，秋季、冬季，发汗通阳，俱非洪脉所宜，盖谬也。）

【体状诗】脉来洪盛去还衰，满指滔滔应夏时。若在春秋冬月分，升阳散火莫狐疑。

【相类诗】洪脉来时拍拍然，去衰来盛似波澜。欲知实脉参差处，举按弦长愊愊坚。

（洪而有力为实，实而无力为洪。）

【主病诗】脉洪阳盛血应虚，相火炎炎热病居。胀满胃翻须早治，阴虚泄痢可踌躇。

寸洪心火上焦炎，肺脉洪时金不堪。肝火胃虚关内察，肾虚阴火尺中看。

（洪主阳盛阴虚之病，泄痢、失血、久嗽者忌之。《经》曰：形瘦脉大多气者死。曰：脉大则病进。）

（十二）微（阴）

微脉，极细而软，按之如欲绝，若有若无（《脉经》）。细而稍长（戴氏）。（《素问》谓之小。又曰：气血微则脉微。）

【体状相类诗】微脉轻微瀔瀔乎，按之欲绝有如无。微为阳弱细阴弱，细比于微略较粗。

（轻诊即见，重按如欲绝者，微也。往来如线而常有者，细也。仲景曰：脉瀔瀔如羹上肥者，阳气微；萦萦如蚕丝细者，阴气衰；长病得之死，卒病得之生。）

【主病诗】气血微兮脉亦微，恶寒发热汗淋漓。男为劳极诸虚候，女作崩中带下医。

寸微气促或心惊，关脉微时胀满形。尺部见之精血弱，恶寒消瘅痛呻吟。

（微主久虚血弱之病，阳微恶寒，阴微发热。《脉诀》云：崩中日久肝阴竭，漏下多时骨髓枯。）

（十三）紧（阳）

紧脉，来往有力，左右弹人手（《素问》）。如转索无常（仲景）。数如切绳（《脉经》）。如纫箄线（丹溪）。

（紧乃热为寒束之脉，故急数如此，要有神气。《素问》谓之急。《脉诀》言：寥寥入尺来。崔氏言：如线，皆非紧状。或以浮紧为弦，沉紧为牢，亦近似耳。）

【体状诗】举如转索切如绳，脉象因之得紧名。总是寒邪来作寇，内为腹痛外身疼。

【相类诗】见弦、实脉。

【主病诗】紧为诸痛主于寒，喘咳风痫吐冷痰。浮紧表寒须发越，沉紧温散自然安。

寸紧人迎气口分，当关心腹痛沉沉。尺中有紧为阴冷，定是奔豚与疝疼。

（诸紧为寒为痛，人迎紧盛伤于寒，气口紧盛伤于食，尺紧痛居其腹。中恶浮紧，咳嗽沉紧，皆主死。）

（十四）缓（阴）

缓脉，去来小快于迟（《脉经》）。一息四至（戴氏）。如丝在经，不卷其轴，应指和缓，往来甚匀（张太素）。如初春杨柳舞风之象（杨玄操）。如微风轻飐柳梢（滑伯仁）。

（缓脉在卦为坤，在时为四季，在人为脾。阳寸、阴尺，上下同等，浮大而软，无有偏胜者，平脉也。若非其时，即为有病。缓而和匀，不浮、不沉、不疾、不徐，不微、不弱者，即为胃气。故杜光庭云：欲知死期何以取？古贤推定五般土。阳土须知不遇阴，阴土遇阴当细数。详《玉函经》。）

【体状诗】缓脉阿阿四至通，柳梢袅袅飐轻风。欲从脉里求神气，只在从容和缓中。

【相类诗】见迟脉。

【主病诗】缓脉营衰卫有余，或风或湿或脾虚：上为项强下痿痹，分别浮沉大小区。

寸缓风邪项背拘，关为风眩胃家虚。神门濡泄或风秘，或是蹒跚足力迁。

（浮缓为风，沉缓为湿，缓大风虚，缓细湿痹，缓涩脾薄，缓弱气虚。《脉诀》言：缓主脾热口臭、反胃、齿痛、梦鬼诸病。出自杜撰，与缓无关。）

（十五）芤（阳中阴）

脉，浮大而软，按之中央空，两边实（《脉经》）。中空外实，状如慈葱。

（芤，慈葱也。《素问》无芤名。刘三点云：芤脉何似？绝类慈葱，指下成窟，有边无中。戴同父云：营行脉中，脉以血为形，芤脉中空，脱血之象也。《脉经》云：三部脉芤，长病得之生，卒病得之死。《脉诀》言：两头有，中间无，是脉断截矣。又言：主淋沥、气入小肠。与失血之候相反，误世不小。）

【体状诗】芤形浮大软如葱，边实须知内已空。火犯阳经血上溢，热侵阴络下流红。

【相类诗】中空旁实乃为芤，浮大而迟虚脉呼。芤更带弦名曰革，芤为失血革血虚。

【主病诗】寸芤积血在于胸，关里逢芤肠胃痈。尺部见之多下血，赤淋红痢漏崩中。

（十六）弦（阳中阴）

弦脉，端直以长（《素问》）。如张弓弦（《脉经》）。按之不移，绰绰如按琴瑟弦（巢氏）。状若筝弦（《脉诀》）。从中直过，挺然指下（《刊误》）。

（弦脉在卦为震，在时为春，在人为肝。轻虚以滑者平，实滑如循长竿者病，劲急如新张弓弦者死。池氏曰：弦紧而数劲为太过，弦紧而细为不及。戴同父曰：弦而软，其病轻；弦而硬，其病重。《脉诀》言：时时带数，又言脉紧状绳牵。皆非弦象，今削之。）

【体状诗】弦脉迢迢端直长，肝经木王土应伤。怒气满胸常欲叫，翳蒙瞳子泪淋浪。

【相类诗】弦来端直似丝弦，紧则如绳左右弹。紧言其力弦言象，牢脉弦长沉伏间（又见长脉）。

【主病诗】弦应东方肝胆经，饮痰寒热疟缠身。浮沉迟数须分别，大小单双有重轻。

寸弦头痛膈多痰，寒热癥瘕察左关。关右胃寒心腹痛，尺中阴疝脚拘挛。

（弦为木盛之病。浮弦支饮外溢，沉弦悬饮内痛。疟脉自弦，弦数多热，弦迟多寒。弦大主虚，弦细拘急。阳弦头痛，阴弦腹痛。单弦饮癖，双弦寒痼。若不食者，木来克土，必难治。）

（十七）革（阴）

革脉，弦而芤（仲景）。如按鼓皮（丹溪）。

（仲景曰：弦则为寒，芤则为虚，虚寒相搏，此名曰革。男人亡血失精，妇人半产漏下。《脉经》曰：三部脉革，长病得之死，卒病得之生。

时珍曰：此即芤弦二脉相合，故均主失血之候。诸家脉书，皆以为牢脉，故或有革无牢，有牢无革，混淆不辨。不知革浮牢沉，革虚牢实，形证皆异也。又按：《甲乙经》曰：浑浑革革，至如涌泉，病进而危；弊弊绰绰，其去如弦绝者死。谓脉来浑浊革变，急如涌泉，出而不反也。王贶以为溢脉，与此不同。）

【体状主病诗】革脉形如按鼓皮，芤弦相合脉寒虚。女人半产并崩漏，男人营虚或梦遗。

【相类诗】见芤、牢脉。

（十八）牢（阴中阳）

牢脉，似沉似伏，实大而长，微弦（《脉经》）。

（扁鹊曰：牢而长者，肝也。仲景：寒则牢坚，有牢固之象。沈氏曰：似沉似伏，牢之位也；实大弦长，牢之体也。《脉诀》不言形状，但云寻之则无，按之则有。云脉入皮肤辨患难，又以牢为死脉，皆孟浪谬误。）

【体状相类诗】弦长实大脉牢坚，牢位常居沉伏间。革脉芤弦自浮起，革虚牢实要详看。

【主病诗】寒则牢坚里有余，腹心寒痛木乘脾。疝癫癥瘕何愁也，失血阴虚却忌之。

（牢主寒实之病，木实则为痛。扁鹊云：软为虚，牢为实。失血者，脉宜沉细，反浮大而牢者死，虚病见实脉也。《脉诀》言：骨间疼痛，气居于表。池氏以为肾传于脾，皆谬妄不经。）

（十九）濡（阴）

濡脉，极软而浮细，如帛在水中，轻手相得，按之无有（《脉经》），如水上浮沤。

（帛浮水中，重手按之，随手而没之象。《脉诀》言：按之似有举还无，是微脉，非濡也。)

【体状诗】濡形浮细按须轻，水面浮绵力不禁。病后产中犹有药，平人若见是无根。

【相类诗】浮而柔细知为濡，沉细而柔作弱持。微则浮微如欲绝，细来沉细近于微。

(浮细如绵曰濡，沉细如绵曰弱，浮而极细如绝曰微，沉而极细不断曰细。)

【主病诗】濡为亡血阴虚病，髓海丹田暗已亏。汗雨夜来蒸入骨，血山崩倒湿侵脾。

寸濡阳微自汗多，关中其奈气虚何。尺伤精血虚寒甚，温补真阴可起疴。

(濡主血虚之病，又为伤湿。)

（二十）弱（阴）

弱脉，极软而沉细，按之乃得，举手无有（《脉经》）。

(弱乃濡之沉者。《脉诀》言：轻手乃得。黎氏譬如浮沤，皆是濡脉，非弱也。《素问》曰：脉弱以滑，是有胃气。脉弱以涩，是谓久病。病后老弱见之顺，平人少年见之逆。)

【体状诗】弱来无力按之柔，柔细而沉不见浮。阳陷入阴精血弱，白头犹可少年愁。

【相类诗】见濡脉。

【主病诗】弱脉阴虚阳气衰，恶寒发热胃筋痿。多惊多汗精神减，益气调营急早医。

寸弱阳虚病可知，关为胃弱与脾衰。欲求阳陷阴虚病，须把神门两部推。

(弱主气虚之病。仲景曰：阳陷入阴，故恶寒发热。又云：弱主筋，沉主骨，阳浮阴弱，血虚筋急。柳氏曰：气虚则脉弱，寸弱阳虚，尺弱阴虚，关弱胃虚。)

（二十一）散（阴）

散脉，大而散。有表无里（《脉经》）。涣漫不收（崔氏）。无统纪，无拘束，至数不齐，或来多去少，或去多来少，涣散不收，如杨花散漫之象（柳氏）。

(戴同父曰：心脉浮大而散，肺脉短涩而散，平脉也。心脉软散，怔忡；肺脉软散，汗出；肝脉软散，溢饮；脾脉软散，胕肿，病脉也；肾脉软散，诸病脉代散，死脉也。《难经》曰：散脉独见则危。柳氏曰：散为气血俱虚，根本脱离之脉，产妇得之生，孕妇得之堕。)

【体状诗】散似杨花散漫飞，去来无定至难齐。产为生兆胎为堕，久病逢之不必医。

【相类诗】散脉无拘散漫然，濡来浮细水中绵。浮而迟大为虚脉，芤脉中空有两边。

【主病诗】左寸怔忡右寸汗，溢饮左关应软散。右关软散胕胕肿，散居两尺魂应断。

（二十二）细（阴）

细脉，小于微而常有，细直而软，如丝线之应指（《脉经》）。

《素问》谓之小。王启玄言如莠蓬，状其柔细也。《脉诀》言：往来极微，是微反大于细矣，与《经》相悖。）

【体状诗】细来累累细如丝，应指沉沉无绝期。春夏少年俱不利，秋冬老弱却相宜。

【相类诗】见微、濡脉。

【主病诗】细脉萦萦血气衰，诸虚劳损七情乖；若非湿气侵腰肾，即是伤精汗泄来。

寸细应知呕吐频，入关腹胀胃虚形。尺逢定是丹田冷，泄痢遗精号脱阴。

（《脉经》曰：细为血少气衰。有此证则顺，否则逆。故吐衄得沉细者生。忧劳过度者，脉亦细。）

（二十三）伏（阴）

伏脉，重按着骨，指下裁动（《脉经》）。脉行筋下（《刊误》）。

（《脉诀》言：寻之似有，定息全无，殊为舛谬。）

【体状诗】伏脉推筋着骨寻，指间裁动隐然深。伤寒欲汗阳将解，厥逆脐疼证属阴。

【相类诗】见沉脉。

【主病诗】伏为霍乱吐频频，腹痛多缘宿食停。蓄饮老痰成积聚，散寒温里莫因循。

食郁胸中双寸伏，欲吐不吐常兀兀。当关腹痛困沉沉，关后疝疼还破腹。

（伤寒，一手脉伏曰单伏，两手脉伏曰双伏，不可以阳证见阴为诊。乃火邪内郁，不得发越，阳极似阴，故脉伏，必有大汗而解。正如久旱将雨，六合阴晦，雨后庶物皆苏之义。又有夹阴伤寒，先有伏阴在内，外复感寒，阴盛阳衰，四肢厥逆，六脉沉伏，须投姜附及灸关元，脉乃复出也。若太溪、冲阳皆无脉者，必死。《脉诀》言：徐徐发汗。洁古以麻黄附子细辛汤主之，皆非也。刘元宾曰：伏脉不可发汗。）

（二十四）动（阳）

动乃数脉，见于关上下，无头尾，如豆大，厥厥动摇。

（仲景曰：阴阳相搏名曰动，阳动则汗出，阴动则发热，形冷恶寒，此三焦伤也。成无己曰：阴阳相搏，则虚者动，故阳虚则阳动，阴虚则阴动。庞安常曰：关前三分为阳，后三分为阴，关位半阴半阳，故动随虚见。《脉诀》言：寻之似有，举之还无，不离其处，不往不来，三关沉沉。含糊谬妄，殊非动脉。詹氏言其形鼓动如钩、如毛者，尤谬。）

【体状诗】动脉摇摇数在关，无头无尾豆形团。其原本是阴阳搏，虚者摇兮胜者安。

【主病诗】动脉专司痛与惊，汗因阳动热因阴。或为泄痢拘挛病，男人亡精女人崩。

（仲景曰：动则为痛为惊。《素问》曰：阴虚阳搏，谓之崩。又曰：妇人手少阴脉动甚者，妊子也。）

（二十五）促（阳）

促脉，来去数，时一止复来（《脉经》）。如蹶之趣，徐疾不常（黎氏）。

（《脉经》但言数而止为促。《脉诀》乃云：并居寸口。不言时止者，谬矣。数止为促，缓止为结，何独寸口哉！）

【体状诗】促脉数而时一止，此为阳极欲亡阴。三焦郁火炎炎盛，进必无生退可生。

【相类诗】见代脉。

【主病诗】促脉惟将火病医，其因有五细推之。时时喘咳皆痰积，或发狂斑与毒疽。

（促主阳盛之病。促、结之因，皆有气、血、痰、饮、食五者之别。一有留滞，则脉必见止也。）

（二十六）结（阴）

结脉，往来缓，时一止复来（《脉经》）。

（《脉诀》言：或来或去，聚而却还。与结无关。仲景有累累如循长竿曰阴结，蔼蔼如车盖曰阳结。《脉经》又有如麻子动摇，旋引旋收，聚散不常者曰结，主死。此三脉，名同实异也。）

【体状诗】结脉缓而时一止，浊阴偏盛欲亡阳。浮为气滞沉为积，汗下分明在主张。

【相类诗】见代脉。

【主病诗】结脉皆因气血凝，老痰结滞苦沉吟。内生积聚外痈肿，疝瘕为殃病属阴。

（结主阴盛之病。越人曰：结甚则积甚，结微则积微，浮结外有痛积，伏结内有积聚。)

（二十七）代（阴）

代脉，动而中止，不能自还，因而复动（仲景）。脉至还入尺，良久方来（吴氏）。

（脉一息五至，肺、心、脾、肝、肾五脏之气，皆足五十动而一息，合大衍之数，谓之平脉。反此则止乃见焉，肾气不能至，则四十动一止；肝气不能至，则三十动一止。盖一脏之气衰，而他脏之气代至也。《经》曰：代则气衰。滑伯仁曰：若无病，赢瘦脉代者，危脉也。有病而气血乍损，气不能续者，只为病脉。伤寒心悸脉代者，复脉汤主之，妊娠脉代者，其胎百日。代之生死，不可不辨。）

【体状诗】动而中止不能还，复动因而作代看。病者得之犹可疗，平人却与寿相关。

【相类诗】数而时止名为促，缓止须将结脉呼。止不能回方是代，结生代死自殊途。

（促、结之止无常数，或二动、三动，一止即来。代脉之止有常数，必依数而止，还入尺中，良久方来也。）

【主病诗】代脉之因脏气衰，腹疼泄痢下元亏。或为吐泻中宫病，女人怀胎三月兮。

《脉经》曰：代散者死。主泄及便脓血。

五十不止身无病，数内有止皆知定。四十一止一脏绝，四年之后多亡命。三十一止即三年，二十一止二年应。十动一止一年殂，更观气色兼形证。

两动一止三四日，三四动止应六七。五六一止七八朝，次第推之自无失。

戴同父曰：脉必满五十动，出自《难经》；而《脉诀》五脏歌，皆以四十五动为准，乖于经旨。柳东阳曰：古以动数候脉，是吃紧语。须候五十动，乃知五脏缺失。今人指到腕臂，即云见了。夫五十动，岂弹指间事耶？故学者当诊脉、问证、听声、观色，斯备四诊而无失。）

四言举要

（宋南康紫虚隐君崔嘉彦希范著。明蕲州月池子李言闻子郁删补。）

脉乃血派	气血之先	血之隧道	气息应焉	其象法地
血之府也	心之合也	皮之部也	资始于肾	资生于胃
阳中之阴	本乎营卫	营者阴血	卫者阳气	营行脉中
卫行脉外	脉不自行	随气而至	气动脉应	阴阳之义
气如橐籥	血如波澜	血脉气息	上下循环	十二经中

皆有动脉　惟手太阴　寸口取决　此经属肺　上系吭嗌
脉之大会　息之出入　一呼一吸　四至为息　日夜一万
三千五百　一呼一吸　脉行六寸　日夜八百　十丈为准
初持脉时　令仰其掌　掌后高骨　是谓关上　关前为阳
关后为阴　阳寸阴尺　先后推寻　心肝居左　肺脾居右
肾与命门　居两尺部　魂魄谷神　皆见寸口　左主司官
右主司府　左大顺男　右大顺女　本命扶命　男左女右
关前一分　人命之主　左为人迎　右为气口　神门决断
两在关后　人无二脉　病死不愈　男女脉同　惟尺则异
阳弱阴盛　反此病至　脉有七诊　日浮中沉　上下左右
消息求寻　又有九候　举按轻重　三部浮沉　各候五动
寸候胸上　关候膈下　尺候于脐　下至跟踝　左脉候左
右脉候右　病随所在　不病者否　浮为心肺　沉为肾肝
脾胃中州　浮沉之间　心脉之浮　浮大而散　肺脉之浮
浮涩而短　肝脉之沉　沉而弦长　肾脉之沉　沉实而濡
脾胃属土　脉宜和缓　命为相火　左寸同断　春弦夏洪
秋毛冬石　四季和缓　是谓平脉　太过实强　病生于外
不及虚微　病生于内　春得秋脉　死在金日　五脏准此
推之不失　四时百病　胃气为本　脉贵有神　不可不审
调停自气　呼吸定息　四至五至　平和之则　三至为迟
迟则为冷　六至为数　数即热证　转迟转冷　转数转热
迟数既明　浮沉当别　浮沉迟数　辨内外因　外因于天
内因于人　天有阴阳　风雨晦冥　人喜怒忧　思悲恐惊
外因之浮　则为表证　沉里迟阴　数则阳盛　内因之浮
虚风所为　沉气迟冷　数热何疑　浮数表热　沉数里热
浮迟表虚　沉迟冷结　表里阴阳　风气冷热　辨内外因
脉证参别　脉理浩繁　总括于四　既得提纲　引申触类
浮脉法天　轻手可得　泛泛在上　如水漂木　有力洪大
来盛去悠　无力虚大　迟而且柔　虚甚则散　涣漫不收
有边无中　其名曰芤　浮小为濡　绵浮水面　濡甚则微
不任寻按　沉脉法地　近于筋骨　深深在下　沉极为伏
有力为牢　实大弦长　牢甚则实　愊愊而强　无力为弱
柔小如绵　弱甚则细　如蛛丝然　迟脉属阴　一息三至

小驶于迟　缓不及四　二损一败　病不可治　两息夺精
脉已无气　浮大虚散　或见芤革　浮小濡微　沉小细弱
迟细为涩　往来极难　易散一止　止而复还　结则来缓
止而复来　代则来缓　止不能回　数脉属阳　六至一息
七疾八极　九至为脱　浮大者洪　沉大牢实　往来流利
是谓之滑　有力为紧　弹如转索　数见寸口　有止为促
数见关中　动脉可候　厥厥动摇　状如小豆　长则气治
过于本位　长而端直　弦脉应指　短则气病　不能满部
不见于关　惟尺寸候　一脉一形　各有主病　数脉相兼
则见诸证　浮脉主表　里必不足　有力风热　无力血弱
浮迟风虚　浮数风热　浮紧风寒　浮缓风湿　浮虚伤暑
浮芤失血　浮洪虚火　浮微劳极　浮濡阴虚　浮散虚剧
浮弦痰饮　浮滑痰热　沉脉主里　主寒主积　有力痰食
无力气郁　沉迟虚寒　沉数热伏　沉紧冷痛　沉缓水蓄
沉牢痼冷　沉实热极　沉弱阴虚　沉细痹湿　沉弦饮痛
沉滑宿食　沉伏吐利　阴毒聚积　迟脉主脏　阳气伏潜
有力为痛　无力虚寒　数脉主腑　主吐主狂　有力为热
无力为疮　滑脉主痰　或伤于食　下为蓄血　上为吐逆
涩脉少血　或中寒湿　反胃结肠　自汗厥逆　弦脉主饮
病属胆肝　弦数多热　弦迟多寒　浮弦支饮　沉弦悬痛
阳弦头痛　阴弦腹痛　紧脉主寒　又主诸痛　浮紧表寒
沉紧里痛　长脉气平　短脉气病　细则气少　大则病进
浮长风痫　沉短宿食　血虚脉虚　气实脉实　洪脉为热
其阴则虚　细脉为湿　其血则虚　缓大者风　缓细者湿
缓涩血少　缓滑内热　濡小阴虚　弱小阳竭　阳竭恶寒
阴虚发热　阳微恶寒　阴微发热　男微虚损　女微泻血
阳动汗出　阴动发热　为痛与惊　崩中失血　虚寒相搏
其名为革　男人失精　女人失血　阳盛则促　肺痈阳毒
阴盛则结　疝瘕积郁　代则气衰　或泄脓血　伤寒心悸
女胎三月　脉之主病　有宜不宜　阴阳顺逆　凶吉可推
中风浮缓　急实则忌　浮滑中痰　沉迟中气　尸厥沉滑
卒不知人　入脏身冷　入腑身温　风伤于卫　浮缓有汗
寒伤于营　浮紧无汗　暑伤于气　脉虚身热　湿伤于血

脉缓细涩	伤寒热病	脉喜浮洪	沉微涩小	证反必凶
汗后脉静	身凉则安	汗后脉躁	热甚必难	阳病见阴
病必危殆	阴病见阳	虽困无害	上不至关	阴气已绝
下不至关	阳气已竭	代脉止歇	脏绝倾危	散脉无根
彤损难医	饮食内伤	气口急滑	劳倦内伤	脾脉大弱
欲知是气	下手脉沉	沉极则伏	涩弱久深	火郁多沉
滑痰紧食	气涩血芤	数火细湿	滑主多痰	弦主留饮
热则滑数	寒则弦紧	浮滑兼风	沉滑兼气	食伤短疾
湿留濡细	疟脉自弦	弦数者热	弦迟者寒	代散者折
泄泻下利	沉小滑弱	实大浮洪	发热则恶	呕吐反胃
浮滑者昌	弦数紧涩	结肠者亡	霍乱之候	脉代勿讶
厥逆迟微	是则可怕	咳嗽多浮	聚肺关胃	沉紧小危
浮濡易治	喘急息肩	浮滑者顺	沉涩肢寒	散脉逆证
病热有火	洪数可医	沉微无火	无根者危	骨蒸发热
脉数而虚	热而涩小	必殒其躯	劳极诸虚	浮软微弱
土败双弦	火炎急数	诸病失血	脉必见芤	缓小可喜
数大可忧	瘀血内蓄	却宜牢大	沉小涩微	反成其害
遗精白浊	微涩而弱	火盛阴虚	芤濡洪数	三消之脉
浮大者生	细小微涩	形脱可惊	小便淋秘	鼻头色黄
涩小无血	数大何妨	大便燥结	须分气血	阳数而实
阴迟而涩	癫乃重阴	狂乃重阳	浮洪吉兆	沉急凶殃
痫脉宜虚	实急者恶	浮阳沉阴	滑痰数热	喉痹之脉
数热迟寒	缠喉走马	微伏则难	诸风眩运	有火有痰
左涩死血	右大虚看	头痛多弦	浮风紧寒	热洪湿细
缓滑厥痰	气虚弦软	血虚微涩	肾厥弦坚	真痛短涩
心腹之痛	其类有九	细迟从吉	浮大延久	疝气弦急
积聚在里	牢急者生	弱急者死	腰痛之脉	多沉而弦
兼浮者风	兼紧者寒	弦滑痰饮	濡细肾着	大乃臀虚
沉实闪肭	脚气有四	迟寒数热	浮滑者风	濡细者湿
痿病肺虚	脉多微缓	或涩或紧	或细或濡	风寒湿气
合而为痹	浮涩而紧	三脉乃备	五疸实热	脉必洪数
涩微属虚	切忌发渴	脉得诸沉	责其有水	浮气与风
沉石或里	沉数为阳	沉迟为阴	浮大出厄	虚小可惊

胀满脉弦	土制于木	湿热数洪	阴寒迟弱	浮为虚满
紧则中实	浮大可治	虚小危极	五脏为积	六腑为聚
实强者生	沉细者死	中恶腹胀	紧细者生	脉若浮大
邪气已深	痈疽浮数	恶寒发热	若有痛处	痈疽所发
脉数发热	而痛者阳	不数不热	不疼阴疮	未溃痈疽
不怕洪大	已溃痈疽	洪大可怕	肺痈已成	寸数而实
肺痿之形	数而无力	肺痈色白	脉宜短涩	不宜浮大
唾糊呕血	肠痈实热	滑数可知	数而不热	关脉芤虚
微涩而紧	未脓当下	紧数脓成	切不可下	妇人之脉
以血为本	血旺易胎	气旺难孕	少阴动甚	谓之有子
尺脉滑利	妊娠可喜	滑疾不散	胎必三月	但疾不散
五月可别	左疾为男	右疾为女	女腹如箕	男腹如釜
欲产之脉	其至离经	水下乃产	未下勿惊	新产之脉
缓滑为吉	实大弦牢	有证则逆	小儿之脉	七至为平
更察色证	与虎口纹	奇经八脉	其诊又别	直上直下
浮则为督	牢则为冲	紧则任脉	寸左右弹	阳跷可决
尺左右弹	阴跷可别	关左右弹	带脉当决	尺外斜上
至寸阴维	尺内斜上	至寸阳维	督脉为病	脊强癫痫
任脉为病	七疝瘕坚	冲脉为病	逆气里急	带主带下
脐痛精失	阳维寒热	目眩僵仆	阴维心痛	胸胁刺筑
阳跷为病	阳缓阴急	阴跷为病	阴缓阳急	癫痫瘛疭
寒热恍惚	八脉脉证	各有所属	平人无脉	移于外络
兄位弟乘	阳溪列缺	病脉既明	吉凶当别	经脉之外
又有真脉	肝绝之脉	循刀责责	心绝之脉	转豆躁疾
脾则雀啄	如屋之漏	如水之流	如杯之覆	肺绝如毛
无根萧索	麻子动摇	浮波之合	肾脉将绝	至如省客
来如弹石	去如解索	命脉将绝	虾游鱼翔	至如涌泉
绝在膀胱	真脉既形	胃已无气	参察色证	断之以臆

二、李治民先生脉学金口诀

发明脉，是先贤，去芜存精几度研，纲举目张明如镜，此篇执简可御繁。
切脉法，有真传，二十八脉不一般，浮沉迟数四纲脉，各脉分属要精研。
有些脉，浮沉兼，浮统五脉要明勘，沉含四脉重方得，浮中沉里四脉焉。

浮脉：浮轻取，重按无，浮如木在水中浮，浮而有力多风热，浮而无力是血虚。

沉脉：沉重按，脉才显，如石投水必下潜，沉而有力为冷痛，沉而无力是虚寒。

迟脉：迟脉来，一息三，脉来极慢记心间，迟司脏病或多寒，虚实之间仔细研。

数脉：数脉来，息六至，脉来快速用心记，浮沉虚实须分别，君相之火不同治。

虚脉：虚脉形，皆无力，浮大而软无根砥，脉虚身热为中暑，气虚正亏身无力。

实脉：实脉形，大而长，三候充实力最强，新病见实邪气盛，久病见之病主殃。

滑脉：滑脉状，颇费猜，如盘走珠应指来，宿食痰热胸中满，女脉调时应有胎。

涩脉：涩脉状，刮竹形，细迟短滞似欲停，血少津枯气血痹，女人非孕即无经。

洪脉：洪满指，似波澜，来时虽盛去悠然，洪主病进邪气盛，胀满胃反治颇难。

微脉：微如丝，按若无，欲绝非绝微脉呼，五劳六极诸虚病，猝病有生久难图。

紧脉：紧如索，是脉形，拘急弹指切如绳，寒伤内外病主痛，浮沉表里要分明。

缓脉：缓四至，是脉形，从容和缓号为平，或因脾虚风湿病，是病非病仔细评。

濡脉：濡脉形，浮柔细，水面浮棉弱无力，产后病中见犹可，平人无根须忧虑。

弱脉：弱脉形，沉柔细，如棉在水力不济，阳气衰微精血虚，老人犹可少壮忌。

长脉：长迢迢，过本位，指下按之柔为贵，长主心肾根本壮，长大急硬火之罪。

短脉：短缩缩，喻如龟，藏头缩尾脉中推，短主诸病皆难治，盖因真元气多亏。

芤脉：芤脉形，中间空，芤脉按之软如葱，火犯阳经血上溢，热伤阴络下流红。

弦脉：弦脉形，脉挺然，弦脉端直似琴弦，弦应肝胆痰饮痛，大小单双分轻重。

散脉：散脉候，浮而乱，中候渐无按不见，产为生兆胎为堕，久病逢之魂欲断。

细脉：细脉候，细如线，沉取极细终不断，忧劳过度气血亏，湿邪郁结也常见。

伏脉：伏脉状，仔细求，下指推筋着骨头，气郁寒凝食内结，欲吐不吐邪闭由。

动脉：动脉跳，数在关，无头无尾豆形园，动脉主病痛与惊，少阴动甚妊子焉。

革脉：革浮取，脉绷急，革脉形如按鼓皮，女人半产并崩漏，男人营亏或梦遗。

牢脉：牢沉取，脉坚强，牢形实大合弦长，积聚内结寒疝痛，奔豚痃癖气为殃。

促脉：促脉数，时一止，如马急行偶失蹄，炎炎火盛亡津液，喘嗽狂斑毒最急。

结脉：结脉缓，时一止，结脉形状记心里，疝瘕郁结寒气盛，情志不遂也致之。

代脉：代脉止，不即还，良久方来是真传，久藕见代病难治，孕者生兮痫者安。

疾脉：疾脉来，躁而急，脉来一患七八至，亢阳无制真阴竭，喘促声嘶病危矣。

注：该口诀摘自《光明中医杂志》1987年第3期，原著为吉林省已故老中医李治民先生，由李维贤、李维学整理。李老享年86岁，行医61载，此为其课徒之作，读起来朗朗上口，便于记忆，适于初学者学习。

参考文献

[1] 范正祥. 中国民间传统疗法 [M]. 北京：科学普及出版社，1994.

[2] 王庆国. 家庭自诊自疗自养大全 [M]. 石家庄：河北科学技术出版社，1994.

[3] 韩明向，田金洲. 现代中医临床辨病治疗学 [M]. 北京：人民卫生出版社，2001.

[4] 周幸来，周举. 中西医临床注射疗法 [M]. 北京：人民卫生出版社，2001.

[5] 叶任高，韦芳宁. 中医内科证候辨析与应用 [M]. 北京：人民卫生出版社，2003.

[6] 刘建和，李占泉，唐四清，等. 中国民间疗法丛书：蔬菜疗法 [M]. 北京：中国中医药出版社，2003.

[7] 谭绍珍，唐海宁，谢翠英，等. 特色疗法丛书：素食疗法 [M]. 南宁：广西科学技术出版社，2004.

[8] 肖诏玮，黄秋云. 百病中医简易疗法 [M]. 福州：福建科学技术出版社，2005.

[9] 单兆伟. 中医内科临床思路与方法 [M]. 北京：人民卫生出版社，2006.

[10] 周幸来，周举，周绩. 常见疑难病中医特色疗法 [M]. 北京：人民卫生出版社，2006.

[11] 杨志忠，陈一鸣. 图解中医脉诊入门 [M]. 2版. 汕头：汕头大学出版社，2006.

[12] 刘文琴，刘彤宇. 花小钱治大病——家庭巧用偏方治百病 [M]. 太原：山西科学技术出版社，2007.

[13] 林政宏. 一目了然学中医丛书：脉诊一学就通 [M]. 广州：广东科技出版社，2007.

[14] 谭同来，姚远林，张咏梅. 中医诊法与用药系列丛书：中医脉诊与用药 [M]. 太原：山西科学技术出版社，2007.

[15] 杨洪明，杨绍戊. 脉理探邃 [M]. 北京：中医古籍出版社，2007.

[16] 朱抗美，余小萍. 实用中医临床论治备要——社区及乡村中医师必备手册 [M]. 上海：上海科学技术出版社，2008.

[17] 傅文录. 脉诊趣话 [M]. 北京：中国医药科技出版社，2008.

[18] 成肇智. 中医主症证治新编 [M]. 北京：人民卫生出版社，2008.

[19] 柳红芳，晏军. 中医脉诊一点通 [M]. 北京：军事医学科学出版社，2009.

[20] 周幸来，孙冰，周幸秋. 手诊手疗与手部保健按摩疗法 [M]. 北京：军事医学科学出版社，2009.

[21] 周幸来，周举，周绩. 中国民间诊病奇术 [M]. 2版. 北京：人民军医出版社，2009.

[22] 周幸来，孙冰. 家庭刮痧图解 [M]. 北京：金盾出版社，2009.

[23] 刘文龙，刘兴仁，张保春. 中医歌诀白话解丛书：濒湖脉学白话解 [M]. 4版. 北京：人民卫生出版社，2009.

[24] 周幸来，周幸秋，孙冰. 电针疗法大全 [M]. 长沙：湖南科学技术出版社，2010.